两个人在一起交换苹果与两个人在一起交换思想完全不一样。两个人交换了苹果，每个人手里还是只有一个苹果；但是两个人交换了思想，每个人就同时有了两个人的思想。

——英国著名作家萧伯纳

主编

黄金昶　王三虎

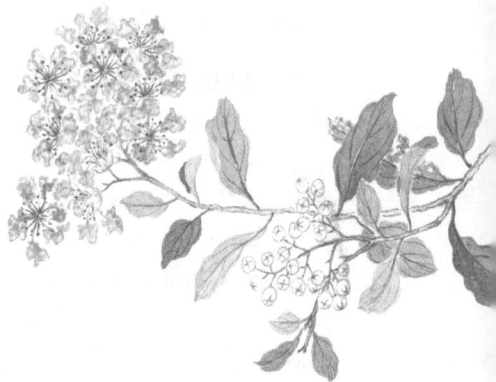

肿瘤专家论坛

第 1 辑

中国健康传媒集团

中国医药科技出版社

内 容 提 要

本书编设"医理探讨、专病诊治经验、方药治则独家悟、专题讨论"4个专题，所选文章具有个性鲜明、论据客观、贴近临床的特点。本书临床实践性、学术交流性强，展现了当前肿瘤医学的部分研究成果，读来使人启迪心智、拓宽思路、增广经验，适合广大肿瘤临床工作者、中医院校师生及中医爱好者阅读参考。

图书在版编目（CIP）数据

肿瘤专家论坛 . 1 / 黄金昶，王三虎主编 . — 北京：中国医药科技出版社，2017.10
ISBN 978-7-5067-9363-6

Ⅰ . ①肿… Ⅱ . ①黄… ②王… Ⅲ . ①肿瘤学—文集 Ⅳ . ① R73-53

中国版本图书馆 CIP 数据核字（2017）第 134928 号

美术编辑　陈君杞
版式设计　也　在

出版　**中国健康传媒集团** | 中国医药科技出版社

地址　北京市海淀区文慧园北路甲 22 号

邮编　100082

电话　发行：010 - 62227427　邮购：010 - 62236938

网址　www.cmstp.com

规格　710 × 1000mm $\frac{1}{16}$

印张　18 $\frac{1}{2}$

彩插　1

字数　263 千字

版次　2017 年 10 月第 1 版

印次　2023 年 3 月第 4 次印刷

印刷　三河市万龙印装有限公司

经销　全国各地新华书店

书号　ISBN 978-7-5067-9363-6

定价　**39.00 元**

获取新书信息、投稿、为图书纠错，请扫码联系我们。

编 委 会

特别鸣谢志愿者名单

（按姓氏笔画排序）

于雪飞　　王　萍　　王永德　　王英超　　王泽英

王营营　　王碧玉　　邓李蓉　　田　桢　　田叶红

邢晓娟　　刘　凡　　刘建忠　　刘晓晨　　刘维丽

齐春华　　李万林　　李友琼　　李亚俊　　李志明

杨　鸣　　杨文博　　杨永晓　　肖荃月　　吴雯雯

邱　兴　　沈　真　　宋紫临　　张　艺　　张　炜

张　梅　　张　毅　　陆　洁　　陈　媛　　武本涛

罗　先　　官　昌　　赵伟鹏　　柯应水　　贾博宜

钱玲秀　　徐　林　　高亚斌　　高启秀　　郭培俊

黄迪娜　　崔紫慧　　程培育　　鲍晓玲　　魏广平

前言

2012 年世界癌症报告显示，每年癌症新发病例约 1400 万，死亡约 800 万。全国肿瘤登记中心发布的 2015 年年报显示，2011 年我国新增癌症病例约 337 万例，比 2010 年增加 28 万例——这相当于每分钟就有 6 个人患癌。过去 10 年我国癌症发病率和死亡率均呈明显上升趋势，其中，肺癌仍居发病率和死亡率首位，但发病率和死亡率波动不大；结直肠癌、男性前列腺癌、女性乳腺癌、甲状腺癌、宫颈癌发病率仍呈上升趋势；食管癌、胃癌、肝癌发病率有下降趋势。

随着老龄化进程的加快，我国癌症发病率、死亡率还将不断上升，对国家、社会和个人造成沉重的经济负担。如何防治肿瘤成为人们关心的首要健康问题。

中医药在防治肿瘤工作中扮演着越来越重要的角色，但是由于受到传统思维的影响，中医工作者在防治肿瘤过程中经常是单打独斗，或者"各承家技，终始顺旧"，因此未能取得较大的突破。秉承着推进中医药防治肿瘤工作事业的快速发展，加强中西医工作者之间的团结合作力度，提高肿瘤患者生活质量和延长生存期，"阳光肿瘤论坛"于 2014 年 11 月应运而生。

"阳光肿瘤论坛"，起这个名字最初的原因是希望聚集全国的中西医肿瘤防治工作者一起努力让肿瘤患者的生活充满阳光和希望，能够为他们解除痛苦，让他们脸上常有笑容，在提高生活质量的基础上延长生存期。

经过一段时间的讨论，我们惊奇地发现，当大家都朝着唯一的目标——"提高肿瘤患者的生活质量和生存期"努力的时候，大家的交流竟然可以做到开诚布公、毫无保留，献出自己最拿手的好活，不遗余力地为肿瘤患者贡献出自己的微薄力量。我们每次讲课都是针对某一个临床上常见的疑难问题讨论最佳的治疗方案，避免空谈，论坛里面基本上没有闲聊。如果是面对面的交流，大家可能会显得拘束，但是网络授课时，大家则可以完全做到畅所欲言，这样更有助于挖掘大家内心深处的"秘传心法"，这真是传统、保守思想浓厚的中医届闻所未闻的盛事！所以在给肿瘤患者带来阳光的同时，阳光也照亮了传统、保守的中医界，为中医界学术争鸣起到了良好的带头作用。正如英国著名作家萧伯纳所言："两个人在一起交换苹果与两个人在一起交换思想完全不一样。两个人交换了苹果，每个人手里还是只有一个苹果；但是两个人交换了思想，每个人就同时有了两个人的思想。"这段话精辟地道出了人与人之间交流思想的重要性、互补性。医生的诊疗水平提升了，这样反过来对于患者的治疗自然是非常有帮助的，这是一个良性循环！

有时候某个医生碰到临床上不能解决的难题，可以马上通过向论坛内有经验的老师求助，这样很快就能解决问题，远程医疗和多学科会诊在论坛中非常流行。

论坛中还有许多中医院校的学生，他们也纷纷表示喜欢"阳光肿瘤论坛"这种网络授课形式。不仅可以接触到世界各地（论坛中有许多国外的中医工作者）的中医临床大家，学到书本上难以学到的临床知识，而且网络听课比较自由，不像传统的课堂授课那样，只能听老师讲解，在网络上听课时碰到问题可以随时咨询，所得到的答案也不是死板的标准答案，这非常有助于形成中医的创新思维。

所以，"阳光肿瘤论坛"不仅给肿瘤患者的生活带来了阳光，同时也为传统的中医界带来了阳光。希望大家继续开诚布公，相互交流，取长补短，为中医学术界带来新的"百家争鸣"时代！

本书在论坛诸多讲稿中，精选出其中的48篇，根据其内容编设"医理探讨、专病诊治经验、方药治则独家悟、专题讨论"4个专题，所选文章具有个性鲜明、论据客观的特点，读来使人启迪心智、拓宽思路、增广经验。

编者

2017 年 6 月

目 录

独家悟 | 方药治则

专题 讨论

医理探讨

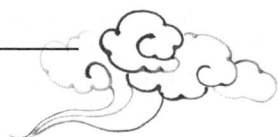

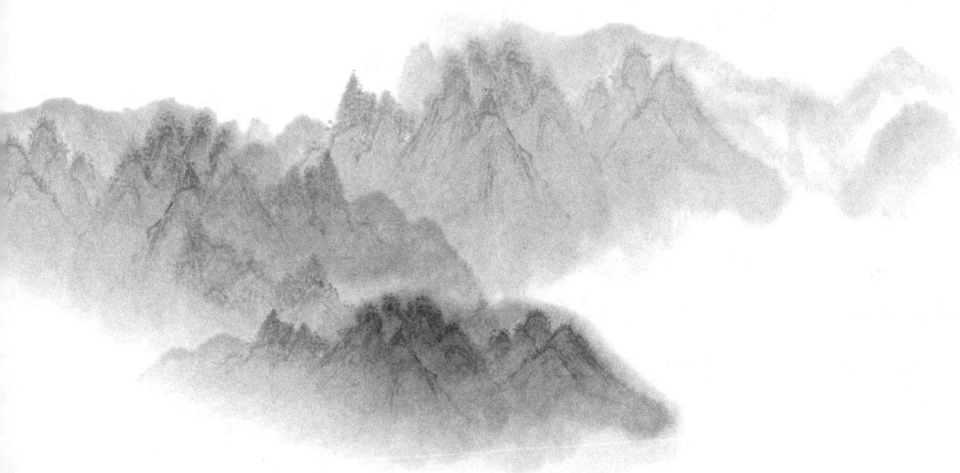

结胸病是恶性肿瘤的胸腹部转移

王三虎

《伤寒论》第 167 条:"病胁下素有痞,连在脐傍,痛引少腹,入阴筋者,此名脏结。"张仲景当时把胸腹部恶性肿瘤叫"脏结",既然脏结是恶性肿瘤,那么结胸呢?

从病名上说,结胸就是恶性肿瘤的胸腹部转移。从《伤寒论》篇章上看,六经病、太阳病分为上、中、下三篇,上篇是本证,中篇是辨证,下篇是癌症。张仲景在下篇一开始就问曰:病有结胸,有脏结,其状何如? 显而易见,张仲景把结胸与脏结相提并论,为什么呢? 因为结胸就是脏结的进一步发展,从病因上看,张仲景就明确指出:所以成结胸者,以下之太早故也。那就是说,当有表证时,下之太早,是胸腹部肿瘤转移的一个外因。从病机上看,外邪乘虚而入,与痰热、水热、瘀血互结,造成邪气阻滞,广泛弥漫胸腹的一种大实状。

那么,什么病能导致结胸呢? 以前以为是肠穿孔导致腹膜炎,但是它没有明确的病因病机,不好解释,也不支持我们用大陷胸汤治疗,所以肠穿孔造成的腹膜炎,不足以代表实质的结胸病。为什么下之太早就能导致恶性肿瘤的广泛转移呢? 因为带瘤生存,正气虚弱,外感后误用下法,导致免疫力急剧下降,从而使潜伏日久的肿瘤得以暴发,造成转移。《伤寒论》许多条文谈及下法,没有下的适应证为什么要用下法呢? 误用下法在当时条件下是有可能的,不能用我们今人已有的观点看问题。多数肿瘤是潜伏很深的,从证型上看,大结胸证,从心下至少腹硬满而痛,手不可近,是胸腹水、腹膜炎等一系列疾病的表现,宜用大黄、芒硝、甘遂。如果并没有向胸腹部进一步转移,症状轻,表现出的是痰热,用小陷胸汤(黄连、半夏、瓜蒌)。

非常有意思的是,张仲景对结胸病的预后判断非常清楚,《伤寒论》曰"结胸证，脉浮大者，不可下，下之必死"。那就是说，恶性肿瘤转移兼有外邪者，当然不可下。"结胸证悉具，烦躁者亦死"，邪气盛，正气将竭，出现烦躁，亦死，从另一方面说，结胸病与恶性肿瘤是密不可分的。《伤寒论》141条：病在阳，应以汗解之，反以冷水潠之，若灌之，其热被劫不得去，弥更益烦，肉上粟起，意欲饮水，反不渴者，服文蛤散；若不瘥者，与五苓散，寒实结胸，无热证者，与三物小陷胸汤，白散亦可服。（一云与三物小白散）

三物小白散（巴豆、桔梗、贝母）下寒积，为什么加"小"字？实际上，我认为，病在阳，应以汗解之，本来就是表证，应该发汗，反以冷水潠之，其热被劫不得去，就是说外寒内热，人非常烦躁，局部表现为：肉上粟起。在这种情况下，意欲饮水，反不渴者，服文蛤散。文蛤是什么呢？历代医家认为是错误或者是《金匮要略》中的文蛤汤。我们对文蛤太不了解了，我认为文蛤就是海蛤壳，在这里起什么作用呢？张仲景用文蛤来分利，我认为文蛤就像瓦楞子一样，除了可软坚散结外，更重要的是可分利痰热、寒热、水热。如黛蛤散中为什么要用海蛤壳，因为海蛤壳就能分利痰热，使热无根据地，这样解释为什么用文蛤散就容易理解了。"寒实结胸，无热证者，与三物白散"即表无热证（言外之意是有内热），内有寒结，寒热胶结，三物白散去寒积，所以其实本意是三物小白散，我认为就是三物白散和小陷胸汤。这样寒热并用，消积祛积，是导致邪气外出、肿瘤缩小的一个非常好的方法。

（校对：李波）

医理探讨

3

膜原肿瘤论

姜 欣

一、膜原的概念及历史沿革

膜原，又称募原，最早见于《黄帝内经》，共有四处，《灵枢》中两次提到募原,《素问》既有募原，也有膜原。下面我将依次将这四处列出来：

第一处,《素问·疟论》："邪气客于风府，循膂而下，卫气一日一夜大会于风府……其出于风府，日下一节，二十五日下至骶骨……其气日高，故作日益早也。其间日发者，由邪气内薄于五脏，横连募原也，其道远，其气深，其行迟，不能与卫气俱行，不得皆出，故间日乃作也。"此处提出了与"膜原"有关的病名"疟疾"，解释了间日疟的发病与卫气在"膜原"的运行有关。

第二处,《灵枢·岁露论》："疟之发以时……邪客于风府……其内搏于五脏，横连募原，其道远，其气深，其行迟，不能日作，故次日乃蓄积而作焉。"此处与《疟论》共同说明了"膜原"在人体中大概的生理位置：部位较深，与五脏相近。

第三处,《素问·举痛论》："寒气客于肠胃之间，膜原之下，血不得散，小络急引故痛，按之则血气散，故按之痛止。……寒气客于小肠膜原之间，络血之中，血泣不得注于大经，血气稽留不得行，故宿昔而成积矣。"此处提出了与"膜原"相关的疾病——腹痛与积，也就是膜原肿瘤的主要病机。

第四处,《灵枢·百病始生》："是故虚邪之中人也，始于皮肤……留而不去，传舍于肠胃之外、募原之间，留着于脉，稽留而不去，息而成积，或着孙脉，或着络脉，或着经脉，或着输脉，或着于伏冲之脉，或着于膂筋，或着于肠胃之募原，上连于缓筋，邪气淫溢，不可胜论。黄帝曰：愿尽闻其所由然。岐伯曰：……其着于缓筋也，似阳明之积，饱食则痛，饥则安。其着于肠胃之募原也，痛而外连于缓筋，饱食则安，饥则痛。"此处论述"膜原"肿瘤是因为正虚邪客，并说明：膜原肿瘤"饱食则安、饥则痛"。

通过以上最早关于膜原的列举可知，《内经》中提出的"膜原"的概念就是以病理部位的形象出现，并且具有以下五个关键的要素：

第一，"膜原"（募原）的生理位置：前两篇所涉及的"膜原"，泛指五脏六腑之间隙的连理；而后两篇章所涉及的"膜原"位置则相对局限于肠胃之间。

第二，"膜原"有两种相关疾病——"疟疾"和"积"；与"膜原"相关的症状——"疼痛"。

第三，"膜原"处有血络通过——"小络""血络"。

第四，"膜原"与"缓筋"邻近——"上连于缓筋"。

第五，"膜原"位于人体内较深的部位，又为卫气经行之处——"横连募原也，其道远，其气深，其行迟，不能与卫气俱行"。

此后，历代医家都是在《内经》基础上从不同角度发挥的，有生理、病理、解剖、方药、针灸等等。其中，最具有代表性的当属明代吴又可在《温疫论》中创立的"邪伏膜原学说"，吴氏的膜原说是一套完整的证治系统理论，《温疫论》是对《内经》"膜原"理论的创造性应用，这其中值得注意的是，吴又可指出："膜原者，即半表半里也。此传法以邪气平分，半入于里，则现里证，半出于表，则现表证。"所以指的是病证表现，又指"内不在脏腑，外不在经络"之半表半里。但是，关于膜原的部位局限于"伏膂之内，去表不远，附近于胃，乃表里之分界"，类似于《内经》中的"胃肠之间"。

谈到半表半里，我们自然会想到少阳，居太阳、阳明之间，因其病邪既不在太阳之表，又未达到阳明之里，故称少阳病为三阳证之半表半里病位。《伤寒论》中论述得最为详尽了，此处不再赘述；而少阳统辖胆与三焦，三焦为决渎之官，是元气、津液、水谷通行的管道。邪入少阳，阻滞三焦水湿通道。叶天士在《伤寒论》少阳病证候基础上多有发挥，他在《温热论》原文第 6 条中指出："再论气病有不传血分，而邪留三焦，亦如伤寒中少阳病也，彼则和解表里之半，此则分消上下之势，随证变法，如近时之杏、朴、苓等类或如温胆汤之走泄，因其仍在气分，犹可望其战汗之门户，转疟之机栝。"叶天士说出温病三焦的治法如同伤寒少阳治法。

可见，膜原、少阳、三焦均位于"半表半里"，治疗上均是以"和解"为主，那么是不是三者就可以划等号呢？

二、膜原的部位类同于西医的膜性结构

下面，回到我们今天探讨的主要问题"膜原肿瘤"上，这是一个全新的概念，没有人提出来过。膜原肿瘤，顾名思义，长在膜原的肿瘤，那么，膜原指的是什么位置？前面已经论述了膜原模糊的部位——半表半里，黄金昶老师在这一方面还是将其具体到人体内所有的"膜性结构"，比如：胸膜、腹膜、肠系膜、大网膜、筋膜、骨膜、肌膜、脑膜，等等。试想一下，人体除了骨头、脏器、肌肉及皮肤，这些薄而光滑的膜性结构正是位于皮肤之内、脏器之外的半表半里，其间含有神经、血管，或淋巴管、结缔组织等，起到连接、固定、营养、润滑等作用，回头想想《内经》中的论述，是不是有不谋而合的地方？"其道远，其气深，其行迟""邪气传舍于肠胃之外、募原之间，留着于脉，稽留而不去，息而成积，或着孙脉，或着络脉，或着经脉，或着输脉，或着于伏冲之脉，或着于膂筋，或着于肠胃之募原，上连于缓筋"……

《中藏经·论三焦虚实寒热生死逆顺脉证之法》中对三焦通行元气的生理作用作了更为具体地描述："三焦者，人之三元之气也，号曰中清之府，总领五脏六腑、营卫经络、内外左右上下之气也。三焦通，则内外左右上下皆通也。其于周身灌体，和内调外，荣左养右，导上宣下，莫大于此也。"

谈点题外话，我个人感觉：解剖认识上的差距某种程度上是中西医差别的一个很重要的原因，而现代中医的传承除了经典以及传统文化外，更应该汲取西医解剖的认识为我所用，或许这也是中西医结合的关键点之一。

三、膜原肿瘤的特点

这些膜性结构中有神经血管淋巴管，就是我们所说的气血津液运行的通道，就容易气滞、血瘀、津停，日久"息而成积"，这也是这一部分肿瘤的一个基本特点。

此外，《难经·六十六难》说："三焦者，原气之别使也，主通行三气，经历五脏六腑。"三焦是元气之别使，元气从下往上输送，某部位一有瘀滞，便会出现气滞血瘀，日久形成肿块。所以肾元是肿瘤形成之本。治好肿瘤必须肾

元充足，三焦通畅，这是西医所认识不到的。我想这是"膜原"中"原"字的深刻含义：每个组织器官都有膜，要元气充养，原，泉也！乃源之本字。

四、治疗膜原肿瘤的常用方剂——柴胡达原饮、乌梅丸

膜原是元气布达胸腹头面四肢的通道，上可达头面，下可达手足，外可达肌表，内可达脏腑。膜原通畅是关键。膜原肿瘤必虚且郁，或寒或热。我在跟黄老师门诊过程中，收集了这一方面的病例，黄老师运用"膜原肿瘤论"治疗的疾病有：腹膜间皮瘤腹腔转移、卵巢透明细胞癌腹膜转移、盆腔平滑肌肉瘤、肾滑膜肉瘤腹腔转移、子宫绒癌、神经纤维瘤、胃肠道肿瘤腹膜转移、胰尾腺癌腹腔转移、各种肿瘤引起的胸腹水、胸壁原始神经外胚层瘤、脑膜瘤，等等；治疗这些肿瘤，黄老师是在柴胡达原饮或乌梅丸的基础上加用补元气、活血通络、抗肿瘤的中药。重在调气，用的是巧劲，起到四两拨千斤的作用。

五、针灸及其他

中药之理，亦是针灸等外治之理，这一方面，我们现在也是在观察总结中，日后我们会向大家一同汇报。

此外，膜原肿瘤论不仅可以治疗与膜相关的疾病，如脑膜瘤、腹膜肿瘤、胸膜肿瘤、卵巢癌、肠癌等，还可以治疗淋巴转移和骨转移等系统性疾病。扩展一下，它对系统性红斑狼疮、风湿、类风湿、膜性肾病等系统性疾病是不是也可以呢？当然！但膜原肿瘤不是一个方子就能解决的，肯定需要我们去辨证，这里提供给大家的是一种思路、一个大法，临证之时还会有很多加减：比如根据部位加减；根据病理加减；根据运气学说加减；根据患者状态加减……

膜是一个系统，有自己的特点。不建议用脏腑辨证来认识。

总之，我们认为元气通过膜原在少阳作用下润五脏六腑，布达皮肤腠理、筋肉骨骼。很多癌症患者患病前多出现皮肤病的现象，正是膜原的问题，正气足，邪不可干，人体自愈；正气不足，则入里，或在膜原，或入脏腑，所以我很赞同很多老师提到的"肿瘤是平衡失调严重时的状态"这一说法。

讨论

1.为什么很多癌症患者发病前患有皮肤病,比如口腔溃疡、甲沟炎、带状疱疹、荨麻疹等?

答:中医认为,口腔溃疡属于相火问题,甲沟炎、带状疱疹多与肝火有关,荨麻疹则属于肺胃之火盛,火是三焦之用,膜原是三焦之体;膜原处于半表半里,是三焦元气布达的解剖基础,膜原的疾病是非常常见的一大类疾病,可以是疾病初起的一个小病,也可以是疾病严重失衡时的一种状态,比如肿瘤。

2.为什么腹部手术后有的人会出现胸水?

答:人体膜结构是一个整体,胸腹膜同样是一个整体,当腹部手术,局部膜结构组织受到损伤出现阻滞不通,进而引起胸部出现胸水。

3.腹部膜原肿瘤为何术后容易复发不容易转移?

答:腹部膜原肿瘤以局部血液循环淤滞不通为主要病因,而转移是肿瘤细胞入血或者淋巴系统远处转运进而扩增,其原发灶局部是相对通畅的,因此,腹部膜原肿瘤容易因局部淤滞不同而复发,不容易转移。

4.卵巢癌和精原细胞瘤为何容易腹腔广泛转移?

答:卵巢癌和精原细胞瘤均是生殖系统肿瘤,产生生殖细胞的地方,元气充盛,膜原出现瘀滞时,元气运行不畅,因此这两个地方肿瘤更容易在其肿瘤发生部位的膜原侵犯、转移。

5.为何淋巴瘤分期是根据肿瘤所在部位定,而且骨出现问题叫浸润,不说是转移?

答:浸润与转移的区别在于是否属于同一个系统,浸润通常认为是同一个系统内的肿瘤,而转移通常是转移到别的系统,膜原广泛分布着血管、淋巴管、神经等,而淋巴瘤属淋巴系统的肿瘤,均属于膜原范畴,因此,在其发病过程中,以其所在部位而定,不称之为转移,而是浸润。

6.为何有些人多年的高血压、糖尿病手术后这些疾病消失?

答:高血压、糖尿病属全身性疾病,既可以是一个独立的疾病,也可以是一个疾病的表现,有的患者手术后局部淤滞得以解决,经络通畅,伴随的高血压、糖尿病可相应的得以解决。

（指导：黄金昶）

火神派温阳法治肿瘤及其相关看法

李桂东

中医的两个层面：

1. 道的层面：认识观、方法论。

2. 术的层面：具体病例的讨论，方、药的应用。

今天重点探讨认识观和方法论。

一、对中医肿瘤学科性质的认识

肿瘤为专科，包括实体肿瘤和血液肿瘤。不同科的肿瘤在抗肿瘤药物的筛选上有区别，这是由它的专科性质所决定的。

我强调的是肿瘤学科实际上更是综合学科。不管中医学术为哪一派、哪一家，其学术知识的储备和知识点都不足以应对肿瘤这个疾病的复杂性。所以肿瘤更要看作是一个综合的学科。

作为中医肿瘤科的医生，着眼点面对的是临床、是疗效。除了对传统中医的传承和学习以外，还要关注学科动态，这主要是依靠自学。与不同的老师沟通会受到不同的启发，比如中医外治方面，可以学习黄金昶老师的文章等。总之眼界应该更开放、更宽阔些。

据我的了解，西医学对肿瘤治疗的作用较其他学科大，比如细胞营养学、免疫学方面的进展。黄老师曾讲的肠道菌群和免疫的关系也是一个热门话题，以及肠道菌群与肿瘤之间的关系等，都是热点，作为医生应该关注这些。

为什么西方医学会成为主流医学，在肿瘤等病的治疗上占主流地位，而中医只能作为补充医学在夹缝中生存？在我看来，西方医学在方法论、理论框架的高度上，是比较质朴的。现在发展到社会－心理－生物学模式这个层面上，谈不上它的境界有多高，因为我一直认为它的哲学观、思想方法与中医来比是低一个层次的。但它的优点是：以西医学为代表的西方医学是一个开放的系统，而中医相对而言比较封闭，这个和西方医学形成鲜明的对比。它取得的很大成绩实际上并不是来自医学的本身，而是来源于对前沿学科以及所谓边缘学科新进展的兼容吸收，它是一个开放和拿来主义的态度。

2014 年的热点是肠道菌群，对于这个问题，我已经关注好几年了，今天不深入探讨这个问题。以后有机会探讨饮食和肠道菌群与肿瘤之间的关系时再讨论。

用开放的心态、包容的观点，拓展我们中医学术的眼光，但不是"掉进科学里去"。做一切努力的根本就是屁股要坐在中医这边，屁股决定脑袋。我们要传承中医传统的精华，但我不认为中医经典中就有现成的可以解决我们治疗肿瘤的方法和药物。

二、就"整体观与辨证论治"谈谈我的看法

中医基础理论中提出中医的两个特点：整体观和辨证论治。这里我不重复教材中已经提到的关于整体观和辨证论治的内容。

整体观念：一是指人体是一个有机整体，二是指人和自然是一个整体。我要发挥一下，我说我们学中医的知识结构也需要整体化，将所学的碎片串起来，这样就不会糊涂。我们需要一个整体观来安放你学到的碎片化的知识点。比如肿瘤治疗中包括很多对民间的经验、汤药、特殊炮制方法的掌握，这些都是碎片化的知识，你学了很多抗肿瘤药物的运用，你会治疗肿瘤吗？往往结果不见得是理想的，而且往往还是一种盲目的尝试，主要原因是我们的知识没有整合成一个整体、一个体系。所以我的第二个观点是中医学的理论知识要形成整体观。

辨证论治：当下争议比较多，褒贬不一。很多临床大家其实并没有辨证论治，说理说法的时候都在提辨证论治，但临床中又没用辨证论治。对肿瘤这样的病，要不要辨证论治，辨证到什么样的深度，以及辨证和辨病之间的关系是什么，这样的问题大家都应该思考过，也困扰过。直到我自己临床运用技巧，慢慢熟练之后，我对这个问题才形成了一个比较靠谱的观点。

中医治疗疾病，尤其是重病、疑难杂症、肿瘤，这些疾病的发生发展是一个过程，而我们辨证只是对疾病某一个阶段主要矛盾的分辨。所以说许多辨证的结果导致用一个相对固定的某个阶段的归纳去贯穿这个疾病发展的整个过程，这是不对的。所以我认为仅有辨证论治是不够的。虽说疾病的发生

发展、转归预后，直至患者病程结束，是一个比较长的动态过程，但是如果把整个过程都考虑进去，当然你要通过辨病，但是辨病后没有着眼点，从你真正入手的时间节点上，你还是要辨证，这个是你的突破点，所以对于肿瘤的治疗完全辨证论治没有全局观，但完全辨病没有着手点，因此应该要将辨证辨病结合。

辨证论治的体会：针对教材的问题，为什么现在培养的学生，直到博士毕业，仍不能很好地掌握辨证论治，甚至不会看病？我认为这个不单纯是教材的问题，实际上我认为中医入门最好的学习途径还是教材，但是教材里的辨证是有问题的，它辨证的分类以及辨证的深度不够，教材上只是引导了一个一般情况，假定很多先决条件情况下的辨证，这样的辨证学起来比较容易，也比较好入手，但是它和真实患者的实际情况不符，一个患者你不可能假设那几个条件不变，这样就是一个机械的套公式，这是一个弊端；第二个就是临床教材，太全面，要考虑照顾的太广泛，太全以后便会失去方向。比如肿瘤发病的原因，覆盖太广，按照经典教材的内容去考虑，我们便无从下手。所以我觉得这个是导致我们的同学实际临床能力差的两个主要问题。覆盖太全以后，没有更大的精力去深入，这样和临床运用之间就有一段距离，需要我们从学校出来后通过师承和临床实践去学习。

三、传统肿瘤内治法的思考

（1）国内中医界对肿瘤治疗占主流的是从清热解毒立法，占60%，近20年来它是主要治疗思路，也是绝大多数中医医生治疗肿瘤所采取的方法。以清热法治疗肿瘤，不是偶然的，是有原因的。肿瘤的发展过程中，第一，会出现热证；第二，会出现有毒的过程，会让大家认为是有毒素产生。包括很多科研院（所），在清热解毒药物中进行单味药或者复方中筛选针对抗肿瘤的作用，但治疗现状的评估不尽人意。今天，中医肿瘤的治疗上百花齐放、百家争鸣。如果有一个效果特别好的方案的话，就可以形成一个共识，可以规避这种百家争鸣的状态，主要是疗效都不好。对于某个疾病，有很多观点，我们不能贸然下结论，说哪一个观点好。

（2）近十年出现的另外一个流派——突出补益脾胃为主的扶正派，以上海某位教授的《肿瘤只是慢性病》这本书的出版作为一个标志性事件。这个观点是肿瘤患者本身是可以带瘤生存的，人和肿瘤应该和平相处，不要用过激的手段治疗，只要扶助正气、能够顾护好胃口、保证睡眠，临床观察到的效果会优于过度治疗的效果。这个观点我只是部分同意，因为这个观点有一个致命的逻辑缺陷，不管扶正还是增强免疫，尤其是增强免疫的治疗，还是需要提出来探讨下。免疫功能低下的人是不是导致肿瘤的一个决定性因素，这个无从定论，没有任何证据能证明。肿瘤患者不见得是免疫功能低下，主要是免疫功能紊乱、不平衡。举例：曾经对乙肝的治疗，或者对早期肝硬化的治疗，甚至对早期肝癌的治疗，很多人提出用干扰素治疗增强免疫，但很短的时间内这个方案就被否定了。因为发现干扰素使用后不但促进肝硬化腹水的发生，而且还会诱导慢性肝病转变肝癌，增加患癌的几率。所以说这个是免疫增强的暗伤。西医学对人类免疫的研究还处在幼稚园水平，还远远不能指导临床取得大的突破。现在高呼增强免疫、扶正，还是有点不太慎重。第二个说法是扶助正气就能对付肿瘤，在逻辑上是不成立的。我们中医接手的患者多数为Ⅲ期、Ⅳ期的患者，有的是终末期的患者，多经过手术、放疗、化疗的摧残，身体状况比较糟糕，这种患者首先需要扶正，但是扶正是不是就可以对抗肿瘤了呢？这种患者扶正调理得再好也达不到他患病前的状态，即使达到他刚患病时的状态，这种状态下他仍然会发病。大量的扶正、免疫调节治疗失败的案例，在临床上带来很不好的影响，西医的大夫知道肿瘤患者不能用人参、阿胶、蜂蜜等，认为会促进肿瘤生长，确实乱补益带来的影响很坏。

（3）以毒解毒，不是以毒攻毒，用毒药的目的不是用毒药攻体内的毒，而是以毒解毒。用毒药的目的是解毒，筛选出来具有解毒功能的药物往往自身是有毒的，这个也符合中医对毒的认识，即毒药有偏性，用毒药的偏性纠正疾病的偏性，不见得都是攻。在肿瘤病因的认识上，近代具有影响力的医生一位是孙秉严教授，一位是鄢荣光医生，他们基本上用以毒攻毒，可以理解成攻邪派。得出的结论：治愈了不少患者，毋庸置疑，这样的治疗方法也会促进病情的发展，有些患者的病情经过攻邪以后急速进展，以致最后生存期非常短。这样的例子也不少。这个是我对国内成主流的治疗观点的看法。

四、火神派、温阳法治疗肿瘤

火神派各家的观点其实在治病的方法、手段上区别很大。我在昆明住了

3 年，对吴派了解得多一点，报告两点体会：

第一，吴派的用药方法和其他派别的区别很大，走的是刚猛的路子，往往辨证准确以后单刀直入，扶阳时不杂阴药。

第二，吴家嫡系后人，仍然在努力完善和改进吴氏扶阳的学说，非常坦然地谈到以前的传承仍然有很多不足的地方需要完善。这种治学精神和态度是让我非常敬佩的。

中医之所以有不同的分支、不同的派别，实际上最根本的原因，主要是对经典的看法不同，对它的解读不一样。对经典的学习、理解的角度不一样，导致方法不同，用药、用方就有很大的差别。作为新时代的中医，我们要淡化学派的东西，当然学派的优秀学术观点要传承，同时我们也要找到分歧产生的原因。

肿瘤发病的根本原因到底是什么，要有一个结论性的东西。我一直有一个观点，肿瘤发病过程中很多人忽略了伏邪在发病中的作用。治疗时不仅要注重眼前患者症状的缓解，还要从长远看。伏邪体质的患者不生病则已，生病一般都比较重，故在肿瘤的治疗中一定要重视伏邪。

今天内容结论性的观点：

（1）毒在肿瘤发病中有重要地位。毒的产生需要深入探讨，比如环境之毒、负面情绪（年轻女性的胃癌与负面情绪）心性之毒等，都需要考虑，代谢之毒、药物与放射性之毒，这些也都是肿瘤的致病因素，所以在肿瘤的治疗中要重视解毒。

（2）火也是肿瘤的重要致病因素。在火神派眼中，火和大家眼中对火的一般辨证不一样。火也分虚实，实火实际上是局部的郁火，除了疔疮以外，火神派认为"头面无实火"，意思是除了疔疮以外，头面部所有的火都为虚火，这个是局部和整体的关系。中医上的火在西医上对应的是炎症：红肿热痛。有些患者表现为手脚冰凉、脾虚、舌淡胖嫩，一派虚象体质的患者身上往往有实火，实火的部分是阳气郁积不能发越，在阳虚的整体上表现出局部的郁热。所以这种火不要用苦寒药物，不要去灭，实际上火郁则发之，这样的火可以用细辛、麻黄、生附子、乌头、连翘（不是用连翘的凉，而是用它的透发，主导思想不一样）等去透发。火神派医生的水平体现在他擅不擅长治疗发热、上火这一类的疾病、炎症性疾病，而不是他能用多少附子。慢性炎症反复发作是可以导致癌症的，这个已经是得到认同的。

医理探讨

（3）火神派当中，至少在我们家传中，不否认久病、慢性病、重病当中一定是有阴阳同病、寒热有胶结的，"天下没有阴虚这样的话"说的是天下没有单纯的阴虚，是正确的。阴损及阳、阳损及阴，着手去解决的地方是从阳气入手。

对于肿瘤发生的原因：虚、寒、火、毒，在伏邪的作用下，共同发展为肿瘤，如果没有伏邪，那四个因素都解释不了肿瘤的发生。单纯用人体的阳气不足以解释肿瘤，也是不符合临床特点的。单纯用火、毒单一的病机，都不能解释肿瘤的发生发展。肿瘤的发生是上述四个邪气与伏邪胶结而成。

治疗大法：温阳伏火、解毒透邪，是治疗肿瘤的大法。实际上伏火里面就有补虚。实火可以透发，虚火可以从中土入手。经常上虚火的人核心问题是脾胃的衰败！一般大家考虑太多的是火衰土败，火不足，脾胃衰败比较严重，李可"理中不中，用四逆"正是针对这种情况，用调脾胃的方法不解决问题时可以用补心火、补肾火的方法。我常说的"心火、肾火，两火往来而生土"是五脏关系中最重要的一层。这两把火和土的关系非常密切。皮肤病治疗痤疮、上火的患者应重视脾胃，他们脾胃虚弱比较严重，这是容易上火的根本性原因，治疗时从中土入手。

讨论

不要试图用一个简单的病机解释肿瘤，没有这么简单。

毒：可以从二便而解，可以从汗解，也可以通过涌吐，也可以化作无形，不是说一定是有形的。

伏邪的主要原因还是寒，理论的基础在《伤寒论》中也可以找到，内因、外因，都是因于寒。

伏邪是从状态而言，膜原是从病位而言，肿瘤是从形态而言。

1.脾胃衰败所致上焦虚火，可否理解为可用温补脾土的方法治疗虚火？

答：脾胃虚弱，常将脾胃一起说，实际上我这里主要指的是脾虚，治疗主要治脾，而不是靠温补药解决问题。脾主运化，很多患者吃饭还可以，胃口不见得差，多不接受自己脾胃不好。这些患者多为胃强脾弱，脾弱相对于胃而言。胃强以后胃热熏蒸，表现为面部痤疮等；脾弱的表现是：食不多、腹胀、不耐饥、饭后疲乏、便溏。便溏和便秘可以交替出现，肚子比较大，比较胖，腹部易堆积脂肪，这些特点比较明显。治疗上降胃气即可，很少用苦寒药祛胃火。辨证属胃火亢盛的痤疮，重用两味药，在表多加用连翘3g左右即可，量大可使脾土虚弱；最重要的是用净砂仁，砂仁分壳砂仁（运化脾胃）和净砂仁，净砂仁走下焦、沉降，可用至15~20g。还有一个更重要的药是法半夏，砂仁+法半夏药对用上，胃火80%可解决。如还有心烦，为反佐可用黄连2~3g，或连翘2~3g，有脓的情况下，也用细辛透发一下，一般也用2~3g就好。

2.吐以祛邪，连翘涌吐，您临床如何用吐法？

答：涌吐法用来祛邪，临床应用并不多，因为此法应用时不好把握，怎么样既能达到治疗效果，又不伤脾胃，所以较难把握。一般因势利导，本有胃气上逆情况，一般不要降逆，有时候而是顺着胃气上逆疾病的趋向，可用桔梗30g、60g，最高用到90g，对肺癌及消化系统肿瘤也可以这样使用。这些药量的突破，如果没有可靠来源或传承，不要盲目突破，应在实践中逐渐增加剂量摸索，而不是一味地突破。

3.连翘用青翘好呢，还是老翘好？

答：如果走肝经用青翘，走心经用老翘。

4.五脏六腑之阳如何扶，有何技巧，也就是用哪些药来和附子配伍？

五脏六腑之阳根本还是在心肾上，一身阴阳的根本也是在心肾上。临床上见到少阴病多，所以治疗从阳上着手。少阴病，从脏腑看，是心肾阳不足。少阴病可以热化，可以寒化。有热象的，其本质是心肾的阳气虚衰。五脏六腑扶阳，没有分散去扩展，实际上，重点在心、肾，一个是君火，一个是命门火，"两火往来而生土"，先后天都顾护住了，一个病若先后天都顾护住了，它要是想很快恶化的话也是不容易的。心阳：桂枝，单用，或者桂附同用；肾阳：干姜、附子；脾阳：干姜、附子；肝阳：吴茱萸、山茱萸；肺阳气：没有说针对肺的阳气怎么调，肺主一身之气，肺的阳气不足多归为心阳上焦，没有单独拎出来。

5.伏邪如何辨性质？

答：伏邪的性质本于寒，在致病的情况下都表现为热象。伏邪：一定是郁了，郁以后生热生毒，这是表。伏邪的关键点是伏的寒邪。

6.病痰饮者，当以温药和之，您是如何用温药祛痰的？

答：还有一个说法就是，治痰必从阳药走。痰产生的机制：肺为贮痰之器，脾为生痰之源。肺脾肾三脏和痰饮的产生密切相关，水和痰湿是程度不同，没有本质区别，都属于阴邪。具体的功能上，肾主水，肺为水之上源，脾主运化，运化水液，肺脾肾是治痰的要点。临床上很多顽痰为患的疾病如癫痫、肿瘤、悬饮、胸膜炎、胸水等，治疗的大法还是温化。温化的机制是正常的机体能够代谢水饮，把它转化为水液。什么情况下水、津液会变成病理产物呢？原因在水的运化过程功能出了问题，所有的功能都可以理解为气，即肺脾肾三脏的气不足（功能的不足），时间一久进一步从气不足到阳虚，这样来看待它。具体用药的过程中，有一个问题：现在用的二陈汤是经常用的祛痰药对，也是名方，现在半夏的炮制是个关键。我在临床治疗肿瘤用的多为生半夏，治疗肿瘤效果非常好。现在明矾制的法半夏或者石灰制的法半夏，因为怕中毒，炮制过度，一味地追求所谓的安全性，导致现在的法半夏，如果说不是按照规范炮制的法半夏，用60g可能都没什么反应。所以我的体会：一是用道地药材，很多关键的药材炮制要遵从古籍，或者按照传统的真正的古方来制作。现在的制药标准过多地考虑了安全性，忽略了药物的药性，现在药物的质量非常糟糕。生天南星、生半夏（不用姜汁制，但一定配伍姜，干姜或者生姜），还有甘遂、牵牛子，可治疗很多顽痰，是我常用的祛痰药，用这些药物的时候需要衡量这个患者的正气能够承受到什么样的程度。包括巴豆也常用（巴豆不单用，和干姜同用，压霜去油，一般半粒起用，一粒如松子大小。不去油以吐为主，去油以泻为主），效果很好，掌握好的话副作用比大黄小很多。一方面是用有效的祛痰药，另一方面，用祛痰药的时候记得人体对药物的运化是需要正气的。所以用药前对人体的体质和正气要有一个评估，药物服用后是通过体内气的转化运化来发挥作用，药要和人体内的气匹配，这样就有效果而无毒性，这个是非常考验水平的，不是一味地见痰治痰。扶阳补气的药能用多少，祛痰的药能用多少，这样综合上述三点，效果比较理想。

半夏：旱半夏用于治痰、降逆；水半夏用于解毒、散结。

7.扶阳用法有先后吗？

答：扶阳的用法是战略的眼光，而不是战术的，贯穿始终。扶阳不是一条道走到黑，不知道什么时候收手。重点看什么时候转机、转方。"早白虎，晚四逆"这个就是典型的转机转方的例子，病机有时候转化的就是这么快。

（整理：刘维丽　校对：王碧玉）

脾主运化考式

吴雪君

脾主运化考式（一）

今儿是冬至，中医人最动心、最动情的节日，更是养生者的节日。估计各位老师喝过附子汤的不会少。白天短，夜晚长，阴气盛尽，阳气慢慢回来的同时，让附子鼓动一下。冬至着复卦，五阴之下一个阳爻，一阳复生，是太极的转捩点，是阴阳反转的时刻。夏 13，商 12，周 11 建年。也就是说，如果我们回到周代，便是大年初一，就要过大年，也理应给各位老师拜上一个本真意义上的"中医年"。

也许有人会问，你又何以称冬至为"中医年"呢？

古人看来冬至是一个神奇又神秘的日子。《吕氏春秋》曰："冬至日行远道，周行四极，命曰玄明。"《月令七十二候集解》曰："十一月中，终藏之气，至此而极也。"《孝经援神契》曰："大雪后十五日，斗指子，为冬至，十一月中。阴极而阳始至，日南至，渐长至也。"

更神奇的是，到了这一天麋的角就会自然脱落。《夏小正》号称夏代的历书，就有"十有一月陨麋角"。到了夏至那一天阳尽阴生，鹿的角也会自然脱落。《汉上易传》曰："阴生而鹿角解，阳生而麋角解。"《说文》曰："麋，冬至解其角。""牡鹿，以夏至解角。"《逸周书·时训》所记甚详："冬至之日蚯蚓结，又五日麋角解，又五日水泉动。夏至之日，鹿角解；又五日，蜩始鸣。"古人精于观察与密联密契，这便是古人的物候学，是通过动植物在不同季节的变化，推断看不见的天道之遗，天文之化。冬至、夏至二至，再加春分、秋分二分，就构成了古代自然法的理性节点及象征！这是共法，不是私法，更不是家法。

说其神圣，当然还不仅于此！

大家一起复习下《象传·复卦》："复亨，刚反，动而以顺行，是以出入无疾，朋来无咎。反复其道，七日来复，天行也。利有攸往，刚长也。复，其见天地之心乎？"

哇，今日可见天地之心！那，又何谓"天地之心"呢？

孔子《乾文言》："夫大人者，与天地合其德，与日月合其明，与四时合其序，与鬼神合其吉凶。"

《尚书·咸有一德》："克享天心，受天明命。"

《礼记·礼运》："故人者，天地之心也，五行之端也。"

张衡《灵宪》曰："天成于外，地定于内。天体于阳，故圆以动。将步天路，用定灵轨，寻考本元。先准之于浑体。是为正仪、立度，而皇极有道，建也；枢运有道，稽也。乃建乃稽，斯经天常。圣人无心，因兹以生心。"

汉荀爽："复者，冬至之卦。阳起初九，为天地心；万物所始，吉凶之先。故曰见天地之心矣。"

宋程颐："一阳复于下，乃天地生物之心也。先儒皆以静为见天地之心，盖不知动之端乃天地之心也，非知道者孰能识之。"

欧阳修："天地之心，见乎动。复也，一阳初动于下矣，天地以生物为心者也。"

朱熹："天地以生物为心者也。"

张载："大抵言天地之心者，天地之大德曰生，则以生物为本者，乃天地之心也。地雷见天地之心者，天地之心惟是生物，天地之大德曰生也。雷复于地中却是生物。象曰：终则有始，天行也。天何尝有息？"

明人来之德："天地无心，生之不息者，乃其心也。言天地间无物可见天地之心，惟此一阳初复，万物未生，见天地之心。若是三阳发生，万物之后，则天地之心尽散在万物，不能见矣。天地之心，动后方见。"

邵雍有一首颂复诗很有名："冬至子之半，天心无改移，一阳初动处，万物未生时。玄酒味方淡，太音声正稀。此言如不信，更请问包羲。"

天地之心，是道心，是生物之心，是文心，也是人心。是道法，是自然法，是理法，也是心法。

说到复卦，就不能不谈与其相对待的剥卦。

《象传·剥卦》：“剥，剥也，柔变刚也。不利有攸往，小人长也。顺而止之，观象也。君子尚消息盈虚，天行也。”

张载：“剥之与复，不可容线，须臾不复，则乾坤之道息也。故适尽即生，更无先后之次也。此义最大。”如此阴阳消长，此起彼伏，循环往复，剥尽复来。

来之德：“剥落之时，天地之心几乎灭矣，今一阳来复，可见天地生物之心，无一息之间断也。”

那剥复二卦能否找到一物事原型呢？可以。

《易经·剥卦》：“剥牀以辨。”

《尔雅·释器》：“革中绝谓之辨，革中辨谓之韏。”又《韵会》：“牀胜足第閒也。”

这描述的是什么呢？

再请看辨字，“辡”二辛其中间一从刀一从糸，其原型出于一种器物。不知大家见过古代制玉的玉砣吗？玉砣就是剥牀。牀中间是个大圆砣，砣之边缘有金刚石或钻石为辛。革中辨的韏，就是两股驱动中轴的皮条或糸绳。如此一剥一复，连续的绞动，便形成了一个个太极式的往复。

今天不是讲“脾主运化考式”吗？写了这么多了，咋还没见一个脾字？

好！看看下面内容。

脾主运化考式，当先从“脾”字讲起《五行大义·论配脏腑》所引《白虎通》曰：“肝之为言干也。肺之为言费也。情动得序也。心之为言任也，任于思也。肾之为言写也，以窍写。脾之为言辨也，所以积精禀气。”脾之为言辨也，从一方面可以说是脾脏的运化方式或运动形式，或如剥复之辨，或如玉砣往复，或如太极转还，此皆为脾脏运化动态形式，而关于脾脏运化形式的静态描述，不少古典经籍早有记载。《礼·王制·注》“京陵之地，九夫为辨，九辨而当一井。”这是说古代的九宫式井田制，中间者公，余八者私。此等中公余私的模式，就有对“脾”的描述。《春秋元命苞》（下文皆简称《元命苞》）中提到：“脾者，弁也。”

这里的弁，又为何物？《周礼·弁师注》“弁者，古冠之大称。委貌缁布曰冠”。弁的繁体字是覍。《说文解字》：“覍，冠也。周曰覍，殷曰吁，夏曰收。”弁是古代的官帽之一。赤黑色布做叫爵弁，是文冠；白鹿皮做的叫皮弁，是武冠。弁又做成什么样子呢？《诗经·卫风·淇奥》“有匪君子，充耳琇莹，会弁如星。"郑玄注:"会谓弁之缝中,饰之以玉,皪皪而处,状似星也。天子之朝,服皮弁以视朝。"明王三聘《古今事物考·冠服·弁》《大明诸司职掌》云:"皇帝皮弁,用乌纱帽之,前后各十二缝,每缝各缀五采玉十二,以为饰。玉簪导,红组缨。"由此看出,弁倒是与我们现在所见到的瓜皮帽有不少相似之处。

弁与辨,同音。弁,即动态辨的静态结构。《唐诗品汇·总序》中提到:"各立序论,以弁其端。"此立序论,弁其端,又是对弁的动态特征描述。我们都知道,李可先生极力推彭子益的脾脏运化形式,并认为:彭子益以易论医,创河图五行运行以土为中心论,中气为轴,经气为轮,轴运轮转,轴停轮止,生命终结。简化之述,即"中气如轴,四维如轮"与黄元御之"土枢四象,一气周流",如出一辙。此番言论,崇拜者有,批评者也不少。相较而言,轴轮之喻与弁辨之喻比起来,恐怕是略输一筹了。涡态是上古人诠释宇宙、生命的核心形式,从彩陶到青铜器,到处可见。这是圣人对天道的鳞光之示。太极往复如涡自然不说,大家想象一下,弁帽转起来,又何尝不是涡态呢?这不就是古人描写中焦之"斡旋"么?但无论上述脾脏运化原型,有多少差别。其五行运动形式,都不是转圈五行,脾只是五角星之一星。此式与天道机制、生命机制所差更远!估计以为此说大谬者,不在少数。

脾主运化考式(二)

对于"脾"这一字以及"脾主运化"的论述,无论是医经类的文献还是古代典籍,皆有不少笔墨留下。先看看有关"脾"的记载:

《元命苞》:"脾者,谓之主""脾者,弁也,心得之而贵,肝得之而兴,肺得之而大,肾得之以化。"这是谈脾王,四脏的关系,往子,旺子的情景状态。

《素问·玉机真脏论》:"脾为孤脏,中央土以灌四傍。"

《素问·太阴阳明论》:"帝曰:脾不主时,何也?岐伯曰:脾者土也,治中央,常以四时长四脏,各十八日寄治,不得独主于时也。脾脏者,常着胃土之精也。土者,生万物而法天地,故上下至头足,不得主时也。"

《金匮要略方论·脏腑经络先后病脉证》:"问曰:上工治未病,何也?师曰:夫治未病者,见肝之病,知肝传脾,当先实脾,四季脾旺不受邪,即勿补之。"

《中藏经·论脾脏虚实寒热生死逆顺脉证之法》:"脾者,土也,谏议之官,主意与智,消磨五谷,寄在其中,养于四旁,王于四季"。

《备急千金要方·论治病略例》:"脾者土也,生育万物,回助四旁,善者不见,死则归之,太过则四肢不举,不及则九窍不通,六识闭塞,犹如醉人。四季运转,周而复始。下医诊脉,知病源由,流转移动,四时逆顺,相害相生,审知脏腑之微,此乃为妙也。"

《备急千金要方·脾脏脉论》:"土得其子,即成为四时之序,逆顺之变异也。然脾脉独何主,脾脉者,土也。孤脏以灌四旁者也。"

《本草纲目·果部·莲藕》:"脾者黄宫,所以交媾水、火,会合木、金者也。土为元气之母。母气既和,津液相成,神乃自生。久视耐老,此其权舆也"。

脾在五行属土,土在五行中亦有着十分重要的地位,而对于这一内容的记载,自古以来亦能如数家珍:

《国语·郑语》:"以土与金木水火杂,以成百物。"

《郭店五行》:"仁形于内谓之德之行,不形于内谓之行。义形于内谓之德之行,不形于内谓之行。礼形于内谓之德之行,不形于内谓之行。智形内谓之德之行,不形于内谓之行。圣形于内谓之德之行,不形于内谓之行。德之行五,和谓之德,四行和谓之善。善,人道也。德,天道也"。这是五行中圣形,超越其他四形的最详论述。

《春秋繁露·五行之义》:"土居中央,谓之天润。故五行而四时者,土兼之也。金木火水虽各职,不因土方不立!若酸、咸、辛、苦之不因甘肥不能成味也。甘者,五味之本也;土者,五行之主也。"

《周易参同契》:"日月为易,刚柔相当,土旺四季,罗络始终,青赤黑白,各居一方,皆秉中宫,戊己之功。"

《易原》:"土虽不能自生其质,而四材亦能与之为质也""四行本无其成,而资成于土焉"。成,生成也。又"土也,元不隶时,亦不着德"。

《元命苞》:"掌圆法天,以运动,指五者,法五行。"宋均注曰:"土为德应拇指。"以掌示天,以拇指对四指。是何等的神奇!其中间有穴合谷,与蹈趾对四趾之间的太冲穴,不正好是"四关穴"吗?这与对人脑开发起到决定作用的拇指与蹈趾,或拇指对四指及蹈趾对四趾的亿万年演化,不也暗合吗?如此说来中医理性含有演化理性,恐怕也难于反对。

再看《元命苞》之"脾土也，土能生木"。

"脾生骨者，脾土也。土能生木，骨是身之本，如木立于地上，能成屋室，故脾生之。"此与《洪范五行传》之"土者中央，为内事。宫室台榭，夫妇亲属也"的论述十分契合。

《洪范》："五行：一曰水，二曰火，三曰木，四曰金，五曰土。水曰润下，火曰炎上，木曰曲直，金曰从革，土爰稼穑。润下作咸，炎上作苦，曲直作酸，从革作辛，稼穑作甘。"可以看到，"木曰曲直"与"土爰稼穑"，都是指植物或生物或生命的，这一点极为重要。在这个基础上，后人因此又发展出了"五材说"与"六府说"。

《左传·襄公二十七年》："天生五材，民并用之，废一不可。"

《虞书·大禹谟》："水火金木土谷，惟修；正德利用厚生，惟和。"

《左传·文公七年》："水火金木土谷，谓之六府"。

另外《素问·五常政大论》有根喻甚妙，"所谓中根也，根于外者亦五，放生化之别，有五气，五味，五色，五类，五宜也。帝曰：何谓也？岐伯曰：根于中者，命曰神机，神去则机息；根于外者，命曰气立，气止则化绝。故各有制，各有胜，各有生，各有成，故曰不知年之所加，气之同异，不足以言生化，此之谓也。帝曰：气始而生化，气散而有形，气布而繁育，气终而象变，其致一也。然而五味所资，生化有薄厚，成熟有多少，终始不同，其故何也？岐伯曰：地气制之也，非天不生，地不长也。"

《素问·天元纪大论》则言天求本，"帝曰：愿闻其用也。岐伯曰：言天者求之本，言地者求之位，言人者求之气交。帝曰：何谓气交？岐伯曰：上下之位，气交之中，人之居也。

故曰：天枢之上，天气主之；天枢之下，地气主之；气交之分，人气从之，万物由之，此之谓也。帝曰：何谓初中？岐伯曰：初凡三十度而有奇？中气同法。帝曰：初中何也？岐伯曰：所以分天地也。帝曰：愿卒闻之？岐伯曰：初者地气也，中者天气也。帝曰：其升降何如？岐伯曰：气之升降，天地之更用也。帝曰：愿闻其用何如？岐伯曰：升已而降，降者谓天；降已而升，升者谓地。天气下降，气流于地，地气上升，气腾于天，故高下相召，升降相因，而变作矣。"这些都是谈气的上下反转形式，也都是以冲脉、中气，生命本质为核心的。如果说西医的本质或建基是物质的话，那中医的本质或建基，就是生物，就是天道人道。

《左传·昭公元年》:"分为四时,序为五节。"

《白虎通·五行》:"言行者,欲言为天行气之义也","四时为时,五行为节。"

节,竹节也。甲骨文金文无竹字。竹子,战国前叫什么呢?竹者,青也。即我们最熟悉的留取丹心照"汗青"的青。指古代的青竹烤汗而成书。青,东也,春也,肝也!竹子,乃一神物,生长最快,声最响,且短有节,长有律,六十年一轮回一甲子。

此等神物象征着什么呢?卜辞中多次出现"立中"二字,即立中测影或称圭表,立竿,后来称为日晷。《考工记》中有记载:"匠人建国,水地以县,置槷以县,视以景。为规,识日出之景与日入之景。昼参诸日中之景,夜考之极星,以正朝夕……冬至之日,立八神树,八尺表,日中视其晷如度者……"又《月令章句》中道:"冬至为极,昼露极短,去极极远,晷景极长。"每日有测影,每年又以冬至夏至之影长短来合对。从立竿见影得到启示,早期土圭立中很简单,甚至就在地上或一个方木板中间立一个直棍儿,进行时间的空间度量。后来人们把365天的立中日影的长短连接起来,就发现了太极图。此发现李约瑟与中医家李阳波都曾经提到过。因日晷立中原型,后来衍生出了众神缘以登天的建木神话。《山海经·海内南经》曾云:"有木,其状如牛,引之有皮,若缨、黄蛇。其叶如罗,其实如栾,其木若蓝,其名曰建木。"《山海经·海内经》"建木,百仞无枝,有九欘,下有九枸,其实如麻,其叶如芒,大暤爰过,黄帝所为。"另《淮南子·墬形训》"建木在都广,众帝所自上下。"当然也有讲建木日中无影的,皆与前面讲的正或建政有关。如《吕氏春秋·有始》"白民之南,建木之下,日中无影,呼而无响,盖天地之中也。"《淮南子·形训》"建木在都广,众帝所自上下。日中无景,呼而无响,盖天地之中也。"

无论立中还是天地之间的建木,皆是宇宙与圣心同构或与君心同构的外化。在一个方木板中间立一个直棍儿,或直接在土上立中即土,木生于土上,即古土之"土"字。此后又衍生出与牝相对的雄雄字牡来。土,是集体崇拜的孑遗。土,即社的本字。《说文》:"社,地主也。"《论衡·顺鼓》:"社,土也。"《左传·昭公二十九年》:"后土为社。"《小雅·甫田》:"以社以方。"传:"社,后土也。"《荀子·礼论》:"故社,祭社也。"注:"社,土神。"《国语·鲁语》"故祀以为社。"注:"社,后土之神也。"社者,土地之神也。现在到南方少数民族村寨,仍可见到位于核心地位的立木——社!土,社,如此神圣,除了性便是生命诞生。《太平御览》引《风俗通义》："俗说天地开辟，未有人民。女娲抟黄土做人，剧务力不暇供，乃引绳絚于泥中举以为人。故富贵者，黄土人也；贫贱凡庸者，絚人也。"

《礼斗威仪》："得皇极之正气，含黄中之德，能苞万物。"

《元命苞》："土所以不名时者，地，土之别名也，比于五行最尊，故不自居部职也""土无位而道在，故大一不兴化，人主不任部职""土以谦自正，以卑自敛，终不自伐生养之苦，乃兴云雨以为功，一归于天。"好一个"土无位而道在"！

《元命苞》还有"脾之为言，附着也""髀之为言，跛也。阴二，故人两髀"。

这又是什么意思？脾又通髀。

《周髀算经》："周髀长八尺，夏至之日晷一尺六寸。髀者股也；正晷者勾也。"《晋书》："表，竿也。盖天之术曰周髀。髀，股也。用勾股重差，推晷影极游，以为远近之数，皆得于表股者也。"这说明，周髀，也是建本立中。只是从不同角度描述而已。从太阳说，从立竿说即建木立中，从地平说，从晷影说髀即卑，也即脾。

另外，丄，也不只是象征白天的日晷，晚上也需要度量时间，是用水漏，水漏里有一个木浮子，一木板上立一带刻度的木条，其以水之多少沉浮，如此便度量了长夜。

《管子·水地》："地者，万物之本原，诸生之根菀也。美恶贤不肖愚俊之所生也。水者，地之血气，如筋脉之通流者也。故曰水具材也。何以知其然也？曰：夫水淖弱以清，而好洒人之恶，仁也。视之黑而白，精也。量之不可使概，至满而止，正也。唯无不流，至平而止，义也。人皆赴高，己独赴下，卑也。卑也者，道之室，王者之器也。"

《春秋繁露·五行相胜》："水者冬，藏至阴也，宗庙祭祀之始，敬四时之祭，禘祫昭穆之序，天子祭天，诸侯祭土，闭门闾，大搜索，断刑罚，执当罪，饬关梁，禁外徙，恩及于水，则醴泉出，恩及介虫，则鼋鼍大为，灵龟出。如人君简宗庙，不祷祀，废祭祀，执法不顺，逆天时，则民病流肿、水张、痿痹、孔窍不通，咎及于水，雾气冥冥，必有大水，水为民害，咎及介虫，则龟深藏，鼋鼍响。"有骨者龟，无骨者鼋鼍。鼋鼍，卑也。《元命苞》："脾之为言埘着也。如龙盘虎伏，合埘着也"，即指鼋鼍。

地下即水，脾下即肾。

大家可以看到，于脾即尊又卑。

《元命苞》："心所以礼者何？心者，火之精，南方尊阳在上，卑阴在下，礼有尊卑。"脾不但与呈肝是上下的纵向关系，与心也同。心，即君火，即太阳，自然于髀之上。脾与胃的关系不可过分强化，脾是精是信，与四脏存在神秘的纵态关系。

《元命苞》："脾所以信者何？脾，土之精，土主信，任养万物为之象，生物无所私，信之至也"。"脾者，土之精，上为北斗，主变化者也"。

《元命苞》："天人同度，正法相授。天垂文象，人行其事，谓之教。教之为言效也。上为下效，道之始也""水者天地之包幕，五行之始焉，万物之所由生，元气之腠（津）液也。"

天一生水，水生万物，天亦藏于水。内经有"天明则日月不明"，日月，又何尝不是含于水中呢？水蕴含了天地宇宙间的巨大的能量。有天水地水，天水为太一，地水为海。天水太一，为肺。地水之海，为肾。同我们俗称肺即上水，肾即下水。上离下坎，更是局限。天上不只是离卦，也可以是坎卦。大家有时间看看清华竹简《筮法》里的人体与卦象的分布图，就明白了。此图就是坎居人头顶之上，真就说明了脑为髓海，太一之水。

哼！不对！你老象这是想造反，想在五行里、中医里闹革命！也不是，我只想恢复五行之经纬。

弁，辨，四象，即纬。

⊥，立中，建木有节，即经。

经，纵也。纬，横也。

虽言中气与四象，但往常我们的心象里，还只是四方转圈之五行，而不知还有一个：从上到下立中五行，即金，肺——火，心——木，肝——土，脾——水，肾。

天有五，地也有五，或称天五地十，皆指经纬之双五行也。脾，五脏之十字交叉也。此交叉，不是子午卯酉或东西南北式的。而是上下之经与四方横向周纬式的。经，至也。织布之经线也，纵于织机之上转卷。纬，织之纬钱也，回环穿梭与左右。看到纵列次递之五行，说着看着，还都觉得突兀。其实，其简化形式我们很熟悉的，即上中下三焦。由五而三，强调气化也！

大家会问，你还有证据吗？

《谭子化书·道化》："道之委也，虚化神，神化气，气化形，形生而万物所以塞也。道之用也，形化气，气化神，神化虚，虚明而万物所以通也。"

《谭子化书·阳燧》："阳燧召火，方诸召水，感激之道，斯不远矣。"《本草纲目》也有："阳燧，火镜也。以铜铸成，其面凹，摩热向日，以艾承之，则得火。"《搜神记》："夫金之性一也，以五月丙午日中铸，为阳燧；以十一月壬子夜半铸，为阴燧。(言丙午日铸为阳燧，可取火；壬子夜铸为阴燧，可取水也)"。阳燧，向天，向日，取火之具也。方诸，向天，向月，取水之具也。现在已经出土与商早同时期周原阳燧。那时取水取火为一物，形状如天盖，为凹面铜镜。此金生水之原始也。

再看看文字金，从人从土，加两点儿或四点儿于左右，水也火也。当时称铜为金，造土范用土与水，铸造用木与火，此字形所以有也。

如还不信，再想一想与金相近的"全"字。就是上面一个金燧如天盖，下面一土如地，天地合而为全。全，一也！

脾主运化考式（三）

写到此，大家一定会问，此五脏五行之纵横经纬，可以与中医文献合辙吗？

《伤寒论·辨阳明病脉证并治法》："问曰：恶寒何故自罢？答曰：阳明居中，土也，万物所归，无所复传。"又"问曰：病有太阳阳明，有正阳阳明，有少阳阳明，何谓也？答曰：太阳阳明者，脾约是也。""阳明居中，土也，万物所归，无所复传"，是谈纯生理机制的。后面的"病有太阳阳明，有正阳阳明，有少阳阳明"，虽是谈病理，然三态过渡次递，也使不见之脾可见了，也给予脾一个多元视角。正如《难经·十五难》："脾者，中州也，其平和不可得见，衰乃见耳。来如雀之喙，如水之下漏，是脾衰见也！"《难经·十八难》也有论述："脉有三部，部有四经，手有太阴、阳明，足有太阳、少阴，为上下部，何谓也？然，手太阴、阳明金也，足少阴，太阳水也，金生水，水流下行而不能上，故在下部也。足厥阴、少阳木也，生手太阳、少阴火，火炎上而不能下，故为上部。手心主、少阳火，生足太阴、阳明土，土主中宫，故在中部也。此皆五行子母更相生养者也。"

《素问·五常政大论》五行有平与过、不及三态:"黄帝问曰:太虚寥廓,五运回薄,盛衰不同,损益相从,愿闻平气,何如而名,何如而纪也?岐伯对曰:昭乎哉问也;木曰敷和,火曰升明,土曰备化,金曰审平,水曰静顺。帝曰:其不及奈何?岐伯曰:木曰委和,火曰伏明,土曰卑监,金曰从革,水曰涸流。帝曰:太过何谓?岐伯曰:木曰发生,火曰赫曦,土曰敦阜,金曰坚成,水曰流衍。"《说文》:"约,缠束也""节,竹约也。"如此看来,阳明土与脾约,也该多态视之。

《礼记·月令》:"中央土,其日戊己。"郑玄注:"戊之言茂也,己之言起也。日之行四时之间,从黄道,月为之佐。至此万物皆枝叶茂盛。其含秀者,抑屈而起,故因以为日名焉。"《吕氏春秋》:"中央土,其日戊己。"张华《博物志》:"鹯戊己日不衔泥涂巢,此非才智,自然得之。"葛洪《抱朴子·至理》:"适偶有所偏解,犹鹤知夜半,燕知戊己,而未必达于他事也。"戊己属中央,于五行属土,中医也常以"戊己"代称土。然,戊己未必就是指示脾胃;阳明土,也不一定就是胃!

再谈《伤寒论》中,令史上诸家头疼的条文之一,即现在多称的108条:"伤寒,腹满谵语,寸口脉浮而紧,此肝乘脾也,名曰纵,刺期门。"及109条:"伤寒,发热,啬啬恶寒,大渴欲饮水,其腹必满,自汗出,小便利,其病欲解。此肝乘肺也,名曰横,刺期门。"

这"肝乘脾名曰纵""肝乘肺名曰横",究竟在说什么呢?

可以先从经络上看。期门穴、肝募穴、章门穴、脾募穴,于肝经内呈纵向上下关系,"此肝乘脾也,名曰纵"是合理的。期门与肺募穴,不在一经,故横。如此解"此肝乘肺也,名曰横",也通。

一定有老师不同意这样诠释,一定会主张此乃脉象之解文。

这里的关键字眼儿,还有一个"乘"字!

《伤寒论·平脉法》:"脉有三部,阴阳相乘。荣卫血气,在人体躬。呼吸出入,上下于中,因息游布,津液流通。……变化相乘,阴阳相干。"

《伤寒论·辨脉法》:"阴脉不足,阳往从之;阳脉不足,阴往乘之。"

《伤寒论·平脉法》:"问曰:脉有相乘,有纵有横,有逆有顺,何谓也?师曰:水行乘火,金行乘木,名曰纵;火行乘水,木行乘金,名曰横;水行乘金,火行乘木,名曰逆;金行乘水,木行乘火,名曰顺也。"又"问曰:濡弱何以反适十一头?师曰:五脏六腑相乘,故令十一。"

《难经》："三难曰，脉有太过，有不及。有阴阳相乘，有覆有溢，有关有格"，又"四难曰：脉有阴阳之法，何谓也？然，呼出心与肺，吸入肾与肝，呼吸之间，脾也，其脉在中。浮者阳也，沉者阴也，故曰阴阳也。心肺俱浮，何以别之？然，浮而大散者心也；浮而短涩者肺也。肾肝俱沉，何以别之？然，牢而长者肝也，按之濡，举指来实者肾也。脾者中州，故其脉在中。是阴阳之法也"。再，"十八难曰：脉有三部九候，各何主之？然，三部者，寸、关、尺也，九候者，浮、中、沉也。上部法天，主胸以上至头之有疾也；中部法人，主膈以下至齐之有疾也；下部法地，主齐以下至足之有疾也。审而刺之者也。"

如此看过来，乘有对称之意，有对待之意，有经也有纬，可不能再都把乘解释成"乘虚"与"乘袭"了。乘字，可是有原型的。其原型就是织机上支持经纬的"乘轴"，两侧还有齿轮状圆轮。后来此物进入神话，成为王母娘娘头上的"戴胜"，胜，乘也，亦称也。

综上所述，再回归到脾主运化上来。《素问·经脉别论》："饮入于胃，游溢精气，上输于脾，脾气散精，上归于肺。"从《素问·奇病论》"五味入口，藏于胃，脾为之行其精气"以及《素问·厥论》"脾主为胃行其津液者也"，脾胃这条路线开始，后来人们是更多强调了脾胃关系。然而胃毕竟是腑，脏与腑关系过分夸大，也就必然遮掩了脾与四脏的诸多真实关系。首先提出运化理念的应是张介宾。张介宾（1563~1640年），明代医学家，字会卿，号景岳，别号通一子。《类经三卷·藏象类一》注："脾主运化，胃司受纳，通主水谷，故皆为仓廪之官。"第二人就数张志聪了。张志聪（1616~1674年），字隐庵，清朝浙江杭州人。他在《素问集注·五脏生成》注中说："脾主运化水谷之精，以生养肌肉，故主肉。"古人提出"脾主运化"理念，并不等于就给出了具体运行结构或运行形式。这需要我们后人把此运行机制搞清楚。明白了脾主运化，实为一中庸机制时，我们才不会让药与病直接对话，而是所有的治疗不过是通过此中庸多向调节的均衡机制来完成的。

（校对：陈媛）

崔叶敏谈沈氏女科调经经验

崔叶敏

今天晚上我的心情非常激动，是黄老师给了我这次机会，让我向论坛内各位专家、老师介绍上海沈氏女科第十九代传人、中国中医科学院著名中医专家沈绍功教授治疗妇科的临床经验。首先我声明，我是西医出身，中医基础比较差。有讲得不对的地方请大家批评指正。

我从 2000 年开始自学中医，多次参加由中国中医科学院培训中心主办的培训班，在培训班学习期间认识了沈老。从 2004 年 7 月我开始跟随沈老出门诊，跟随沈老学习多年，深感沈老临床治疗疾病思路之特殊，效果之明显，令人叹为观止。2009 年 10 月 28 日，通过沈老的大弟子——中国中医科学院著名中医专家韩学杰教授的引荐，正式拜沈老为师，成为沈绍功教授的嫡传弟子，上海沈氏女科第二十代传人，国家中医药管理局中医流派沈氏女科流派传承人。

我首先向各位专家、老师介绍沈氏女科的渊源。沈氏女科起源于 1368 年，时之明初，成立之初就以女科为主。当时所称的女科泛指女子所有的疾患，包括内外妇儿科的疾病，并不是我们现在所指的妇女病。代代相传，声名远扬。清光绪元年，也就是 1875 年，定居于上海大场，成立"崇厚堂"。在上海大场因治疗女科疾病效果显著，而在上海留下"大场枸橘篱沈氏女科"的美名。至此，沈氏女科进入鼎盛时期。我的恩师沈绍功教授，是新中国成立后第一批高考进入全国正规中医学院的统考生，毕业于六年制的上海中医学院，也就是现在的上海中医药大学。上学期间，借助父辈的医友关系，每年寒暑假就在教学医院跟随名医出诊，受到程门雪、黄文东、秦伯未、金寿山、陈耀堂、陆瘦燕、陈大年、朱小南等名医名家指点，吸取前辈们丰富的临床经验和奇方妙药，打下了扎实的临床功底。毕业后分配到中国中医科学院工作。后又拜四川名医叶心清为师，家传加上名师指点，使他的医技飞速发展，成为当代著名中医专家。沈老曾任广安门医院肺癌病房首任主任兼肺癌课题组组长，原卫生部胸痹（冠心病）急症协作组组长，中华中医药学会心病分会首任主任委员，《中国中医急症杂志》副主编，中国中医科学院中医基础医学研究所原副所长，中国中医科学院学术委员会副主任委员，世界中医药学会联合会内科专业委员会理事会常务理事，全国名老中医药专家学术经验继承指导老师，国家中医药管理局第一批中医流派传承沈氏女科传承人，国务院特殊津贴获得者。

为什么我今天讲月经病呢？因为月经病是临床妇科最常见的病症。许多疾病都可以引起月经不调，而月经不调又可以引起女性其他疾病。通过调经可以使患者许多疾病的治疗迎刃而解。中医治疗妇科疾病有很大的优势，且颇具特色，源远流长。《内经》《金匮要略》《备急千金要方》等医学专著都有专讲，沈氏女科家传专著《女科诀微》《内科证治》等医书对妇科证治更有特色。

以下我向各位老师说说沈氏女科调经的特色。

一、月经病调治注重四法

1. 调经首先疏肝理气解郁

女子以肝为本。治疗月经不调，疏肝理气贯穿始终。肝为藏血之脏，司血海，具有贮藏血液，调节血流、血量的作用。肝血充盈，藏血功能正常，冲脉盛满，血海充盈而经至。

"百病皆生于气"，女性患者多忧郁善怒，情志变化最为显现，加之现在社会环境、家庭婚姻的变故等等，使女性气郁气滞更为多见。气滞则血滞，故而提出了"调经而不理气，非其治也"的说法。

理气分为行气、破气、补气三大法则。行气多选用柴胡、香附、木香、乌药、佛手、陈皮、炒橘核；破气多选用青皮、枳壳、大腹皮、厚朴、沉香；补气多选用黄芪、党参、白术、黄精、仙鹤草、太子参、山药、白扁豆、大枣，尤其重用仙鹤草，仙鹤草不仅有补气作用，而且补而不燥，不会引起上火。

肝气郁结选用四逆散；气郁化火选用丹栀逍遥散；气滞血瘀选用柴胡疏肝散。

提高疗效四法：

（1）注重气郁：疏肝用于肝郁，柴胡、香附、枳壳、木香、郁金为主药；平肝用于肝阳上亢，以川芎、天麻、钩藤、草决明、石决明、珍珠母为主药；

柔肝用于肝虚，以当归、白芍、何首乌、黄精为主药；清肝用于肝热，以丹皮、生栀子、黄芩、夏枯草、川楝子为主药；泻肝用于肝火亢盛，以龙胆草、大黄、黄柏、青黛为主药；温肝用于肝寒，以乌药、小茴香、沉香、吴茱萸、肉桂为主药。

（2）分辨虚实：分辨虚实，掌握变法，辨虚实之关键在于舌诊。苔腻舌质紫属气滞为实，以逍遥散为主方，活血佐丹参、苏木、红花、川芎、牛膝、郁金；和胃加温胆汤；苔薄质淡属气损为虚，香砂六君子为主方，佐益火生土的菟丝子、补骨脂、鹿角霜、肉苁蓉。

（3）初实久虚：郁证初起为实证，多见气滞，日久致虚，一是伤神，伤心血，心失所养而心神不宁，佐以养心宁神，以炒枣仁、柏子仁、云苓、当归、夜交藤为主药；二为伤脾，佐以健脾养心，以山药、石菖蒲、琥珀、百合为主药；三为伤阴，木郁水亏，伤肾阴动虚火，佐以壮水制火，以知母、龟甲、牡蛎、杜仲、寄生、牛膝、女贞子、枸杞、菊花为主药。

（4）辨证配合：气郁痰凝加祛痰的半夏、生姜、竹茹、瓜蒌、贝母、胆南星；气郁血瘀加活血的归尾、川芎、丹参、苏木、红花；气郁火炎加清肝的龙胆草、丹皮、生栀子、黄芩；气郁湿阻加化湿的二陈汤、木香、车前草、苏梗、藿香；气郁食停加消导的焦三仙、生内金、莱菔子。

2. 调养脾胃

"脾胃为气血生化之源"，女性以阴血为主。月经不调者，大多有脾虚证，如纳差便溏、面浮肢肿、困倦乏力、气短懒言等症状。调养脾胃可使精微输布，新血化生而月经自调。调养脾胃有醒脾、健脾两种方法，醒脾常选用木香、砂仁、鸡内金、焦三仙；健脾常选用党参、白术、云苓、白扁豆、太子参、干姜。

3. 固本培精

肾为先天之本，元气之根，主藏精气。肾有肾精、肾气两个方面。肾气是肾精的功能体现，肾精是肾气的物质基础。肾精足则肾气旺盛，精能生血，血能化精，精血同源而相互资生，成为月经的物质基础之一。

肾为天癸之源，肾气的盛衰主宰着天癸的至与竭。而天癸的盛衰主宰着月经的来源与断绝。肾精所化生之精气，包含肾阴、肾阳两方面。阴阳平衡，则

医理探讨

天癸成熟，任脉通，冲脉盛，月事以时下，故有"冲任之本在肾"之说。因此说肾在月经的产生及生理活动中起着主导作用。这与西医大脑皮层功能正常、内分泌调节有序则月经正常的认识是一致的。

肾精血不足则月经后期，月经过少，月经稀发，甚至闭经；肾水不足则虚火妄动，月经失期，崩中漏下，经行吐血，经期发热；肾阳不足，命脉火衰，气化失常，上不能温脾阳，下不能暖胞宫，而出现经行泄泻、经行浮肿等。

肾阴虚者以五心烦热、腰膝酸软、舌淡质红、脉细数为主症，"壮水之主，以制阳光"，杞菊地黄汤为主方，选用杞果、生地、黄精、女贞子、玄参、何首乌、鸡血藤；肾阳虚以形寒腰酸，舌质淡胖，脉沉细为主症，治宜"益火之源，以消阴翳"，肾气丸为主方，蛇床子、黄精、补骨脂为主药。填精选用阿胶、龟甲、鳖甲、紫河车等，以使用气血之品紫河车效果最好。

肾为水火之脏，肾的阴阳互根。"善补阴者，必于阳中求阴"，佐以补骨脂、淫羊藿、菟丝子等，"善补阳者，必于阴中求阳"，佐以枸杞、女贞子、杜仲、桑寄生等。

4.兼养心血

"妇人百病，皆自心生"，心不生血则失养于脾，脾运失健则生化乏源而阴血更虚。养心血有补气养心、宁神二法。补气选莲子肉、云苓、山药、黄芪、仙鹤草；养心选用桂圆肉、枣仁、柏子仁、当归、桑椹；宁神选用琥珀、川芎、夜交藤、五味子、生龙骨、生牡蛎、灵磁石。

二、月经调治分阶段论治为其特色

1.经前调气

月经来之前出现胀、烦、肿、痛作为经前期，即出现乳胀、痛，心烦、身肿，下腹胀痛。

临床分为两类：

（1）肝郁：乳胀胁满，少腹隐痛，烦怒不安，苔薄黄，脉弦细。治宜疏肝，丹栀逍遥散为主方，药物选用柴胡、白术、赤芍、白芍、当归、鸡血藤、石菖蒲、郁金、益母草、蒲公英、川楝子、元胡、丹皮、生栀子。

选加能调整内分泌的泽兰、茜草、龟甲、鳖甲、续断、女贞子。

（2）宫寒：腹凉下坠，隐隐作痛，形寒乏力，脉沉细。治宜暖宫，温经汤为主方。药物选用党参、阿胶、当归、白芍、桂枝、炮姜、炒橘核、乌药。

选用调整内分泌的枸杞、蛇床子、菟丝子、淫羊藿、紫河车、鹿角霜、补骨脂等。

2.经期调血

见红即为进入经期。治疗分为三个原则、四种类型，随证加味。

（1）三个原则

①问量定向（量多补摄，量少通利）。

②问凉定性（寒者温之，热者凉之）。

③必须调肝：女子以肝为本，选加调肝疏肝之品如柴胡、香附、炒橘核、郁金（气血双调）等。

（2）四个类型

①量多腹凉：胶艾四物汤（熟地10g、当归10g、白芍10g、阿胶珠15g、艾叶炭10g、肉桂炭10g、生黄芪15g、党参10g、炒橘核15g、生牡蛎30g、荆芥炭10g）。

②量多腹不凉：栀芩四物汤（生地10g、当归10g、生栀子10g、黄芪10g、黄芩10g、薄荷炭10g、茜草10g、生地榆10g、海螵蛸15g、藕节炭10g、乌梅炭10g、香附10g、丹皮10g、生侧柏叶10g）。

注：必须得用生侧柏叶，家传认为侧柏叶炭反而会破坏止血作用。

③量少腹凉：八珍汤［生黄芪15g、当归10g、党参10g、桂枝10g、川芎10g、牛膝15g、柴胡10g、炮姜10g、鸡血藤15g、云南白药（冲）1g］。

④量少腹不凉：桃红四物汤（生地10g、当归10g、赤芍10g、川芎10g、丹参30g、桃仁10g、红花10g、泽兰10g、香附10g、桂枝10g、苏木10g、地龙10g、三七粉3g）。

（3）随证加减

①腹痛选加川楝子、元胡、郁金、蚕沙（包煎）、五灵脂（包煎）、益母草、徐长卿、三七粉、云南白药。

②便溏选加生龙骨、生牡蛎、焦白术、山药、煨葛根、补骨脂、金樱子、五倍子。

③浮肿选加防己、防风、桑白皮、冬瓜皮、生黄芪、泽泻、云苓、车前

草、竹叶、萹蓄。

④腰酸、腰痛、腰空选加鸡血藤、老鹳草、狗脊、桑寄生、续断；腰麻重用老鹳草（用到20g，更大量效果反而不好）。

⑤纳呆选加木香、砂仁、焦三仙、莱菔子、蒲公英。

⑥崩漏加茜草、藕节炭、三七粉、生侧柏叶。

⑦怕冷加鹿角霜、桂枝、乌药、九香虫；汗多加桂枝、白芍、生龙骨、生牡蛎、浮小麦、桑叶。

⑧水蛭的应用：小量止血，研粉1g，水煎用5g；大量破瘀，研粉3g，水煎10g。

3. 平时调肾

经净后至下次反应前属平时阶段，根据肾的阴阳互根，交替服用两种中成药为一组，同时配合调肾。

通用中成药：乌鸡白凤丸、八珍益母丸、六味地黄丸、杞菊地黄丸、精乌胶囊。

偏寒配艾附暖宫丸、女金丹，偏热配加味逍遥丸、资生丹。

三、综合调治，提高疗效

沈老强调，中医取效的关键是整体观和综合论。治疗疾病需要思想上综合、组方治疗法则上综合、治疗手段上综合。

要求患者坐浴，中药第三煎加花椒水开5分钟，放适当温度坐浴，每天20~30分钟。经期停坐浴。

注重意疗。因月经不调多与情志有关，所以根据患者不同情况，给予相应的心理疏导和宣教，同时要求家属配合治疗，从而使患者放下心理包袱，心情愉快地接受治疗。

注意忌口。患者忌食辛辣、油腻、甜食，多食黑豆、红小豆、大枣、百合。

讨论

田叶红：沈氏女科服药调经一般需要多长时间？

崔叶敏：月经治疗一般要求患者服用 3 个月经周期，时间短不容易巩固疗效。因此，服药前要向患者交代清楚，患者一般都会接受的。

邬宏嘉：基础体温过高大概有哪些原因呢？

崔叶敏：基础体温升高在临床治疗时不太关注，可以适当加凉血调经药即可。沈老治疗月经不调，西医检查只是参考，重在辨证施治。

邬宏嘉：阳虚痰湿体质时如何考虑呢？

崔叶敏：阳虚痰湿者用沈氏温胆汤加健脾温阳药物。

郭培俊：请问崔老师，治疗提前绝经有什么好的办法吗？

崔叶敏：提前绝经治疗重在调肾。提前绝经患者治疗越早效果越好，此外，手足发热者效果快，1~2 个月可以见效，手足冰凉者效果欠佳。

田叶红：崔老师对药物性月经不调，尤其是肿瘤科化疗药物引起的月经不调有何治疗经验？

崔叶敏：化疗药大多为热毒，治疗时早期注意化疗药的残留毒损，排毒、扶正并举，治疗 2 个月后，再开始正式的调经。在调经过程中要注意肿瘤治疗的配合，用中药为主。舌质紫黯、月经量多仍可配合活血化瘀药，但药量稍小，同时配合健脾补气药，我喜欢用白扁豆 10g、仙鹤草 10g，效果不错，可以试试。

钱玲秀：多囊卵巢综合征如何治疗？

崔叶敏：多囊卵巢综合征通常根据经期调治法治疗，适当加用软坚散结、活血化瘀的药物，甲珠 3g，研粉兑入熬好的中药汁服用效果好。有时根据辨证用三七和甲珠交替服用。多囊卵巢综合征治疗要注意忌口，辛辣、油腻、鱼、虾、羊肉、海鲜忌服，这个非常重要。甚至保健品也不能服用，因为保健品中大多含有激素。此外，值得注意的是，多囊卵巢综合征做 B 超要注意时机，月经将至时多囊卵巢明显增大。

邬宏嘉：多囊卵巢的治疗，当以补肾、活血化痰、疏肝通络、软坚散结结合用。该病服药疗程较长，需嘱咐患者坚持服药。除上述崔老师的饮食禁忌外，还应注意忌高热量食物，比如巧克力等，因为该类患者多肥胖，针对肥胖型的多囊卵巢患者，应当严格忌食高热量食物，多运动，控制体重。

郭培俊：我有两个卵巢囊肿患者，都使用了温经汤，且加消痰之品（白芥子、薏苡仁），A患者没有加入参等益气之品，效果很好，囊肿减小显著，B患者加了益气之品，效果比较一般。因此，请教崔老师，治疗卵巢囊肿患者时是不是不能加入人参等益气之品？

崔叶敏：卵巢囊肿可以加入人参。

郭培俊：对于月经迁延不断，量少，只是持续时间很久，患者自我症状期也感觉比较久，这种情况，崔老师您有什么好的办法？

崔叶敏：对于这类情况要根据辨证治疗。要告诉患者这是病态，需要调治。如伴有血瘀者一定要大胆加用活血化瘀药治疗，瘀去血止。

张炜：产后恶漏不止，您怎么治疗？

崔叶敏：产后恶露不止，"产后气血骤伤，百脉空虚"。治法总则温补为先，常用大补的参类、当归、阿胶珠、桂圆肉、大枣等，佐以温通的桂枝、鹿角霜、炮姜、乌药等，配木香、砂仁、焦三仙、生内金等，反佐用蒲公英、连翘等。

郭培俊：理气时柴胡用量，破气时厚朴、沉香用量各为多少呢？

崔叶敏：柴胡10g、厚朴10g、沉香3g。

赵厚睿：请教您子宫内膜异位症怎么治疗？

崔叶敏：同样需要辨证，也需要经前调气、经期调血、平时调肾。

刘红梅分享病例：患者，女，12岁，主诉阴道有跳动感数月，痛苦异常，无法上学，专科检查未见异常。月经规律。过敏体质，既往有慢性荨麻疹病史，一直服用润燥止痒颗粒。舌绛红，苔黄厚干，脉弦细。

徐苏：受风化热，可以用风引汤。

蒋云峰：血海穴位拔罐。

崔叶敏：此患者应有痰瘀互结之证，治疗抓住痰瘀即可，用温胆汤为主方，适当配合疏风药。若该孩子体质瘦小，需要配合小量健脾药。应该加用凉血药，同时要镇静安神，加心理疏导。

（校对：田叶红）

谈中医药诊疗疾病的切入点问题

陈学习

打油诗：一病数方皆奏效，百家争鸣有蹊跷，窥破诊疗切入点，事半功倍顽疾消。同一患者同一时间找不同老师看病，不同老师的处方药味不同，但每个药方可能都会奏效，而且每位老师都能解释清楚，使得初学者很迷惑。个人认为这里有一个诊疗切入点的问题。到底这些老师们是从哪切入这个复杂疾病的呢？有些病很复杂，存在很多并发症，就诊时需要看是否全盘考虑，到底从哪个地方切入，所以我说要窥破诊疗的切入点，才能达到事半功倍的效果。因此提出一个问题：一个高屋建瓴、具有丰富经验的中医师如何能够理性地、科学、哲学地面对复杂病证的格局？相当于正邪斗争的局面，中医师如何理性地面对。用药如用兵，运筹帷幄的三军统帅如何统筹策划一场战争，这场战争我们希望取得全局性的胜利，而不是局部某一点的胜利。所以中医药的诊疗需要考虑到整体性、全局性、系统性、动态性，它还有辨证性、哲学性，甚至还有"医者意也"的艺术性。所以临床中，每每面对患者处方用药时，我脑中都会浮现出孟河名医费绳甫的一段话："用药之道所贵者，首先在于切病，勿好奇、勿执意、勿轻妄、勿畏缩、勿躁焦、勿持物，必须慎重而精详，圆融而活变，方能获得成功。"通过引言，引入如何切入纷繁复杂的病证这个话题，是自我保护非常强的系统，疾病的系统如何用医药的系统取得抗衡或者和谐，即中医药治病的切入点的话题。

一、中医药治病的前提

1. 有病不治常得中医

有些疾病错误的治疗等于不治，治疗不恰当，用药的时机、火候、剂量、方法不当，会给疾病的治疗或者后来医生的治疗带来很多麻烦。所以中医古有

医理探讨

"有病不治常得中医",两层意思:一是中等水平的医生,另一方面是符合中医的医理。"不治",我的理解是不乱治、不过度治疗。"不治"也是一种刻意保护机体的自愈能力不被人为地破坏;"不治"是动态保护疾病的全程。"不治"不是不治疗、不作为,可能是一种无为而治,因此不治有时候恰恰是一种最好的治疗。有资料表明,当前癌症的治疗手段丰富多样,总体疗效、长远疗效、五年生存率不一定比以前生活困难时期明显提高很多,记得小时候村子里有人得了癌症,要求吃好喝好休息好、偶尔吃点小中药,限于当时的经济条件,这可能是当时的治疗方法。我在还没有学医的时候无意中注意到,很多肿瘤患者活了很久,所以我认为"吃好喝好休息好、偶尔吃点小中药"还是有一定意义的。如果失治误治,比如说宋代窦材的《扁鹊心书》中说"急病用缓药是养杀人也,缓病用急药是逼杀人也",这就是谈到了标本缓急、用药急缓的问题。我在临床中,患者拿来的处方我一般会拍照留底,有一次一个出家人患者拿来的方子前三十余味药已经被大夫提前预先打印好,后面再加几十味药,这样的处方合理性在哪,我不是特别清楚。我认为中医、西医是不打架的,也有很多西医院的患者西药用了很多种,这时候用简单的几味中药提纲挈领的抓一抓、总的病机似乎能解决很多问题,效果还不错,这个和疾病的切入点有关,也和医生大量用药过度的治疗有关,我想这也是影响患者康复的一个重要原因。所以说治病的前提首先是:在没有完全把握住疾病,不能给予恰如其分的治疗,便已是无为而治。

2. 治未病:先安未受邪之地

这是国家大力提倡的中医内容。诸如处事心态、生活方式、调摄养身,患者的未病先防、有病早治、既病防变等中医的预防学思想,以及糖尿病、高血压等所谓的三级预防体系,把战略的重心往下移、战略的重点往前推,这个时候可能距世界卫生组织公布的资料大概花费 1 元钱养生预防经费可能比将来花 100 元钱去急诊科治病来得更加实惠。因此,《素问·上古天真论》中云:"上古之人,其知于道者,法于阴阳,和于术数,食饮有节,起居有常,不妄作劳,故能形与神俱,而尽终其天年,度百岁乃去。"这里面非常有深意,需要我们关注预防疾病和养生保健有关的内容,提前做好工作,防患于未然。

3. 攻城为下、攻心为上

很多病是想出来的，胡思乱想、不切实际。随着社会节奏、社会生活压力逐渐增大，患心身疾病的人越来越多，医学模式也跟着转变，有专家提出"养生先养心"。中医认为情志致病的特点往往是过于长期持久、突然强烈的情志刺激导致脏腑功能突然的恶化，甚至包括医生本人，因为各种患者给我们的各种压力，也是身心不健康的高发群体。我个人理解，一位医生的一句话、一味药、一个符号、一个眼神、一个动作、所做的每个决定、每个细节往往决定了疾病的疗效、决定了一个患者的生死。所以对医生的要求非常高。

4. 食疗

食疗不愈，然后命药——是唐代药王孙思邈提出的。有些人提出来病是吃出来的，疾病可不可以吃回去，答案在某种意义上是肯定的。我临床上常用一个方，叫神仙粥，用来预防感冒和治疗轻度感冒。原文：一把糯米煮成汤，七个葱头七片姜，熬熟兑上半碗醋，伤风感冒保安康。临床上大部分伤风感冒服用后都可以解决。对小儿患者，做成一个配方，叫退热灵：大量芦根和白茅根，或者加少量的藿香、紫苏、谷麦芽、红枣、生姜，熬汤喝口感甜，很多小儿患者都比较喜欢喝，少量多次的饮用，对于简单的阳明经证或者风寒入里化热的热证效果不错，所以叫退热灵。

5. 中医治人不治病

病从何处生，病是发生在人身上的。有专家提出癌症只是慢性病，甚至有些专家认为癌症不是病。我认为癌症患者是机体在特定时空环境干预下特定身心状态的人，着眼点是特定身心状态的人，而不是局限的着眼在肿瘤上。中医历来有"过用则生病""生病起于过用"的说法。比如久卧伤气、久行伤筋、久坐伤肉、久视伤血、久立伤骨，尤其常见的是久卧伤气，很多人越睡越懒，越睡越没有力气，久病卧床的、复杂的患者，其基本点不是首先考虑其病证的痛苦在哪，而是在治疗的时候首先考虑把久卧伤气的"气"给抓住，会对疾病的治疗带来全局性的改观。

6. 三观

整体观、横断观、辨证观。余观、微观、宏观角度综合考虑、系统思维。一个好的中医应该具有非常灵活的头脑和宽广的胸怀，具备大智慧、大格局，能够深谋远虑、不计较眼前小小的利益得失。

所以基于这些前提，我曾写过一段话，大意如下：不是所有的病都需要看医生，常常建议一些高血压、糖尿病的患者改善生活方式，服用一段时间中药、身心放松，病可能会不翼而飞；不是所有的疾病都可以根治，能根治的疾病少之又少，谁也不能包治百病；不是所有的疾病都是真的生病，理解为一种特殊状态，比如衰老、血管硬化等。生病之后也不是关注越多、治疗越多越好。小病不能大治，大病不能小治，简单病不要复杂治，复杂病又不能简单对待，急性病不能慢治，慢性病又不能急于求成，动态发展变化下的疾病不能刻舟求剑，对于慢性又比较稳定的疾病，不能急于求变、随意更改治疗方案，岳美中老先生说"治急性病有胆有识，治慢性病有方有守"。我给患者处方时，不是所有的病都给足够的药物彻底治愈，很多时候都是给予八分药力，同时配合必要的调护，比如喝热粥、清淡饮食、泡脚、按摩艾灸等，有些时候甚至会留一点小尾巴，让机体自动修复。

二、中医药治病的切入点

给患者开处方，我常常会开出一些复杂的内容，包括时间、地域、患者体质、既往病史、生活方式、习惯，甚至中西医两种思维的有机融合，开出心理调节、吃喝拉撒睡等，一个很小的处方对于这些内容整体宏观的把握和调控，一个医生刹那间在脑海中形成综合的东西，让他们之间有机的结合，达到合理的配合，给患者带来有利的疗效。

1. 从季节、气候、天气变化切入

有时候不单纯针对病，一年四季用药不一样，中医讲"三因制宜"。我觉得处方开的是时间，甚至于我弄协定处方，一年四季都会有变化，比如感冒，春天加点桑叶、薄荷；夏天加藿香、荷叶、西瓜皮；秋天加桑叶、百合润肺燥；冬天加麻黄、紫苏叶，加点热水泡泡脚。根据不同季节天气灵活调整，使这个处方取得更佳的疗效，同时增加用药的安全性，因为用量少而且没有影响疗效。

2. 根据地域特点和居处环境切入

很多风水朋友非常重视居处环境，很多名医的治疗经验，在其他医生治

疗无效时，他们往往会发现一些细节，无外乎结合了一些天气、环境、地域特点，我理解处方就是开的一个空间。就诊时多问比如从哪来，到哪去，是如何患病的。这些都会影响处方剂量以及药物组合。

3. 从分级禀赋和平素体质切入

同样的疾病在不同人的身上，治疗方法和处方肯定是不一样的，处方是针对一个活人的。前辈有说：一人一方，千人千方。急性病急治、慢病慢治，都要考虑患者的体质是否受到影响，并且要考虑体质对病情以及治疗的干扰。目前我国体质学大家王琦教授、上海的匡调元教授、南京的黄煌教授，他们都提出麻黄体质、桂枝体质、柴胡体质、三黄泻心汤体质、桂枝茯苓丸体质等等。比如同样一个甲状腺癌术后，或者痈疽的患者，经过手术或其他恰当的治疗等后，有些患者很快就恢复了，还有的患者则出现正虚邪恋的表现，正虚就与体质有关。曾接触一位患者甲状腺癌术后创口半年不愈合，经常去换药，给予黄芪、当归等补益气血的药物，1周之后就奇迹般地愈合了。

4. 从患者平素的生活方式切入

这点说起来很容易，但健康的生活方式比较难。名老中医干祖望教授的养生心法"同心归欲、饮食后循"，我比较赞同。生活方式如孙思邈的养生十三法，对患者有用，对医生也很受益，包括：发常梳、目常运、齿常叩、漱玉津、耳常鼓、面常洗、头常摇、腰常摆、腹常揉、摄谷道、膝常扭、常散步、脚常搓。这些养生的方法，对于预防疾病都非常有好处。现任联合国卫生组织的总干事说"中国是发展中国家，如果管理好饮食问题，至少可以减少40%的癌症发病率和死亡率"，先不说这个数据的真实可靠性，但是有一定的代表性。现在的一些慢性病如癌症、高血压、冠心病、代谢综合征、衰老等都和生活方式、心理等息息相关。《素问·上古天真论》里记载了善于养生者的上古之人，也记载了不善于养生的今时之人，"今时之人不然也，以酒为浆，以妄为常，醉以入房，以欲竭其精，以耗散其真，不知持满，不时御神，务快其心，逆于生乐，起居无节，故半百而衰也"。养生之人是度百岁乃去，不养生之人是半百而衰。一个典型的例子，曹操，一辈子头痛，号称当时之奸雄，《三国志》记载"太祖苦头风，每发，心乱目黑眩"，神医华佗诊断是"因患头风起，病根在脑中，风邪不能出"。曹操的病，我自己总结下，和其生活方式

医理探讨

密切有关——风餐露宿、外感寒湿，处心积虑、高度紧张，劳伤心脾、阴血暗耗，花天酒地、骄奢淫逸，脾气乖戾、肝气郁滞，喜怒无常、情志不遂，执拗怒一，最终他杀死医生，一代奸雄，没于头痛。他的生活方式及工作状态造成他生病，因为杀害医生而没有医生救治，所以他相当于早期的医闹了。

5. 由当前的主要病证切入

这是绝大多数医生会采取的方式，单刀直入。主要病证包括：关键证、特有的证候以及标志性证候。还有一些病，主症痼疾难拔，先抓次要的病证，可以旁敲侧击，未尝不可。先调整当前的整体状态，有些细小的病证可以先不考虑，抓住整体的状态、基本病机，阴阳失调的病机、肾阴肾阳亏虚的病机等这些基本病机，其症状可能会不攻自破。《金匮要略》序言说"尝以对方证对者，施之于人，其效若神"，方证对者应该是主症非常恰当对应的；《伤寒论》"有柴胡证，但见一证便是，不必悉俱"，这里讲到"一证"，往往是关键证候、特殊证候；也有方证完全相对的，也有方证相对一部分的，还有抓住一个主症的，还有就是旁敲侧击抓住次要症状入手。比如说刘渡舟老先生的文章，少阳病的提纲证"少阳之为病，口苦咽干目眩也"，应用小柴胡汤的时候，抓住柴胡汤是少阳病的主方，只要见到口苦必用柴胡类方，而且是以口苦为第一症，认为口苦更具有重要性，尤其反映肝胆的火热、少阳的邪热。我也曾听沈绍功沈氏女科的经验，他特别重视舌苔腻这个特殊证候，抓住一个证候，往往先用温胆汤，打扫整体的战场，然后再用其他办法慢慢调理。个人体会：温胆汤祛湿，湿邪去，不易恋邪，瘀血也容易去除，胃气容易恢复，气机容易调畅，患者神智也容易清醒。温胆汤也可以治疗一些神智问题。徐灵胎讲"治病之法有多端，有必求于脏腑经络者，也有不必求于脏腑经络者"，意思是不必要针对所有的病理环节，或者从病位考虑，也有从病性考虑，或者单单祛邪、单单扶正，或者因势利导，或者是仅仅抓住主要病机，来立法处方，不要面面俱到，先抓住某一个环节。与此相反，对有些病证，有些医家又特别擅长多方兼顾求全、面面俱到。清代苏次元有一个唱戏小生患痢疾，表现为上身发热、下身发冷，认为是阳热在上、阴寒在下，心中烦热是阳明里证，用石膏，口苦咽干是少阳腑证，用黄芩，饮食不得下是太阴证，用黄芪、白术、半夏，身重多汗是少阴亡阳，用附子、半夏，厥逆腹痛是厥阴里寒，用附子、吴茱萸，一剂，病愈。这个就是多方兼顾，哪里的问题都有，与此相对，哪里的药物都用，是面面俱到，由此我就想到了越鞠丸、当归六黄汤、血府逐瘀汤，这些都是复方，是很多药物同投于一方，也是多方兼顾求全。有时候抓住某一个主症，有时候抓住一个次症，有时候又要面面俱到，关键是如何把握，有的时候，需要医生的经验、体会，以及动态的宏观把握病情的整体情况，寻找到好的切入点，是直接攻击敌人的软肋还是全局作战。读书临证过程中，发现很多面面俱到、数方合用、复方图志的方子，甚至有专门的书，专门介绍合方：如十全大补汤、血府逐瘀汤、胃苓汤、增液承气汤、中日友好医院焦树德教授的麻杏二三汤；还有名老中医自创方子：用参苓白术散配痛泻药方、四神丸、仙鹤草、桔梗一网打尽。焦树德教授用四合汤(良姜、香附、百合、乌药)、丹参饮子(丹参、砂仁、檀香、灵芝、蒲黄)治疗慢性难治性胃痛，这个明显的是复方图志、面面俱到，也能取得很好的疗效。再如刘渡舟教授小柴胡汤合方系列，用小柴胡汤配合越鞠丸，或者配合平胃散、藿香正气散、温胆汤、黛蛤散、三甲散、四磨饮子、四物汤等，都体现了刘老善于用柴胡，他用柴胡对我临床有很大影响，用柴胡疏利肝胆、清利六腑，尤其是《神农本草经》中柴胡可以"主心腹，去肠胃中结气，饮食积聚、寒热邪气、推陈致新"，"推陈致新"这四个字对我影响很大，因此我在临床中使用柴胡频率比较高。也有某些病证在诊疗的时候，它的切入点不同于以往，它是特殊的专病、专方、专药，用了就灵，有些甚至无须辨证来使用。像徐灵胎《医学源流论》中曾说："又有极重极久之病，诸药罔效，忽服极轻淡之方而愈，此乃其病有专治之方，从前皆信误治，呼吁对症之药自然应手而全。"用了很重的方子无效，用很轻的方子完全对症，犹如一把小钥匙可以打开一扇厚重的门。山西老中医朱金忠老先生用很重的温阳药无效，用原方药量的几十分之一，全方加起来几克却能治疗危重的病。当然我并不排斥，重用或者轻用的方法，这是剂量问题，还可以专门探讨。我在峨眉山看到一个民间老中医的处方，治疗牙痛，茜草15g、开喉剑10g、海金沙3g、地苦胆10g、瞿麦6g、菊花1g、甘草2g，全方用量不到50g，用来治疗患者牙痛，看到患者牙肿痛明显，只予1剂，这位老中医说立即见效，仔细分析类似于清胃散、泻黄散、导赤散等的病机，重用清热解毒，配合清热利尿、火欲发之，升散透散的菊花等即可取得应有疗效，虽然没有明确的配伍意义、方解等，但疗效很好，其实里面暗含了很多深刻的道理，所以民间的很多方药值得我们挖掘。福建余长荣老中医治疗久泻的验方：山药、莲子、党参、白术、白芍、陈皮，还有本地的一个民间草药野茅草，类似于马齿苋的效果，还有甘草，治疗非特异性肠炎、局限性肠炎、小肠吸收功能不良，慢性细菌性痢疾、阿米巴痢疾，胃炎伴发腹泻等效果都不错。这个就类似于专方专用。还学习到栀子豉汤（栀子、淡豆豉）加荠菜（鲜品），这三味药配合到一起，叫作栀子荠菜汤，用来治疗尿血、血淋效果都很好。还有朱良春大师的益母草降压汤，他用到 60g 以上，用桑寄生、杜仲、甘草等加减治疗，这就是专方；施今墨教授、朱成玉教授的降糖对药方。在研读古代文献中，也有一些方剂会写，比如解一切毒，治疗一切头风、一切呕吐等，似乎是一个广谱用药，它到底是根据辨证切入的还是辨病切入的，还是辨症状切入的、辨病机切入的，所以能够分析清楚这些问题，在临床处方用药时才能得心应手。我经常会结合微观辨证、药理研究、有效成分，甚至西医的病理来认识处方，比如方剂学中的天麻钩藤饮实际上就是一个现代处方，其中绝大多数药物都有现在的药理研究支持，药物可以从不同角度来降压，就好像西药有利尿剂、钙通道阻滞剂、β 受体阻滞剂等不同，它有很复杂的配合成复方降压片，好像一个中药复方降压药一样。结合一些微观辨证，比如朱成玉先生用过敏煎（银柴胡、防风、乌梅、五味子、甘草），适合过敏体质或过敏试验阳性的患者；也有结合胃黏膜辨证，还有根据蛋白尿、血糖、尿糖等来辨证用药，在辨中医证候的基础上再结合微观辨证，可能大方向不会迷失。结合现代药理研究来使用非常多，姜春华老先生用黄芪、苍术配合黑豆治疗慢性肾炎合并蛋白尿，鳖甲配合蚕蛹治疗白球蛋白比例倒置，用芍药缓解肠痉挛，膈肌痉挛，脑血管、心血管痉挛，癫痫引起的过度异常放电等，益母草也可以缓解平滑肌痉挛。还有对于心律失常患者，过去用沙参稳律汤，用沙参、苦参、莲子心、元胡等稳定心率的作用，在符合辨证下选用具有现代药理研究支持的药物，我觉得也未尝不可。有些患者四处求医，病情相对比较复杂，我比较重视对患者既往病史、处方存在点上的切入，关注病情前后的关联性，注意合并症，及早提醒患者如何处理；有些患者拿来的处方辨证准确，但有些剂量不足，或者剂量太大，或者掺杂了一些累赘的药物，有时候就差一点点就能够解决问题。

诊疗理念：提倡中西医合参。刘尚义大师的一句话："引西润中"。治疗糖尿病时，学习了西医学的病理变化，有可能出现的并发症，系统了解这个病的一系列变化，对于中医药的治疗和处方有很大帮助。比如癌症发病和转移的规律，借鉴现代的研究也是非常有意义的。

6. 从患者的心理和情绪切入

我认为这个更为重要。举例：有人说癌症患者是被吓死的，这个就与心理、情志有关。有一位肠癌老年女教师，因为同病房中其他几个病号术后都有腹胀、腹痛，这位教师就感觉自己也有腹胀、腹痛的症状，给予西药止痛药物治疗无效，结果聊聊天之后疼痛怅然若失，腹部触诊柔软、无肌肉痉挛、无压痛、反跳痛等，详细解释病情和原因，予四逆散6剂。

7. 从病性、病位、病势切入

举例：有一个小孩，7个月，症见：轻咳、少痰、胃纳欠佳、大便略干、舌淡苔薄白，脉浮偏数，处方：藿香、桑叶、紫苏叶、厚朴花、胖大海、甘草等，总量20g，轻煎微煮，3剂，口服。我理解病邪轻浅、尚在肺卫，用轻清疏散、宣降肺气的药物，用药宜轻，"飞花摘叶、剑走轻灵"，意含"治上焦如羽，非轻勿举。"用轻剂，剂量要轻、药物质地要轻、方药的重量要轻，取法轻巧。上海夏英堂先生："轻灵是减玲珑药，平稳无疵，看似寻常，恰到好处。""处方用量当如东垣法，宜轻不宜重，药物的作用是导引、调整、流通，所谓的四两拨千斤"，四两拨千斤的用法在肿瘤科较少，多数医生的用量比较大，用四两拨千斤的处方不多见。重剂举例：男孩，一岁半，高热，39.8℃半天，颧红面赤，呼吸急促、气急鼻塞，舌红，口干，口气臭秽，尿黄便干，脉洪滑数，用方：芦根60g、生石膏60g、鱼腥草30g、白茅根30g，用了比较重的甘寒药物退热，同时配山药10g、藿香4g、胖大海5g、苏叶3g、甘草3g以防止寒凉导致腹泻。温服、小量频服，服药1剂热退，每隔20~30分钟服药1次。张锡纯用石膏也是少量频服。我理解病势凶猛，阳明大热，正气胜，急于顿挫病之势，甘寒直折其热，用药重，重药轻投，举重若轻。门诊一患者，肺癌老年妇女，调理2年，化疗2周后患者体质明显下降，口服中药，反复调理，先立于不败之地，把握病体正虚邪实的前提，不同切入点解决问题，调理2年多较稳定，近几个月患者复发后化疗，化疗后呕吐明显，用昂贵的止吐药物仍无效，我考虑患者胃气大衰，虚而气逆，胃气虚而不能使胃气下行，则胃气上逆，考虑用常规药物无效，我用生半夏30g、生姜30g、红参10g、大米30g以缓和顾护胃气，陈皮15g、红枣15g，浸泡1小时煎半小时，患者口服2天，呕吐止，至今患者仍存活。曾到西医院ICU会诊，有一次一个急性发作的脑栓塞患者，神内神外专家认为该患者已无特殊办法，用大量脱水利尿剂无效，有小便但脑水肿无改善，患者神志昏迷、潮氏呼吸、大便秘结，喉中痰声辘辘，脉弦数有力。我选用张锡纯的办法，予镇肝息风汤重剂：生代赭石 30g、生龙牡各 30g、怀牛膝 15~30g、山萸肉、制龟甲常规剂量，配合胆南星、瓜蒌（星蒌承气汤），大量喝鲜竹沥 100~200ml，此患者抢救过来，存活 2 年多，后因肺部感染家属拒绝抢救去世。后常用镇肝息风汤配合瓜蒌、胆南星之类的药物以通腑泻肠治疗肺性脑病的患者，前提是顾护正气。后来我对重药和轻药总结写了一个打油诗：轻州非度法颇奇，把药斩关陈可取，王道霸道细思量，大小缓急皆相宜。

8. 由特殊性或者标志性的舌苔、脉象来切入

四诊合参，互相印证，但必要时可以舍脉从证或舍证从脉。通过标志性或特殊性舌苔、脉象对病证诊断贡献的权重决定舍脉从证还是舍证从脉。很多医家在医案中提到郁脉，或者肿瘤的特殊舌脉，或者瘀血的特殊舌脉，抓住这些特殊的症象，可以一锤定音。

9. 试探性的治疗切入，所谓的诊断性治疗

张景岳云"探病之法，不可不知，如当局临证，虚实有难名，寒热有难辨，病在疑似之间，补泻之宜未定者，先用此法"，这个时候可以先用试探性治疗。

由于病是无穷的，方法也应该是跟着无穷的变化，很多病情疑似复杂，以前很多医生用很多方法无效，我们可以考虑反其道而行之，用相反的方法治疗；怪病多痰多瘀，一些神智性疾病，疑难性、长期慢性病，可以从痰瘀入手；有些慢性疾病，看着比较虚，拖的时间比较久，经过大量攻伐，可以从补脾补肾入手。还有的从泻下入手，攻下派从泻下入手，通过峻猛的泻下药物，将顽固的病理稳态打乱了，像把敌人的碉堡打乱了，可能会为以后的治疗带来方便，所以泻下对于疾病而言可能是一种毁灭性的治疗方法。当然，也有一些实在没招了，可以用调理气机、补益脾胃、消食导致、行气活血等开路方以探探路，未尝不可。

对于疾病的切入，无论我们怎么努力，都离不开患者的配合和依从性。所以对患者进行中医健康教育很重要，比如糖尿病、痛风等疾病患者，建议患者预先购买健康教育书籍等，使他们能明白医生诊疗的思维和意图，积极有效地配合医生的诊疗方案，采取恰当的护理调摄方法，争取用最快最简单的方法取

得疗效，所以我认为应大力加强对患者的健康教育。

医者意也。医生应尽量保持平和的心态和情绪，有时候医生可有意无意地营造一种氛围，让患者接受你的理念、方法，及为人处世的态度，这些对患者都有很大的影响，可增加患者对医生的信任度。治其病还要治其神，自然而然接受医生的理念，和医生进行很好的配合。某一流派擅长克制某些疾病，即采取其相克之性，选用这些比较有经验相互有克制的方法，会达到事半功倍的效果，如内病外治、外病内治、内外合治等，如用蝼蛄和蟋蟀一寒一热治疗腹水，取得很好效果等。一个医生要有纵观全局的战略，从刚开始就知道如何开始，如何收场，对于初学者，看到很多老师用不同的方法看病，找不到头绪，其实这就是一个切入点的问题。

讨论

1. 陈教授用专门动物实验研究附子，是否可以介绍一下附子的用法？

答：附子生品和炮制品的药理毒理，因煎煮时间长短而有所不同，另外一个影响因素是病证，不同的病证对附子的耐受性是不一样的。几乎附子的炮制品包括黑白附片煎煮半小时以上尤其是到一小时以上，几乎做不出 LD50（半数致死量），只能测出最大耐受量，临床上人几乎是达不到的，一般一天要吃几公斤才可能出现，所以对于炮制品一般还是比较安全的。我给小鼠灌胃观察生附子的急性毒性，具体剂量记不清楚了，比较小的剂量首先出现口腔刺激性、皮肤刺激性，然后是大量流涎，之后步履蹒跚，再一两分钟后就手撒尿遗了。生附子煎煮半小时以内毒性剧烈，我临床不多用，炮附子我用常规剂量，一般不超过 30g，但可以通过配伍治疗关节病，风湿、类风湿一般也就用30~50g。所以我临床上提倡用最小的剂量、最少的药味、最低廉的价格，最大限度地解决患者的病痛，达到患者利益最大化的目的。

人和动物是有差别的，用小鼠或者大鼠做肾阳虚的模型、心阳虚的模型、脾阳虚的模型以及风寒湿痹的模型，分别针对附子的回阳救逆、散寒止痛几个功效来使用，发现回阳救逆用的量会更大，其次是散寒止痛，温补脾胃阳气的用量比较小，和中医理论相对比较一致。急性毒性在不同的动物模型上进行试验，采用同样的方药，动物的反应是不同的。很多医生的经验也是这样的，附子在煎煮过程中、服用之前，不要加冷水，煎煮结束冷却后再重新煎煮或者煮沸后温服，可能更加安全。

附子炮制品煎煮时间越久安全性越高，但煎煮时间过久会影响疗效的，我们建议一般煎煮 30~60 分钟即可。

2. 对温胆汤的看法？

答：温胆汤是临床比较实用、常用、有代表性的处方。方剂学中是二陈汤之后的第一个处方。实际上是一个比较平和、偏微微寒凉的方子。现代人多大腹便便、痰湿瘀阻、气机瘀滞，对很多患者可在此基础上加减。我理解温胆汤，有时候是直接针对胆郁痰扰这个基本病机，针对主症；有时候也是旁敲侧击，去除机体痰湿，其他某些病证不攻自破。继之予活血方法或者加强祛痰方法等，或者轮换使用竹黄、竹沥等药物。每一个方药，都是整个病程的某一个阶段的使用，如果温胆汤针对病证的基本病机，贯穿于病情的始终，那么一直用它加减；如果只是某一个阶段某个过程，痰瘀气滞去除，则需要及时调整处方。柴胡温胆汤治疗痰气瘀阻、胆郁痰扰、精神心理等疾病。我对于肝胆系统、脾胃系统、精神系统，还有官能症，甚至呼吸系统都使用温胆汤。

（整理：刘维丽　校对：李波）

全景脉学基础知识略谈

罗愚

先简单谈一下我和全景脉学的机缘。我初中时就用推拿按摩、点穴、中草药进行简单治疗。那时觉得中医很神秘，脉诊很悬。在 20 世纪 80 年代至 90 年代中期，我曾走过极端，在操作方法上隔空号脉；在治疗上，还用过内气外放。我的脉诊实践极端走到过凭脉预断的阶段，通过号脉进行生死预断。现在我和全景脉学走的是物理化的手段，但不代表我们缺少奇思妙想。我强调脉学更需要科学的行为，中医也是。

全景脉学并不是一个特殊的脉学，它就是一个基础常识。所以用不用全景脉学这个名字无所谓。所谓"景"，是你的触觉要转换为视觉状态来体验，所呈现的是一种景象，故称"景"。全景号脉就是全面的景象。他强调脉诊的整体性，从整体看细节，所有脉象细节的变化都是由整体的变化主导的。

在脉象里有一种压力波，就是强弱的感觉。在过去是和虚实混在一起说的，其实有一定差距。脉诊的基本点是不同强度、层次的压力波，根据这个压力强度感觉来对比脉象的其他不同压力的变化，然后确定这细微的病理以此来诊断一系列的疾病。我觉得这种强度是很难把握的，大家可以把手指按在电子秤上，力度在 15g 左右，在不看称的情况下，看看能不能准确定位到 15g。重点一：能不能准确到 15g；重点二：能保持多久。这样会很难。那么，能不能有一个稳定的基本面和脉象的差力波进行对比，如何对比出速度波、管体的变化、个人的差异等。我们还是和传统脉学进行对比比较稳妥可靠。全景脉学可以清晰解读传统脉学，我们只能够暂时说一些概念，大家以后实践。

全景脉学的指感一般分为 5 级，传统医学属于 1 级或者 2 级指感，比如说我们所谓的弦、滑。对于全景脉学入门的人来说，一般在 3、4 级就可以很好地交流。因为基础不讲，后面内容很难展开。我不指望大家一次明白，但希望

医理探讨

大家可以反反复复地揣摩半年到一年，一定会有很好地收获。

我谈的第一个问题就是管体波。现场触觉的一些感应就是由管体和波动两个部分组成，暂且先这样粗略的分。血流隔着脉管摸不到，波动可以分为管体和波动两部分，其实波动本身如果离开了管体实际上也摸不到，手指触觉直接感知的实际上是血管本体和作用管体的波动。当然，波动可以带动血流，血流在波动带动下作用于管体，我们是可以感知到的。

脉管体是由桡动脉的主干和主干的两条分支组成。桡动脉是中动脉，3~5mm粗，有相当的弹性。我们在触摸的时候，桡动脉是一个运动的状态，所以我们能感受到10mm甚至更显著的运动变化。有时脉管和周围组织分不出界限，不好评估。脉管体分三层，一般脉管变化由外层和中间层决定，外层表面粗糙。管体不光滑，是桡动脉的最突起处，它与波动形成的最大的结节，是可以随着波动产生移动的。除了外层和中间层，还要强调一个内层，常称之内壁，它是形成脉管内动力的重要组成部分。大结节一般左手1枚，右手1~2枚。小结节是非常多的，尤其是尺部管体以后的平面最多，大部分是小于1mm的小疙瘩。大结节是最常见的标志物，出现位置固定，容易被触及，一般最明显的部位就是这里。关于波和波流是有正向波和反向波的，波还是要细化一下的。正向波分为正向运动的压力波，也就是向四周扩散的压力波，和轴向运动的波。

下面是我们的第二个话题。我们的脉象还有脉管体和脉管内的波动和波流影响脉管的质感。这些相对具体，都是实质的对象。我们常常需要关注的是波动层的分层。因为外面是相对静止的，管内确实是波动。脉管内的波动一般可以简单地分为三层，一个是浅层的，以压力波为主，一个是中间层，压力波和速度波的混合，然后偏里层的，还是属于压力波，但是和血压关系比较大，以后我们再探讨。按照我们一般的触觉和传统脉象的习俗，一般将脉象分为两组，一种是径向运动的，条索状的脉象。还有一种是轴向运动的，流利感的，走向是离心向的，通常称为滑类脉，或者是涩类脉，我们把这两种脉的大方向与刚才所说的分层结合起来，那么我们要注意既有滑脉，又有弦脉，所以经常所说的弦滑对于是生理性的还是病理性的脉象都是说不清楚的。所以传统的脉象值得我们分析。我们把大结节作为观察标志物就可以简单的区别生理脉象和病理脉象的变化。全景脉学有自己独立的病理体系。任何脉的体系都需要有医学的体系作为背景，这样才完整。

还有一个问题是脉与病，脉与生理对应的问题。他们各自有各自的规律，提出来了解。传统的脉称为意向脉，我们在把他进行物理的分解和物理的描述后最后还是使用了一个细节的再意向化的划分。传统医学的意向脉，比如弦是类比，指条索状的有一定紧张度的脉的指感。比较笼统，它不知道脉的对象是什么，也不需要去关注是什么。传统脉学不好学，概念和实操有很大的距离。全景脉学最基本的指感来自脉管。虚的特点是软、空、不足，当然还有大和实的概念。谈到虚脉，软，无力，空，那么他和我们另外两个概念，芤脉、革脉怎么区别，什么关系？古代医家描述他的时候没有说它是虚脉，只是把它对应人参、附子、黄芪的指征的脉象进行复杂的描述。虚脉的软是脉管软，把形态剖析出来，只有脉管的结构能形成这种脉型，这是很复杂的问题。脉型和脉动是什么关系要以后讨论，很复杂的。管洞分离对于临床用药处方是很有帮助的。虚脉涉及脉管、压力波的问题、内容物空的问题。内容物空是什么，是速度波，或者是速度波和压力波混合的指感，就是容量是空的。

虚脉是压力波明显不足的大因素作用下，协同的导致脉管壁的松弛。也有可能是压力波和速度波均不足导致的。对于芤脉呢，芤脉是骤然失血后血流量减少，波流减少，脉空，气血相对不足，脉管消失。很多虚脉和芤脉是连续的一个关系。芤脉的脉管还和周围的组织有一些界限。虚脉呢，是和周围组织没有界限，是融合的，我们摸不到脉管。但又不像散脉那样完全融合。现在再讲革脉就好懂一些了，革脉是速度波不足，或者速度波和压力波都不足，导致脉内空。革脉的脉管是可以摸到的，这个脉管在全景脉学里可以解释：①有动脉硬化脉管。②速度波消失，压力波有，脉管有较为完整的作用力支持脉管较为完整的形态。③还有另一种病理状态是脉管收敛绷紧，比如贫血或者已经失血的患者，脉应该是比较虚弱的，同时有外感共同作用导致脉空，收敛紧致的质感。通过对这三个脉的简介，希望大家对全景脉学有些了解。

下面应用举例。最简单实用的大类方，掌握大结节的标志物，应该掌握起来比较容易。下面我主要讲一下大结节。如何摸到大结节呢？第一要摸到血管，第二就是60%~80%的时候摸到的突起就是大结节。居关脉是脉管中间的突起，我们一般认为是瘀血、痰凝，这是结果不是原因。上鱼际的这个脉，就是寸关合一，是阳亢，也有可能是外感，是表象，原因很复杂。大结节向下移动形成关尺，这个太阴病比较多，但是阳明湿热下注，同样会出现关尺一体。病机在下，病势向下，病位在下的这个可能性是有的。麻黄附子这大类方用于寸脉下陷，尺脉下陷，同时又出现左尺脉，关尺脉突起上有毛脉的脉象。

大结节下移，走到关尺这个部位的时候，可以观察他寸关部的变化。如果寸关部大，或者细软无力，也就是濡脉，首先考虑脾肺气虚，或者是气血虚。从全景脉学的角度分析代表了卫分表气虚的黄芪证，代表了卫分阳虚的附子证，代表了奇经八脉冲脉虚的人参证，带脉虚的白术证，脏腑辨证脾气虚的党参证，代表了补中益气法、附子桂枝法等等，这时候需要全景脉学分析。

（整理：宋紫临　校对：齐春华）

怎样做一名合格的中医肿瘤科医生

段汝钦

众所周知，我们党选拔干部的标准是德才兼备，同理，要做好一名中医肿瘤科医生，也必须要德才兼备、德医双馨。有道是：有德无才是庸才，有才无德是祸害。德与才二者是相辅相成的，不可偏废其一。下面我与大家先从这两个方面进行探讨，然后聊聊中西医结合治疗肿瘤和体质辨治肿瘤的问题。

一、一名肿瘤科医生的"德与才"

（一）德

我国历代名医，虽然他们生活在不同的时代，有着不同的个人经历，但都有最大的一个共同点，那就是医德高尚、志存高远。有"药王"之称的唐代大医家孙思邈在其毕生心血所著的《备急千金要方》序中云："凡大医治病，必当安神定志，无欲无求。""不得恃己所长，专心经略财物。"明代外科学家陈实功行医从不求谢，深得病家信任，在《外科正宗》里，提出"五戒十要"，美国 1978 年出版的《生命伦理百科全书》将其列为古典医德文献；医圣张仲景在《伤寒杂病论》序中严厉抨击医德败坏者"竞逐荣势，企踵权豪，孜孜汲汲，惟名利是务"。根据古代作为一名合格医家的要求，结合我的体会，我认为我们肿瘤科医生，应该注意以下几个方面。

1. 树立终身为肿瘤患者服务的人生目标

肿瘤疾病是个疑难性的疾病，涉及多系统、多学科，治疗起来棘手。我身边的好多同事知难而退，找领导调到其他科室了。一个人只有对事业坚持，全身投入，才能有所作为。对事业半途而废，只会一生庸庸碌碌，同时也是对肿瘤患者极端地不负责任。作为一名肿瘤科医生，务必以患者为中心，心中时刻装着患者。患者找你看病，说明患者对你信任，如果我们对患者马马虎虎，敷衍了事，于情于理都是过不去的。与古今医德都是有悖的！

2. 具备锲而不舍、持之以恒的治学精神

人生是学习的一生，只有不断学习，剔除糟粕，为我所用，才能不断进步，也才能更好地为患者服务。如果投机取巧，糊弄、敷衍患者，是极不道德的。除此以外，求学一定要耐得住孤独与寂寞。我在原单位退休以后，2009年加盟到北京国医堂中医研究院，名誉院长是原卫生部老部长钱信忠，院长是原卫生部办公厅原主任杨保华。2009年4月份，在钱老、杨院长的安排下，与研究院专家委员会主任郭正权（中国中医科学院1977届硕士研究生）一起来到了内蒙古，当时中国中医科学院研究生部副主任张树生教授也参加了。研究的主要课题，从中药、蒙药中找出各种治疗肿瘤的、毒性较小的靶向药。面对茫茫阴山，身临气候多变的塞外草原，白天接待患者，晚上还要整理医案，每月还要回北京几次汇报工作和坐诊，其枯燥、繁忙可想而知。因此，人要做成一件事，必须要耐得住孤独和寂寞，反之一事无成。

3. 以良好的道德规范为准绳，做到"三不"

第一，尊敬师长，虚心求教，不背后诋毁同行。尤其对你的科主任，要服从领导，有意见当面提出，决不能背后说三道四！如果反其道而行之，犯有严重的自由主义，最后你在科室就无立锥之地，只有离开这个科室！第二，不乱用药。当今医院，医风益下，药品经销商肆无忌惮，回扣风愈演愈烈。你如果经不住诱惑，就肯定要跟着药品经销商的鼻子走，而不是根据病情下药。想想，这是很可怕的事情。因此，我们一定要出淤泥而不染，顶住回扣风，因人而异，因病下药。第三，不接受患者钱财。君子爱财，取之有道，不义之财，决不能动心。要明白，我们跟患者不是朋友关系，是医患关系。晚期肿瘤患者险象环生，生命随时都会终止，如果你收受了患者家属的钱财，或者吃请，你会处于尴尬的境地。我从医30多年以来，从没有出现过医疗事故，也没有出现过医疗纠纷，从而避免了一些医患之间的麻烦。

对于医德问题，大家抽时间可以看看明代外科学家陈实功的"五戒十要"。

（二）才

前面讲过，有德无才是庸才，打铁需要自身硬。肿瘤是个疑难病，涉及多系统、多学科，尤其是晚期患者，往往出现恶病质，病机复杂，险象环生。如果没有临证经验，患者很快就会阴阳离决、脏器衰竭而离开人世。因此，要做一名肿瘤科合格医生，就必须要有真才实学。那么如何掌握真实本领、应用临床呢？

1. 读万卷书

医圣张仲景曾言："不为良相，宁为良医。"他在《伤寒论》序中又言："孔子云：生而知之者上，学则亚之。多闻博识，知之次也。余宿尚方术，请事斯语。"于是"勤求古训，博采众方，撰用《素问》《九卷》《八十一难》《阴阳大论》《胎胪药录》，并平脉辨证，为《伤寒杂病论》合十六卷，虽未能尽愈诸病，庶可以见病知源，若能寻余所集，思过半矣"。张仲景不是生而知之者，他是总结了前人的医学成就和丰富的实践经验，（尤其是《汤液经》）集汉代以前医学之大成，并结合自己的临床经验，系统地阐述了多种外感疾病及杂病的辨证论治，理法方药俱全，在中医发展史上具有划时代的意义和承前启后的作用，对中医学的发展做出了重要贡献，被后世医家奉为经典。他成就的取得，得益于"勤求古训，博采众方"，张仲景之所以被称为医圣，一方面在于他不断地学习继承，另一方面还在于他注重实践总结。作为一名肿瘤科医生，我们仅仅在大学里读教科书，是远远不够的，还必须继承学习，要学习当代肿瘤大家的著作。

三十年来，我只要每走一地，必到当地新华书店去浏览，只要有合适的肿瘤书籍，必买无疑。至今仅肿瘤书籍，已收藏近千册。在 20 世纪 90 年代，我读了一些不错的肿瘤书籍，现列举如下，供大家参考：

《历代中医肿瘤案论选粹》余桂清主编。

《中西医结合治疗癌症有效病例选》张代钊、余桂清主编。

《中西医结合防治肿瘤》孙燕、余桂清编写（本书由我国二十余位知名的专家共同撰写，书中代表了我国三十余年来在肿瘤防治方面中西医结合领域内所取得的主要成就，学术水平较高。）

《临床肿瘤综合治疗大全》张宗歧主编（广安门中医院肿瘤科主任医师）。

《实用中医肿瘤手册》刘嘉湘主编（刘嘉湘老师是上海中医药大学附属龙

华医院肿瘤科的创始人，是中西医肿瘤临床大家。这本书值得一看。）

《治癌秘方》（孙秉严前辈编写的，其中有《我治癌 34 年医案》）。

《实用肿瘤内科学》周际昌、孙燕主编。

《临床肿瘤内科手册》孙燕、周际昌主编。

《抗癌中药一千方》郎伟君主编（郎伟君先生是中药系毕业的，是哈尔滨乐泰药业总裁、双黄连粉针的发明者。）

《最新抗癌指南》旅美华人医学科学家刘长年主编（这本书最大的特点，不绕圈子，把肿瘤细胞的分化特点描述的简洁明了。"化疗容易引起复发和转移"这句话，他写在了书中。）

通过阅读以上肿瘤大家的书，我获益匪浅。首先，通过读孙燕、周际昌以及刘长年先生的西医肿瘤书，使我认识到了肿瘤不是病毒、细菌外来的入侵者，而是自身细胞在分化中的变异，这样对肿瘤的治疗就决不能像治内科杂病那样抗病毒、杀细菌，杀是永远杀不完的。只有灭杀与改造肿瘤细胞同步进行，才是正道。也就是扶正与祛邪的治疗原则。其次，我也知道了哪种肿瘤病应该化疗、那种不能化疗，对我以后的临床中，在采取西医治疗方面，起到了重要的指导作用。再者，余桂清老师给予我很深的启发，他研制的"健脾益肾冲剂"为我今后的临床事业提供了良好的示范作用。"健脾益肾冲剂"的主要成分由党参、白术、枸杞子、女贞子、菟丝子、补骨脂（盐炙）组成，功能是健脾益肾。由此我认识到要想改造肿瘤细胞，必须补肾，同时要健脾。颗粒用于减轻肿瘤患者术后放化疗副反应，提高机体免疫功能以及脾肾虚弱所引起的疾病。这个方剂既然能对放化疗患者因骨髓抑制而有效，我想对于没有放化疗患者的肿瘤细胞也有改造为正常细胞的作用。因此，我在以后的临床中，大部分方剂中，都要加入菟丝子、女贞子、枸杞子、补骨脂等补肾药物。

纵观 20 世纪 90 年代，我对肿瘤处于一个认识期，肿瘤大家们对中药防治放化疗的副作用上下了不少功夫。像孙燕的固本颗粒、贞芪扶正颗粒等等；余桂清老师的"抑扶平衡疗法"，健脾益肾颗粒；还有福建的潘明继教授，编写了《癌的扶正培本治疗》一书，并且发明了志苓胶囊等等，都是在扶正上发挥了作用。进入 21 世纪，我先后购买了郁仁存老师、广州的周岱翰老师等国内20 余名肿瘤专家的著作。我们群内的黄金昶、王三虎等教授都是我学习的对象。这几年的读书，我采取横向对比的方法，获得了很好的效果。我把各位专家的书摆在地板上，一摆就是半个月。如果研究肺癌，就打开各本书的肺癌部分，从病因、病机，到各型的治疗，找出他们用药的共同点。一般我找出每个病种的2~4味常用药，作为特异性用药，在这儿姑且称为"靶向药"。

就拿我们群内这三位肿瘤专家来说，黄金昶教授的肺癌基本方是：黄芪50g、知母20g、升麻3g、煅海浮石50g、白英20g、百合30g、熟地30g、当归20g、陈皮10g、清半夏15g、茯苓15g、胆南星15g、地龙15g、守宫30g、焦山楂30g、干姜10g、细辛3g、款冬花12g；伤寒大家王三虎教授治疗肺癌从肺痿论治，其著名方子是海白冬合汤：海浮石、麦冬、百合、白英、人参、蛤蚧；吴雄志教授的方子是以验案的形式出现的，他治肺癌纵隔淋巴转移的基本方是：蜈蚣2g、鱼腥草30g、石上柏30g、仙鹤草30g、茜草30g、白茅根30g、炙紫菀10g、前胡10g、浙贝20g、桑寄生30g、白鲜皮10g、杜仲20g、防己30g、醋商陆10g。

从他们三位大家对肺癌的用药，我们看出：黄教授、王教授都使用白英、海浮石，吴教授使用石上柏、蜈蚣，风格各异，但殊途同归。这样我就对白英、石上柏、海浮石、蜈蚣这4味药搞了一个组合，通过我自己的认识又加上干蟾皮、王不留行，组成了治疗肺癌的一个靶向方剂。方中白英归肝、胃经，清热解毒，利湿消肿，抗癌；石上柏归肺、肝经，清热解毒，抗癌，止血；海浮石入肺、肾经，清肺火，化老痰，软坚，通淋；蜈蚣归肝经，息风镇痉，攻毒散结，通络止痛；干蟾皮归肝、胃经，清热解毒，利水消胀，治痈疽，肿毒，瘰疬，肿瘤，疳积腹胀，慢性气管炎；王不留行活血通经，下乳消肿，利尿通淋。方中白英、石上柏、蜈蚣、干蟾皮杀灭肺癌肿瘤细胞，海浮石清肺化痰，给邪以出路，将邪排出。王不留行属强动药，活血通经，走而不守，况且与海浮石一样，有通淋的作用，二者配伍加强了排毒外出的作用。同时，白英归肝、胃经，石上柏归肺、肝经，对于防止肝转移也起到了一定的作用。在辨证的基础上，将上述5味药加进去，对于缩小瘤块、降低肿瘤标志物有明显的作用。

2. 行万里路

读万卷书，行万里路，是做学问的两个基本点。那么作为一名基层医生，怎么去走万里路呢，下面我就几个方面谈谈自己的体会。

（1）至少每年参加两次以上有关肿瘤的学术会议：参加会议之前，你要写论文，写论文的过程就是一个总结学习的过程，你参加了学术会，有关肿瘤大家给做学术报告，会让你大开眼界，加上前来参加会议的同道，你会学到在自己医院、科室学不到的知识。同时还结交了远方的同道朋友，在平日的临床中可以互相讨教。

（2）到祖国肿瘤高发区，实地考察发病原因，审因论治：20 世纪 90 年代，我曾经到过广东鼻咽癌较多的沿海地区走了走，经过了解他们喜欢吃咸鱼、腊味，这些食品在腌制过程中均有亚硝胺前体物亚硝酸盐。鼻咽癌一般采取放疗，这就势必引起阴虚火旺，在治疗上以养阴清肺汤加软坚散结药物。像山慈菇、北豆根、石上柏、半枝莲等等，同时可加鱼腥草、土茯苓引毒外出。为了消除亚硝酸盐的毒害作用，我一般让患者口服维生素 C 40mg，日 3 次。维生素 E 100mg，日 2 次。天天吃大蒜以减轻亚硝酸盐的危害。我也曾到过食管癌高发地区河南的林州考察，林州隶属安阳。安阳有一所以西医为主的三甲肿瘤医院，林州也有肿瘤医院，下面的乡镇也有肿瘤医院。可见当地食管癌患者之多。为什么有这种地域性？我经过参观了解，知道这个地区食管癌高发与土壤中缺少硒、钼、锌有关。审因论治，我在治疗食管癌时，嘱咐患者同时口服锌、硒等西药，以及含硒的灵芝孢子粉，以提高疗效。

（3）不放过任何一个"道听途说"的机会，并谨慎求证：记得 20 世纪 90 年代参加全国中西医结合肿瘤学术会，有一位山西省的同道介绍他的抗癌方剂已经通过刘渡舟、岳美中等中医大家的认可，在鉴定书上签了字。由于会议议程时间短，于是我保存了他的地址，决定抽时间亲自去他那儿考察。几经周折，他才告知我，他的方子主要是桃红四物汤加干蟾皮、露蜂房而已。从此我们经常联系，互相交流治癌的经验和教训。通过这次经历，我看到不少介绍说活血化瘀药能引起癌细胞的转移。这个说法有点形而上。肿瘤患者病机复杂，我们辨治不可能一方一法，我一般采取复方大法。譬如肺鳞癌，我用血府逐瘀汤加凌霄花、丹皮化瘤块，再加上面所说的靶向方消瘤块。化瘤、消瘤、排瘤结合在一起，谈何引起转移？当然还要根据患者的其他症状加药。血府逐瘀汤是王清任的几首逐瘀汤中的重点方剂。有的患者用后，腹泻不止，主要是当归、桃仁的油性滑肠，可以减少用量，适当加石见穿。治疗肿瘤必须给瘤块以出路（也就是我们说的给邪以出路），肺癌痰多不是坏事，我们可以因势利导，加苇茎、薏米、鱼腥草、冬瓜仁，并加大桔梗用量，引邪外出。

再讲一个例子。2014 年我在郑州坐诊时，有个患者的女儿去咨询。她说她爸爸得了食管癌半年了，原来打饱嗝，吐黏液，大便干结，后来喝四磨汤口服液，不吐黏液了，现在主要是饱嗝不止。从此，我对四磨汤治疗食管癌吐黏液牢记在心。食管癌患者我一般采用《伤寒论》中的旋覆代赭汤，吐黏液比较重的就加上人参、乌药、槟榔、沉香。饱嗝不止者，可用华蟾素注射液1mg在足三里穴封闭。左右交替，一般3天即可见效。饮食难下者，加威灵仙、急性子、冬凌草；甚者，可配以山莨菪碱注射液、地塞米松为主的开关液啜服，还有自己配制的以青礞石、硼砂、冰片为主的开关丸含化，都取得了良好的效果。

食管癌的靶向药，我用：黄药子、石见穿、蜣螂、守宫为主。前几天我们圈内一位朋友问，治疗食管癌为什么配合六味地黄丸？在这儿一并回答：张景岳说，噎膈反胃，益当脾肾，舍此二法，别无其他。至于为什么？他也没有回答。我认为，这应该通过经络辨证。你看足少阴肾经的走向，它是起于足小趾端，沿内踝，贯穿脊柱，直行者穿过肝和膈肌，进入肺中，沿喉咙上达舌根两旁。从经络走向看，肾经走向是穿过食道两侧的。另外，补肾能改造肿瘤细胞。因此，食管癌患者，配合六味是有效的。还有一件事情要提一下，有些食管癌患者犯有神经质，治疗一个阶段，一切照常了，一生气就睡不好，又吃不了饭了，此时除了加柴胡、白芍疏肝、柔肝外，要加镇静安神的药物。重庆有位马平度老中医，他是北京中医学院（现在的北京中医药大学）第一届毕业生，他发明了一个镇静的安神胶囊，由4味药组成：炒枣仁、元胡、夜交藤、鸡血藤。癌症患者烦躁不安、病情反复者，加入此4味，莫不见效。

（4）不远万里，到大洋彼岸寻找知音：通过参加学术交流会，我认识了北京中医药大学董建华教授的博士生麻仲学先生，他在20世纪90年代放弃了国内处级干部待遇，到美国去创业，开办了中医肿瘤诊所。他在治疗肝癌上，使用内服、外敷药物，取得了肝癌患者3年生存期以上多人，为了探索他的治法，我于2000年亲自到旧金山无偿打工，在他的耳濡目染中，终于了解了大概。

（5）向民间中医学习，用吐法治疗胃癌、食管癌：21世纪初在山东有一位食管癌患者，经乡医治疗了3年，后来锁骨上淋巴转移。患者告诉我，3年前乡医给他喝的苦药，吐了3天，吐出了一些烂肉，后来吃饭痛快了。我抽出一个上午的时间，买上礼品，去拜访这位乡医。这位乡医50多岁，瘦高个，一看精明干练。患者把我介绍以后，他非常客气。我把来意说明后，他很谦虚，直言用的是张仲景的瓜蒂散。他说，现在中药店、中药公司没有瓜蒂，他是夏天自己采集的。返回以后，我就想，以后遇到食管癌、胃癌患者，用吐法试试。吐法今人之所以不用，我分析：一是瓜蒂不易采购；二是呕吐痛苦，患者不愿接受；三是医者怕担风险。于是我改弦易辙，将硫酸铜代替瓜蒂，找身体较为强壮、家属及本人同意的患者进行。几年来，我治疗了6位胃癌患者、8位食管癌患者，都迅速缓解了症状，并且有7位患者活过去5年。

我运用吐法的经验介绍如下：①选择身体基础条件好的，元气尚未衰退者。②患者本人同意并且签字者。③具体操作：先口服半个月的外科第一方——仙方活命饮（方剂组成：银花、防风、白芷、当归、陈皮、甘草、赤芍、贝母、天花粉、山甲、皂角刺乳香、没药），使瘤体有所松动。然后用硫酸铜0.5g，融入300~500ml温开水中。④让患者空腹喝下，如果不吐，可再服0.5g硫酸铜水。直至吐出秽浊物为止。硫酸铜一天不可超过1g。呕吐不止，可肌内注射甲氧氯普胺2支。再不止，可静脉滴注格拉司琼3mg，加5%葡萄糖注射液稀释静脉滴注。呕吐止住后，可用仙鹤草、连翘、三七熬水不时啜服。顺便提一句，仙鹤草和连翘相配能提高血小板，这是中国中医科学院著名临床家谢海洲教授的中药药对。同时啜服小米红枣汤，静脉滴注生脉注射液、能量合剂。一般3天以后，宛若常人。在此基础上，口服《外科发挥》中的内补黄芪汤半个月。（方剂组成：黄芪、人参、茯苓、炙甘草、麦冬、熟地、白芍、肉桂、远志、当归、川芎），半个月以后，就可在扶正与祛邪的治疗原则下进行抗肿瘤治疗。

（6）科学在于创新，创新才能发展：我们应该在明确病机的前提下，自己组方。前面讲过，张仲景并不是生而知之，他是在《伊尹汤液》的基础上，总结了疾病病机发展变化规律，创立三阴三阳辨证体系，而作的《伤寒杂病论》。多年来的肿瘤临床实践，我根据不同病种也创建了几个方子，现介绍一个以抛砖引玉。自己组方，要按照组方规律去做。中国中医科学院中药学家、临床家谢海洲认为用药组方除了要注意君、臣、佐、使等组方原则之外，还应根据治法的要求，处理好以下5个方面的辨证关系：①散与收：如黄芪、防风。②攻与补：如在应用清热解毒、活血化瘀等攻伐方药时，都要适当佐以甘草、陈皮、当归、白芍、熟地等固护正气之品。③温与清：如左金之连萸，交泰之连桂，即取其相互制约、相反相成之功。④升与降："升降出入，无器不有"，应当升清降浊并用。虚者，以升清阳为主，升麻、荷叶之类均可加入；实者，以降浊逆为要，凡重镇潜降的药物皆可选用。⑤静与动：补气方中，常佐以陈皮之类以行气；四物汤补血方中常佐以川芎之属以活血。养阴注意助阳化气，温阳注意滋阴助阳，这样才能补而不滞，滋而不腻，阳生阴长，生化无穷，即阴阳互根之义也。

根据谢老的组方原则，我组建了几个方子，现把治疗脑瘤的"三苓汤"介绍如下。土茯苓、茯苓、猪苓、桔梗、葛根、全虫、蜈蚣、生半夏、天南星、蛇六谷、白芷、川芎。这个方有升有降，动静结合，临床使用效果很好。近几年治疗6位脑胶质瘤患者，肿瘤医院都说只能活3个月左右，使用三苓汤之后，都活过1年以上，有的活了2年。

二、关于中西医结合治疗肿瘤问题

关于这个问题，无可非议，"中西医结合治疗"是一个重要的原则，因此结不结合没有必要再探讨了。现在要讲的是，二者如何结合的问题。我认为应该从3个方面做好结合工作。

1. 西医的诊断手段与中医治疗相结合

西医是微观医学，在血液检查、影像诊断、辨病方面有其独特的优势。我们中医不可能使用望闻问切的手段把肿瘤明确的诊断出来。尤其是肿瘤细胞的形态、分化程度，中医望尘莫及。因此西医诊病、中医分型辨证是中西医重要的结合点。从事中医肿瘤工作，我们既不能夜郎自大，也不能气馁自卑。要学习西医的基础知识，尤其要弄明白西医对肿瘤的认识，肿瘤的细胞形态、分化程度。西医的基本知识不明白，那我们在治疗中必然盲人瞎马。譬如：胃肠道肿瘤，从细胞学形态看，大部分是腺癌，分化程度以低分化多。手术以后，西医就要呆板的按照书本，给予6个疗程的化疗。这是过度治疗，完全是错误的。如此非肝转移不可！一是腺癌对化疗不敏感；二是中高分化者，没有必要化疗，对低分化者，化疗4个疗程已足够。因此，我们要懂西医知识，对患者做客观的分析，以防止患者上当。

2. 利用西医的有效治疗手段补充中医治疗手段的不足

我们应该清醒地认识到，人体细胞的变异而产生的肿瘤细胞，失控生长，浸润性、转移性很强，有时中药是很难控制的。譬如小细胞肺癌，隐匿性强，恶性程度大，很容易远处转移。这种情况，我们绝不能墨守成规，一味地用中药治疗。因为小细胞肺癌对化疗特别敏感，在患者耐受的前提下，应该化疗6个周期，同时利用中药自始至终补肾健脾，标本兼治，效果还是满意的。

3. 利用西医的肿瘤细胞学知识和药理动物实验

利用西医的肿瘤细胞学知识和药理动物实验，分离、纯化出针对不同部位、不同细胞学形态、不同分化程度的无毒特异性中药制剂，这是一个重要的中西医结合点。在这方面，天津肿瘤医院的吴雄志教授正在努力。他在《肿瘤中医治疗经验及医案精选》一书中说："我们研究中药在肿瘤治疗中所发挥的作用，就是要证实中医学到底是补充医学还是主流医学，中医学是完全可以独立处理疾病的。要想在中医肿瘤学研究取得新的突破，就必须采用：新思维、新技术、新靶点，从新的角度研究阐明中药的作用机制。"他说："20世纪60年代至80年代，我国开展了从中药中寻找细胞毒药物的研究，大量研究结果表明，中药细胞毒作用明显低于化疗药物。""可以预期，中药逆转肿瘤细胞生物学行为异常可能是中医肿瘤学研究的一个重要突破口"。让我们共同期待吴教授新的研究成果！

以上谈了中西医结合治疗肿瘤的三个问题。

三、关于体质辨治肿瘤的问题

2013年我出了一本书，叫《体质肿瘤学》，现在我把当时出书的几个启发点分享如下。

1. 著书最初的想法，源于我对肿瘤的发病原因进行了一系列的思考

20世纪80年代，前面讲过，我当时处于迷茫期。诊病之余，有时候在遐想，同一蓝天下、同一环境中，为什么有人得、有人不得这种恶性病？这让我不由得想起了20世纪60年代少年时期读初中时，语文课本上《晏子使楚》中的记述。齐国著名外交家、学者晏子说："橘生淮南则为橘，生于淮北则为枳，叶徒相似，其实味不同。所以然者何？水土异也。"植物生长的优劣，是由土壤所决定。也说明肿瘤这个病除了与人所处的外环境有关以外，内环境是根本。

2. 如何通过认识体质去防治肿瘤，是研究体质辨治的最终目标

在这一点上，几位肿瘤界的前辈们给予了我很大的启发。我国肿瘤内科奠

基人、著名肿瘤学家、中国工程院院士孙燕教授指出:"中医的治则是从辨证开始的,因此研究中医的证是什么就是不能逾越的问题。我认为,中医的证多数是疾病发生的病理基础和疾病发展导致的病理生理异常。例如气虚、阴虚的人容易发生肿瘤,同时肿瘤到了一定时期也会导致气虚和阴虚。而阴虚比阳虚、气虚更为深沉难治,西医治疗如放疗、化疗又可导致或加重阴虚。因此,充分发挥中医辨证论治、扶正祛邪的指导思想和我国在这一方面的传统,提高综合治疗水平,从而对世界医学做出贡献是大有可为的。"

中国人民武装警察部队总医院病理科主任、主任医师、教授、博士生导师纪小龙也指出:"中晚期肿瘤,你去治疗癌细胞,想把癌细胞杀死,这个思路是错误的。癌细胞是杀不死的!你不要指望通过医学的办法,来解决你的癌症问题。那么要用什么办法呢?我打个比方:任何癌症,就像一个种子,你的身体就是一片土壤。这个种子冒芽不冒芽,长大不长大,完全取决于土壤,而不是取决于种子。种子再好,土壤不适合,它绝不会长出来。怎么改善这个土壤?这是现在研究的课题。"也正如黄金昶教授所说的:"要想收成好,必须有效地抑制土壤里的毒草生长,培育好禾苗;而肿瘤治疗呢,消瘤与扶正应并举,必须处理好消瘤与扶正的关系,才有可能带瘤生存或无瘤生存。"我认为,他所说的扶正,就是要改变生长毒草的"土壤",即体质。

3. 王琦教授的《中医体质学说》为我著书提供了系统性的指示作用

上海中医药大学教授、著名中医病理学家匡调元,广州中医药大学教授傅英杰,著名中医学者、北京中医药大学王琦教授根据《内经》,提出了芸芸众生、人分九种,也就是中医体质的学说。王琦等著的《中医体质学说》把这些理论加以总结和发展,开始形成中医学的体质学说。中医体质学说提出:形成不同体质的因素有先天、年龄、性别、精神、生活条件及饮食、地理环境、疾病、体育锻炼、社会因素等。体质因素与发病有很大的相关性,个体体质的特殊性,往往导致对某种致病因子或疾病的易感性。疾病的性质和病理过程,与患者的体质关系密切。疾病的演变往往取决于机体内部阴阳矛盾运动的倾向性,其中包括机体平素阴阳盛衰、阴阳动静等情况和趋势,由此而规定病势发展和阴阳表里寒热虚实的八纲类型。根据中医基本理论,结合临床体质调查,提出了平和质、气虚质、阳虚质、阴虚质、痰湿质、湿热质、血瘀质、气郁质、特禀质等九种临床体质分型。

综上而言，那么中医肿瘤体质学说，就是在上述几个方面的基础上而加以整理阐述的。遗憾的是，由于时间紧，没有把南京中医药大学黄煌教授的经方体质学说糅合进来。我想将来有时间还是要重新修订的。

四、关于肿瘤的综合治疗——六面三维靶向消瘤法

早在 1976 年，孙燕教授在《实用肿瘤学》中就给综合治疗下了定义，他说："根据患者的机体状况，肿瘤的病理学类型、侵犯范围（病期）和发展趋势，有计划地、合理地应用现有的治疗手段，以期较大幅度的提高治愈率。"综合治疗是一个原则性的问题，不管西医、中医，如果不去综合治疗，那你的心，就长偏了。我前面讲过，让回扣药品牵着鼻子走，这个患者非死在你手里不可！良心何在？因此我说，肿瘤的治疗能不能体现综合治疗的原则，是个医德问题！肿瘤的治疗是一个系统工程，不能偏废某一学科，我认为，心理治疗是治愈疾病的基础，合理饮食、科学锻炼是治愈疾病的保障，实事求是的个体化治疗是治愈肿瘤疾病的关键。长期以来，医学在研究肿瘤病因时，基本上是从理化因素和生物因素这两个方面进行的，随着生物医学模式向生物－心理－社会医学模式的转变，精神因素与癌症的关系逐渐引起人们的重视。医疗实践表明，患癌与精神因素确有一定的关系，20 世纪 50 年代建立的心身医学体系将癌症列为心身疾病。精神因素不仅是致癌的一个重要原因，而且还影响着癌症的发展、预后、治疗和护理。临床医学证明，癌症患者中，精神状态积极的会使病情改善，精神状态消极的则会使病情恶化。

中医学把人的情绪变化归纳为"七情"，即喜、怒、忧、思、悲、恐、惊。认为"七情"无制、太过或不及都能使人体功能异常，甚至引起疾病，因而有"喜伤心、怒伤肝、思伤脾、悲伤肺、恐伤肾"之说，这在日常生活与临床治疗上是屡见不鲜的。其机制主要是情绪过于波动，可导致阴阳失调，气血不和，脏腑功能紊乱，或正气耗损而致病，甚至引起癌症的发生。美国科学家认为，紧张会促使癌的产生和发展。心理免疫学研究表明，社会心理因素的变化对人体免疫系统有举足轻重的影响。神经系统通过各种神经对免疫器官起着支配作用。神经系统、内分泌系统和免疫系统之间任何一个环节出了毛病，都会影响到机体的免疫力。可以说调整神经系统、内分泌系统的平衡是稳定机体免疫系

统的基础。如果神经系统、内分泌系统失常，必然产生免疫监视系统失灵，癌基因不断被激活，抑癌基因失活，癌细胞即不断产生。

从防癌和健康的角度来讲，人们应该把调整自己的神经系统，保持乐观的情绪，并努力排解悲伤、忧郁等恶劣情绪放在首位，然后根据自身具体情况综合治疗，以使身体早日康复。为此，我们研究院科研小组，在呼和浩特仁祥医院尹长瑞院长的支持下，经过30余年的临床实践，我们总结研发了一个系统的治疗肿瘤的疗法，叫六面三维靶向消瘤法。该法介绍如下：

（一）六个方面

1. 亲人的爱心

一旦查出肿瘤，患者恐惧绝望，此时，患者不仅需要亲友的安慰，更需要亲友的帮助治疗，尤其需要经济上的支持，这是患者走向康复的基础，否则康复无从谈起。因此，我们应多与患者的亲属从情与理上沟通、交流，让其亲属从经济上支持治疗。

2. 患者的信心

要帮助患者树立正确的生死观，树立战胜疾病的信心和勇气。各地要通过康复典型病例，举办报告会等，让康复病例现身说法，鼓励新患者去战胜疾病。

3. 患友的鼓励

建立患者康复组织，组织患者听取专家防治肿瘤报告，让患者相互之间面对面交流抗癌经验，从而树立战胜疾病的信心。

4. 合理的饮食

要帮助患者总结分析患病的原因，分析有哪些不良的卫生和饮食习惯，要动员他们改掉。要多吃高蛋白、低脂肪和富含维生素 A、维生素 C 的食品，要吃杏仁、大蒜、猕猴桃、柠檬等等这些强力抗癌食品。要忌辛辣，避霉、咸，不吃烤、炸、熏、燎食物。

5. 科学的锻炼

阳光、空气、水和运动，这是生命和健康的根本。运动与空气和水一样，同等重要。肿瘤患者应学练太极拳或者郭林气功。太极拳是肢体运动状态下的气功，虽动犹静。它能帮助患者克服急躁情绪，增强体质，提高免疫功能，对肿瘤患者走向康复大有裨益。

6. 个体化的治疗

肿瘤部位不同，肿瘤细胞类型及分化程度不同以及患者年龄、体质的不同，治疗方案也不同，这需要肿瘤全科医生的综合指导。患者及亲属也应主动找专业医生咨询，明明白白看肿瘤。

（二）三维靶向消瘤法

三维靶向消瘤法是指由相关药物成分通过口服和外用，从三个方向形成三维空间，产生三个力量共同作用于肿瘤这个靶点，达到抑瘤消瘤的目的；同时通过中医经络学说，使药物成分布达全身追杀肿瘤细胞和补益人体正气。扶正与祛邪是一重要的治疗原则，改变患者的体质是扶正的重要内容，而施以特异性的靶向中药是治疗肿瘤的关键。这种疗法的特点：杀瘤的针对性强，不伤害人体正常细胞。同时能重建人体免疫防御机制，通过自身免疫细胞来吞噬杀灭肿瘤细胞。有效率高，5 年生存率达 60% 以上。

中国工程院院士、著名内科肿瘤学家孙燕教授认为，综合治疗是"根据患者的机体状况，肿瘤的病理类型、侵犯范围（病期）和发展趋向，有计划地、合理地应用现有的治疗手段，以期较大幅度地提高治愈率。……同时改善患者的生活质量。……因此，充分发挥中医辨证论治、扶正祛邪的指导思想和我国在这一方面的传统，提高综合治疗水平，从而对世界医学做出贡献是大有可为的。""如果不结合患者的具体情况和医生自己的实践经验，也不会给患者带来真正的裨益。这就是处理患者的个体化，'个别对待'永远是临床处理的重要原则和医学的精髓部分。"六面三维靶向消瘤法体现了以人为本、综合治疗的指导思想，体现了扶正祛邪、治病求本的治疗原则，体现了生物－心理－社会医学模式，是目前治疗肿瘤的新观念、新思路、新方法。六面三维靶向消瘤法是治疗恶性肿瘤的根本法则，在第四届世界中医肿瘤大会上获国际优秀科技成果奖，在 2007 年全国优秀医药成果评奖会上获得特效技术金牌奖。

疗效是治疗手段价值的最终体现。历史在前进，科技在发展，目前，医疗模式已从单纯的以"病"为中心转向以"人"为中心，即从单纯的生物医学模式转向生物－心理－社会医学模式。中医学的特点体现了以人为本的整体治疗观念，将西医单纯的攻击性治疗转向"扶正与祛邪"相结合的治疗原则，防止了"玉石俱焚"及"治病不治人"的现象，体现了中医治疗肿瘤顾全生活质量的特色。使患者活得好、活得久，成为临床疗效的重要目标。手术、放疗、化疗是西医的治疗方法，仅仅是治标，要达到康复的目的，必须治本。而治本，非中医中药莫属！

（整理：刘维丽　校对：陈媛）

伤寒论腹诊的基本方法

王宁元

一、腹诊的概念以及源流简介

腹诊即腹部切诊，是望闻问切四诊中切诊的一部分，虽然腹诊所得到的信息只是诸多诊断信息之一，但在特定时候却能够发挥出独特的判断作用。

通过观察腹壁的紧张度、肌性防御反应进而推断虚实进行病情的判定以及方剂的选用。需要事先说明的是：今天介绍的腹诊来源于日本《汉方医学》的古方派，古方派也分小的流派，比如千叶派。腹诊的源流有《内经》《难经》和《伤寒杂病论》，即所谓的内、难派和伤寒派，以及后世的折衷派。汉方医学家通过领会经典中对腹部征候记述，经过临床实践探索，在江户时代发掘、形成了腹诊的理论与实践方法，直至今日，仍是汉方医学常用诊法，其重要性甚至超过脉诊。同时，其也可作为一种治疗手段。

大井先生把腹诊大致分为：难经派腹诊——以《内经》《难经》理论与方法为依据和基础；伤寒派腹诊——以《伤寒杂病论》理论与方法为依据和基础；折衷派腹诊——综合借用难经派、伤寒派腹诊学说。目前汉方医学的古方派所采用的腹诊方法是以伤寒派腹诊为主流。

腹诊的理论依据非常丰富，对于《内经》《难经》中丰富的描述在此就不多做介绍。其中关于"尺"概念的解释，汉方医学古方派认为"尺"在《内经》《难经》中的解释实际上指腹部，比如《素问·方盛衰论》"按脉动静，循尺滑涩"，此处的尺指腹部，也就是说形是按形，按形腹部的滑与涩来取得诊疗信息；《灵枢·论疾诊尺》"审其尺之缓急、大小、滑涩，肉之坚脆，而病形定矣"，尺也是指腹部。

今天主要介绍伤寒派腹诊，对于伤寒派腹诊来讲我们所获得的信息比较多，在原著中对于腹诊的描述具有非常饱满的形象感和具有很强的临床实用指挥的价值，比如对心下部位言辞有非常丰富的描述：心下濡，心下痞，心下痞、按之濡，心下痞硬，心下痞坚，心下痞硬而满，心下续坚满，按之心下满痛，心下满微痛，心下满而硬痛，正在心下、按之则痛，心下痞硬满、引胁下痛，心下痛、按之石硬，从心下至少腹硬满而痛不可近，心下支结，心下悸等等。对于胸胁部位描述比如说：胸胁苦满，胸胁逆满，胸胁支满，胸胁烦满，胸胁下满，胸胁满微结，胸下结硬，胁下痞硬，胁下硬满，胁下素有痞、连在脐旁、痛引少腹入阴筋等等。对于腹部、少腹以及脐下等部位的描述更加详细，比如说：腹濡，腹满，腹微满，腹胀满，腹满痛，腹中痛，腹中急痛，苦里急，虚劳里急，少腹满，少腹硬，少腹当硬满，膀胱急、少腹满，少腹满如敦状，内拘急，少腹拘急，腹皮急、按之濡，少腹里急、腹满，少腹急结，少腹坚痛，少腹肿痞、按之即痛如淋，苦少腹中急，摩痛引腰背，脐下悸，脐下有悸等。对于《伤寒论》这些腹症描述，如果从腹诊的角度来考查，有一部分腹症的描述属于患者的自觉，比如说一患者主诉：饭后食物不往下走、停在心口、有胀满感，那就是心下痞、心下痞硬、心下痞满，但是我们给他做腹诊，没有发现心下有痞硬、抵抗、拘挛、结节、压痛等，那么这个属于患者的自觉。但是腹症的描述更多揭示的是医者诊察的他觉，比如说刚才那位患者，如果我们给他进行腹诊检查，可以发觉剑突下、胃脘部、甚至连到中脘、下脘，有痞满感、抵抗感、压痛、结节等，可以摸到有形之物，如形如网球、形如皮球、形如覆盖的碗或盆，甚至是水坝，这是心下痞的一种他觉。如果患者有心下痞满的自觉，我们做腹诊又发现了有形的抵抗、压痛以及其他他觉的腹症，这就叫作自他共觉，关于自觉、他觉和自他共觉援引自龙野一雄著《汉方入门讲座》。我们感觉到《伤寒杂病论》对腹诊的描述非常简单、简洁、简约，但是形象非常饱满，其中给我们提供的诊疗信息包括性质、形状、程度、范围等，每一个描述用语均呈现出具有特点的一种"腹象"，每一个描述用语几乎都是独立的、互相代替使用。并且，显然，这些腹诊证候也不能用概念定义的方式来表示，只能在描述中把握特征、形成"腹象"，以"触联"证治的对应与联系。

二、腹诊的一般注意事项

第一点，西医腹部检查时患者的双腿是屈曲的，腹诊的时候一般情况下双

医理探讨

腿伸直，也有专家强调需根据医生的习惯，有时候做特殊检查的时候，也可以让患者的双腿屈曲。

第二点，外形的观察。触诊之前进行腹部的望诊，望诊首先是色调、营养状态。皮肤色调红润、营养良好者，意味着气血充足；若色调苍白者，表明虚寒、血虚等；若皮肤色素沉着、干燥或营养状态低下者，提示瘀血、血虚等。

第三点，腹壁的形状，根据汉方医学古方派的腹诊方法，是以腹部和胸部比较，腹部处于三种状态：膨隆、平坦、凹陷。腹部膨隆提示病在半表半里，病属气血充实、腹部有气滞、水停这几种状态；在大柴胡汤和防风通圣散这些适应证里常常可以看见腹部的膨隆；在分消汤的腹部膨隆里有腹部气滞、水滞，腹部膨隆比较典型；在防己黄芪汤的适应证里对于有肥胖趋向的患者也可以见到腹部膨隆，但这种膨隆和大柴胡汤、防风通圣散的腹部膨隆的形状不一样，是一种腹壁紧张程度偏低的低紧张性外观。也就是说这种腹部的膨隆，可能属于松软型：按之松软，犹如按在羽绒服、棉被上，抵抗比较弱、腹力比较弱，这种膨隆常常伴有皮肤颜色苍白，多见于老年妇女的腹部外观。腹部凹陷：提示处于半表半里的状态或者体内气血虚衰的状态，在柴胡桂枝干姜汤的适应证中多数腹部凹陷，在小建中汤、人参汤的适应证中也可以见到腹部凹陷。以上是腹部的望诊。

三、腹诊的方法

腹部的切诊——用手切摸、按压患者腹部的方法。

腹部区域的划分：比如胸胁、胁下部位指肋骨两肋的上下缘；心下一般指剑突下，甚至包括中脘、上脘甚至到脐部；脐部的划分包括脐上、脐下、脐旁，一般脐上和脐旁是指旁开两横指的部位，脐下的部位一般指小腹。不同的医家有不同的划分方法。

1. 腹壁汗出

将手掌轻抵患者腹壁察看有无汗出。腹部有汗无汗，是凉汗热汗都是能感知的。稀薄零落的汗出，气之在表、气血衰弱时容易出现，桂枝汤、柴胡桂枝汤、苓桂术甘汤、防己黄芪汤等方剂适应证的患者多见此种汗出。发黏的汗液多为里热所致，可见于麻杏甘石汤、白虎汤、大承气汤等适应证的患者。

2. 腹壁的皮肤温度

触诊时容易忽略，如果有这种念头，对于腹壁的触摸，温度是能够感觉到的。临床上经常碰到患者腹部偏凉的情况，凉的部位可以在胃脘部，也可以在下脘，或者少腹部。腹壁皮肤有无汗出，有时也会与穿衣多少有关，但若将手掌置于同一部位数秒间是能够得知皮肤温度异常的。人参汤和吴茱萸汤等方剂用于太阴病心下痞硬的患者，此型在心下痞硬的同时心窝部皮肤温度低者并不少见。当判断一个患者心下痞硬，其他证候不明显，如果不确定是用泻心汤还是人参汤的时候，可以通过皮肤温度给我们提供判断。当归芍药散和薏苡附子败酱散等方剂适用于太阴病瘀血型，在这些病例中，亦多见脐旁部和回盲部处皮温低下者。当右下腹疼痛，我们习惯用大黄牡丹汤或薏苡附子败酱散，如果皮温正常时可以选用大黄牡丹汤；当腹痛局部皮下温度偏低的时候可以考虑使用薏苡附子败酱散。使用金匮肾气丸和济生肾气丸的病例中，有时出现脐下部皮肤温低下同时伴有小腹不仁。

3. 肠蠕动亢进的有无

在《金匮要略》大建中汤的病例中，有时通过腹壁可以看见消化道咕噜咕噜地蠕动。如果将手掌稍置于腹壁上时，可以感到消化道内气体的活动及伴随的蠕动亢进。这个感触对于主诉是消化道症状，比如胀满、痞硬、嗳气，甚至排气多，则提示于少阳病期使用半夏泻心汤，太阴病期使用大建中汤等。

4. 胃肠气体的多少

西医查体时进行腹壁叩诊，可以判断有无肠胀气或者腹水等。同样通过腹壁叩诊，可以判断腹腔内气体的多少。汉方医学认为结肠的肝区部和脾区部气体多时，多为柴胡疏肝散、疏肝汤或柴胡剂、理气剂（促进气机循行的方剂）的适应证。确认小肠气体多时，宜于使用半夏泻心汤、甘草泻心汤等泻心汤类方剂的病例也多见。对于气体多少，也可以采取中西医结合的方式，可以参考腹部平片或者 B 超，来更直观地考查。

5. 腹力（腹壁紧张度）

通过手掌或者用三个手指的指腹按压腹部，可以评估腹壁的紧张度。一般把恰到好处中等程度的腹部柔软度、紧张度列为 3/5；比中等程度抵抗更强一些、力度更强一些的认为是 4/5；更强的、饱满的、按压不动的叫 5/5；比中等程度弱一点的叫 2/5；最软的叫 1/5。

6. 腹直肌的紧张度

用手掌或者用2、3、4三指的指腹，从腹直肌肋弓附着部到耻骨联合部，依次按压，诊察整个腹直肌的紧张度。腹直肌紧张度的异常有数种类型，在有些场合，腹直肌紧张度的某种类型明显地提示某种特定的方剂。对于某一种类型选用某一种方剂，对临床有非常的意义。如果全腹直肌紧张，提示芍药甘草汤、桂枝汤、桂枝加芍药汤、小建中汤；下腹部腹直肌紧张，提示金匮肾气丸、六味地黄丸。

7. 心下痞硬

心下痞硬是指心窝部的抵抗、压痛。诊查方法：使用2、3、4三指，从胸骨剑突的下部至脐部，连续按压正中部位，观察有无抵抗和硬结，询问患者有无压痛。在心下痞硬的范畴里，有些具有所在部位和分布的特征，据此又有一些特殊的名称：痞癖、心下支结、心下硬。痞癖：指在患者直立状态下，用三指按压心下部，如果出现向胸内发散的明显疼痛；即使仰卧位时没有发现明显的心下痞硬，但直立时仍有压痛，此为典型的痞癖，提示使用的方剂可以有延年半夏汤、大柴胡汤、吴茱萸汤等方剂。它的疼痛多表现为沿左肩胛骨的内缘出现，是一个比较有特征性的腹症。心下支结：指在脐和右乳头之间连线与右侧腹直肌的交点附近所出现的肌肉挛缩和压痛。如果有心下支结提示使用良枳汤、柴胡桂枝汤等方剂。心下硬：指心窝部腹壁出现的不伴有压痛的局部肌紧张亢进，称为心下硬。可在半夏泻心汤、人参汤适应证中经常见到。心下硬而特别范围广泛者称为心下痞坚，提示使用茯苓杏仁甘草汤、木防己汤治疗。有时胸骨剑突和脐之间的中间部为中心，出现如网球大小范围的抵抗，提示使用桂姜枣草黄辛附汤(桂枝去芍药加麻黄附子细辛汤)。腹诊有时候不可思议的是，一个特征性的体征就提示明确的方剂，而且效果确实效如桴鼓，腹诊与证候和方剂选择的关系真是妙不可言。

8. 胸胁苦满

指季肋下抵抗和压痛。胸胁苦满，我们学习时往往认为是患者的主诉，但腹诊认为它既是患者的主诉，也是医生的他觉。它是指左右肋弓附近有重压感、压迫感和肋弓下肌紧张和压痛。关于范围的解释，日本汉方医家也有不同的理解。有人认为是肋缘下的部位，也有人认为是肋缘上包括深部压迫肋缘下的内侧或者再往上有一种胀满或者痛苦，也称为胸胁苦满。此证候是决定少阳病胸胁苦满型的重要证候，在实证表现显著，虚证表现轻微。大柴胡汤适应证的病态最为显著，小柴胡汤适应证为中等程度，柴胡桂枝干姜汤适应证则为轻微程度。按照汉方医学的腹诊学研究将大柴胡汤、柴胡加龙骨牡蛎汤、四逆散、小柴胡汤、柴胡桂枝汤、柴胡桂枝干姜汤这几个方剂进行从左到右的排列，他们都属于柴胡剂系列，可能都有胸胁苦满，但是大柴胡汤适应证胸胁苦满最显著，依次较显著，中等显著，一直到柴胡桂枝干姜汤最为轻微；对于腹力（腹部的柔软程度），大柴胡汤最为强烈，依次变弱，到柴胡桂枝干姜汤腹力最软。所以对于胸胁苦满，甚至腹部胀满的病例，我们决定选用柴胡剂的时候，应该选择哪个柴胡剂，腹诊学的胸胁苦满、腹力、腹直肌痉挛的程度等的区分，为我们提供了选择方式。

9. 脐上悸动

指腹主动脉搏动的亢进。用手掌或手指，轻置于脐上正中线上或者正中线略偏左，可触及腹主动脉的搏动，称为脐上悸动。有时在腹壁软弱的患者通过望诊即可看到腹主动脉的搏动。因为所有的人都有腹主动脉，所以容易被理解成所有患者都应该有脐上悸的症状，其实并非如此，用指头轻轻置于腹壁即可触及搏动的患者仍为少数。该症候出现的机制尚不清楚。关于脐上悸动，腹诊认为它是一种与气逆兼水滞病态密切相关的症状。在脐上悸动高频率出现的场合：见于治疗气逆方剂适应证，如苓桂术甘汤、苓桂甘枣汤、良枳汤、桂枝加龙骨牡蛎汤等。脐上悸动一般频率出现的场合：如柴胡桂枝干姜汤、柴胡加龙骨牡蛎汤、加味逍遥散等适应证。

10. 胃部振水音

也就是心窝部拍水音。指胸骨剑突和脐的中间部，或者脐周腹壁，用手指端轻轻叩击时听到水晃动的声音，称为胃部振水音（心窝部拍水音）。它的形成一般认为在低紧张度的胃壁、胃腔内，空气、胃液或十二指肠液并存状态下出现症状。这种典型的振水音个人经验出现的比较少，但感受一次后永远不会忘记，水音和波音都非常的清晰。胃部振水音是一种表示心下部有水滞的症状。胃部振水音高频率出现的场合：六君子汤、苓桂术甘汤、二陈汤、茯苓饮等的适应证；胃部振水音较常出现的场合：加味逍遥散、人参汤、半夏泻心汤等适应证。

11. 小腹不仁

小腹是指腹部脐以下的部分，不仁是指内里不充实，也就是说，该部位的腹壁紧张程度与其他部位相比，较为软弱，常常伴有表面知觉低下的状态；此症状意味着五脏中肾之机能的虚衰状态；提示该病证适于金匮肾气丸、六味地黄丸、济生肾气丸等方剂治疗。小腹拘急，指腹直肌在耻骨联合附着部附近出现的异常紧张称为小腹拘急；该症状与小腹不仁相同，也表示肾虚。正中心，小腹正中可触及的竖状（纵向）条索状物抵抗，常伴有小腹不仁；也意味着正中心出现在脐下认为是肾虚，出现在脐上意味着脾虚。

12. 脐旁部抵抗、压痛

指脐的斜外方约 2 横指处与腹直肌交叉点上可触及肌肉的硬结，若用指端向脊柱方向按压此部位，患者会有放射性剧痛，称为脐旁部抵抗、压痛。这种压痛提示瘀血病态的存在，是一个瘀血证诊断的重要体征。根据这种压痛有时会出现在正中线的脐下部（脐下部压痛、抵抗）。这些均为提示瘀血病态存在的重要体征之一。多见于左侧出现，但是如瘀血诊断标准所示，右侧出现该体征时与瘀血状态关联的特异性较高。在桃核承气汤、桂枝茯苓丸、当归芍药散等方剂适应证患者中，几乎全部可见到该体征。

13. 回盲部抵抗、压痛

指用手指轻轻触诊回盲部时触及的腹壁肌硬结，以及按压此处时出现放射性疼痛称为回盲部抵抗、压痛。此为提示瘀血病态存在的重要症状之一。即使在活血化瘀方剂中，该症状也强烈地提示此证为大黄牡丹汤、肠痈汤、薏苡附子败酱散的适应证。

14. 乙状结肠部抵抗、压痛

用手指轻轻触诊左下腹部的乙状结肠部时可触及腹壁肌硬结，以及按搓该部位的乙状结肠部时出现的放射性疼痛称为乙状结肠部抵抗、压痛。此为提示瘀血病态存在的重要症状之一。即使在活血化瘀方剂中，该症状也特异性地提示此证为桃核承气汤、芎归胶艾汤适应证。

15. 腹股沟部抵抗、压痛

有时用手指按压腹股沟处的髂前上棘部时会出现疼痛。此症状被认为是当归四逆加吴茱萸生姜汤适应证的体征之一。有人认为腹股沟部的腹股沟韧带出现压痛时，提示该证为四物汤及其加减方的适应证。

对于腹诊的研究，日本汉方界做了大量研究，也形成很多流派，各自有不同的体会。最适合于初学者，我翻译过来，在临床指导我们的工作，对腹诊的入门、临床指导有一定的使用价值。

四、娄绍昆先生的病例

这个病例出现在娄绍昆先生的名著《中医人生》中，在讲五十肩的病例时，腹诊对病情的判断、方剂的选择上的重要作用。

男性，患右肩疼痛，1 年来膏丹丸散、按摩针灸、刺血拔罐无效，劳动力几乎丧失，右手猛然用力时突然酸麻，痛得冷汗直冒。右肩不能抬手，不能负重，夜间痛得不能安睡。

诊查发现右臂肌肉萎缩，对疼痛异常敏感。并伴有头重、口苦、纳呆、尿黄、便秘、脉涩、舌暗红苔黄腻等痰瘀湿热凝滞的证候。翻阅历次诊疗记录，从诊断到方药均合中医理法，然而医治无效，大家都认为是疑难病症。

腹诊发现两个很典型的腹证：①心下压痛；②左小腹急结、压痛，重压之下疼痛向左腹股沟发散，这是小陷胸汤证合桃仁承气汤证。这两个汤方的功效，一为清痰热，一为祛瘀血，也符合理法辨证。于是就投此二方的合剂。

这个患者经过短时间的治疗恢复很好，娄先生认为肩周炎诊治，小陷胸汤证合桃仁承气汤证的腹证是诊治的关键，如果丢弃了这一个环节，整个诊治系统的链条就断了。典型腹诊的腹征，对病情的判断、方剂的选择有直接的旨归。

五、个人病例

抑肝散加陈皮半夏汤证：典型的腹诊体征是脐上悸动，悸动是黄瓜样悸动，也就是说脐的上方弯向脐的左下方，现在吃的黄瓜是直的，小时候见到的黄瓜是弯的，也可以称之为香蕉样悸动，也就是悸动的范围像个香蕉，香蕉样悸动就是抑肝散加陈皮半夏汤的指征。

男性患者，50余岁，主诉：密集恐惧综合征，典型的症状：上公交车，如果从前门上去，看到满车人，必须从后门下去，没法坐车，典型的不安；如果坐地铁，地铁人特别拥挤，到下一站必须下车。这个情况与腹征进行比较，发现类似黄瓜样悸动，当时用抑肝散加陈皮半夏汤，患者服用2周，自诉可以上公交车、可以上地铁，感觉不错。

讨论

1. 少腹和小腹的区别是什么？

答：汉方腹诊有些医家将脐两侧叫少腹，脐下叫小腹；有些医家不分，直接叫小腹。

2. 有腹诊就不用其他四诊吗？

答：对于腹诊提供的诊疗信息，可能从问诊、舌诊、脉诊就能得到，腹诊可能仅仅是一个微不足道，或者说不是很重要的指征，但对于某些病例来说，典型的腹诊体征可能提示典型的病情、典型的方剂指征，这个时候就体现了腹诊的重要性。对腹诊的取舍，还是建立在四诊合参的基础上的。如果腹诊不明显，可能治疗时不考虑腹诊，但腹诊明显典型时，就直接考虑腹诊，忽略问诊等带来的信息。腹诊重要，不可替代，但是非绝对。

（整理：刘维丽　校对：刘凡）

肿瘤概念重新认识

黄金昶

临床工作中，一些肿瘤患者通过各种有效治疗后，得到痊愈、临床治愈或者控制后，经过一段时间，肿瘤又会复发，再次给患者及家属带来痛苦，而且复发的肿瘤比原发的肿瘤在治疗上更为困难，因此，如何预防肿瘤复发就成为所有肿瘤患者及其家人最为关心的问题。那么，如何预防肿瘤复发呢？

目前，西医学主张肿瘤患者经手术、放疗或大剂量化疗，临床症状消失后，还要坚持 5 年以上的抗复发治疗，一般是在原治愈的基础上每年 4 个疗程的化疗；同时应尽量避免促使肿瘤复发的因素，加强身体素质锻炼，增加免疫力，定期复查。但是"江山易改，本性难移"，做到上述要求对很多患者来说很难，而且效果也不理想。

2012 年 10 月份，我们在河北省肿瘤医院授课，他们给的题目是"在临床上如何防止肿瘤复发转移"，授课者未按要求授课，主要是这个题目太大，而且目前对防止复发转移没有统一的认识，自然无从谈起。

带着这个问题我思考了 1 年多，终于明白肿瘤较为合理恰当的概念是什么了，自然治疗与防复发思路也清楚了。

目前肿瘤的概念是"肿瘤是机体在各种致癌因素作用下，局部组织的某一个细胞在基因水平上失去对其生长的正常调控，导致其克隆性异常增生而形成的异常病变"，这个概念相当模糊。我目前给肿瘤定义为：肿瘤是在局部内环境改变后，区域内自体细胞变异、增殖形成的不受局部免疫细胞识别抑制的异生物。在这里第一明确了肿瘤的"土壤学说"（西医虽然提出了该学说，理论未有突破、临床尚未实践），第二是因为自体细胞变异释放 PDL-1 致使局部免疫细胞不能识别变异细胞，也无法来消灭它。因此，从这个角度上，治疗和预防肿瘤思路就会很清楚，需要三步同时启动治疗。

1.改变"内环境"

这是中医的特长！中医认为，肿瘤的发生不是没有缘由的，与人体的先天禀赋、生活方式、不良的嗜好、情绪等等都有关系，每个部位、每个脏腑发生肿瘤都有特定致瘤诱因。因此，中医可以通过中药针对脏腑及肿瘤部位病机特点加以调理改变内环境，同时改变不良的生活方式，有针对性的建议患者在饮食、起居等方面做出改变。

2.提高局部"免疫功能"

这一方面内容就是我在腾讯网"名医堂"、《健康报》及《北京日报》等多次提出的"针药灸靶向免疫抑瘤"，通过针对性针刺、艾灸及中药外敷来激发局部气血，疏通经络，提高"免疫功能"；第一和第二是最大限度恢复正气，使"正气存内，邪不可再干"。

3.抗癌

进行放化疗以及口服抗肿瘤的中药及中成药，目的在于消灭治疗后残存的肿瘤细胞或者抑制未能被发现的肿瘤细胞进一步发展。只有这样，才有可能预防肿瘤的复发和转移。

西医治疗肿瘤多在第三抗癌方面，着眼点相对局限。对"改变内环境""提高局部免疫功能"认识不够，应用不足，所以在目前预防肿瘤复发方面明显不足；而恰恰中医药对此有优势，这正是中西医结合重要的结合点。

（整理：姜欣　校对：李波）

关于中医药论治癌症的几点临床思考

李忠

我将从以下几个方面探讨：癌症的概念、癌症的病机、癌症的认识及治法、临床关键治疗环节。

一、癌症的概念

从西医来讲，癌症是在机体各种致癌因素作用下，局部组织异常增生形成的新生物，癌细胞就是异常增生的细胞。这种细胞来源于机体本身，是正常细胞发生突变导致的肿瘤。中医学认为癌症不是外来的，是机体本身的。现代分子学认为癌症基因调控失衡，破坏了细胞生长的平衡，使细胞生长失去控制，同时免疫功能的缺陷是癌症发生的条件，所以癌症的发生与机体内外相关。西医学认为，人体与自然界不断进行能量与物质的交换，机体内部各系统也不断地进行物质与能量的交换，人体就是一个不断阴阳交换的动态平衡系统，人体生命正是一个阴阳动态平衡的开放系统。与外界的交流，除了通过吃这种粗放的方式以外，更重要的是通过经络系统，从穴位到五脏六腑的经脉，可以精细而顽强，保证了我们大生理物质和能量的途径。所以我们认为人体与自然、细胞内外随时都处在动态阴阳平衡的状态，在这种状态下，人体正常的细胞才能正常发育成熟，发生正常的新陈代谢。如果身体内外失衡导致细胞内外阴阳失调，导致阳不能内固，细胞分化的源动力不足，导致细胞突变，从而导致癌症的发生。

我们认为癌症来源于正常细胞，是由正常细胞突变而形成的，在这一点上中西医观点相同。中医学对癌的描述，不只是癌这个名词，还包括癥瘕、积聚、岩，古书中对癌的描述很多。《说文解字》中并没有癌，而是岩，三个口一个山，像山岩状。对癌最早的记载是在宋代的《卫济宝书》中，最早记载与西医学描述相似的是在《仁斋直指方》中，其中提到"上高下深，岩邪之状，颗颗累聚，毒根生长，穿孔透里"，穿孔透里表示他的转移复发的可能性非常大，毒根生长也意味着治疗的难度。我曾经提出癌就是一种状态，不能单独将癌认为是一种细胞，或者体内异常变化的细胞，也不能认为是痰、瘀、毒，不能单独这样去看，因为癌本身是有活力的，中医学中的痰瘀范围太大，而且痰瘀本身是没有活力的，是一种代谢产物。我认为癌是人体与五脏六腑，与自然失衡的一种状态，在这种状态下局部出现了一种恶气、恶血，导致体内局部发生变化，局部痰凝气滞血瘀，形成局部的病理产物，所以应从多方面分析癌的概念。

二、癌症的病机

癌不单单是一种细胞，也不单单是痰瘀，是一种状态，我们称之为癌状态，就好比橘生淮南则为橘，橘生淮北则为枳。不同种子生于不同土壤为不同植物，同一种子在不同土壤中发生变化，这就印证了我们这个学说。癌的发生也是这样的，人体本身细胞好比种子，健康状态下好比有肥沃的土壤、充足的阳光水分，就会苗壮成长，否则再优良的种子也长不好，只能产生一种癌变。从这个理论可以讨论一下癌症的病因病机，下面总结一下常见的对癌症的认识。

1. 毒邪为主的学说

物之害人者皆为之毒，邪之凶险皆为之毒。以毒命名的疾病，共同特点是病情都比较重，可以威胁人体生命，恶性肿瘤害人无数，发展之凶险，应该是毒邪所致，所以以毒攻毒，使邪有出路，临床表现为攻邪之药，用量较大，毒性较强等。代表人物：钱伯文教授、孙秉严教授，都是以毒邪立论的。

2. 痰邪为主的学说

《丹溪心法》："凡人身上中下有怪者多为痰。"《类证治裁》指出"痰核专由痰结深固而成"，现代医家朱东博，也提出肿瘤的形成是由顽痰实邪结毒化癌，治疗以化痰为主，佐以破血、解瘀毒、软坚散结而成，大多数采用夏枯草、白芥子、黄药子、半夏、海藻针对痰邪。

3. 瘀血学说

认为血瘀凝滞是导致肿瘤的一个重要因素，现代很多医家也认为癌症患者血液处于高凝状态，所以需要活血化瘀治疗肿瘤，以后大家可以讨论一下中医的血瘀证是否是西医的高凝状态。

4. 气郁学说

认为肿瘤的发病与肝气郁结有关，《外科正宗》中谈到乳腺癌的病机："忧郁伤肝，思虑伤脾，……所愿不得志者……去结成核。"

5. 阳虚学说

肿瘤的发生与阳气不足有关，阳虚是肿瘤发生的一个基础因素，温阳法治疗肿瘤取得了一定疗效。

6. 正虚学说

张景岳曾说"脾肾不足及脾胃失调之人常有积聚之病"。赵献可提到噎膈病机："唯年高者有之，少无噎膈"，说明正气不足是导致肿瘤的原因。

7. 全息论的观点

是从全息医学角度出发，认为用全息药物比如：斑蝥、天麻、蝉蜕、白花蛇、乌梢蛇、地龙、壁虎等促进肿瘤细胞的分化。这也是一种理论。这些观点不但有对古人的继承，又有现代医家的实践研究，都对肿瘤的临床具有巨大的意义，但这些观点仍需要我们去完善，去探索一种新的思路。

我们研究肿瘤这么多年，其实我们还处在黑暗中摸索的状态，所以我对肿瘤发生的病因病机做出了描述，我认为阴阳气不相顺接是癌症发生的根本原因。临床上癌症的发生是复杂的，常常痰瘀热毒混杂为患，表现各异，大多数临床表现阴阳乖违，寒热错杂，同一机体，出现相反的病理现象。这些特征和伤寒论中的厥阴病不谋而合，厥阴是阴阳顺接的关键口岸，阴阳气不相顺接是肿瘤转换的关键因素。阴阳顺接的表现是阳降而交阴，阴升而交阳，两相顺接，阴阳协调，升降出入平衡，则肺得以宣肃，脾能升清，胃能降浊，心火下而肾水升，正常的生理活动得以扶持。阴阳气不相顺接，则出现气血脏腑、升降出入、表里上下的失调，阳气须温煦推动津液津气的运行，所谓"阳化气阴成形……"气滞血瘀痰凝最终成为有形的癥瘕积聚，阴阳气不相顺接往往是阴阳失调的危重阶段，使阴阳不能相互协调，而各居其所，所以临床上常常看到肿瘤患者从阴化寒，从阳化热，阴阳错杂，寒热混淆的复杂病症。

耗散是癌的病机转化关键，体现在两个方面：正气的耗散和邪毒的扩散。不同阶段不同时间也有不同程度的表现，肿瘤患者最终表现为正气耗散失于固摄。过去我们认为正气虚则为疾，中医认为所有疾病都是因为正气虚，那么什么样的状态会导致肿瘤的发生，我认为正气虚者是导致肿瘤发生的状态。正气具有抗癌固癌的作用，体内一旦发生癌毒，正气就会反应发挥抗癌作用。正气具有固涩癌毒、防止扩散的作用，这种作用贯穿始终。当癌毒的扩散能力超过正气的固涩能力就会发生癌毒的转移，发生肿瘤的扩散，而癌毒的扩散又会耗散正气，使正气虚损，正气不能内守。肿瘤的过程是正气与癌毒相互较量的过程，初期正气能够固涩癌毒，病情能得到控制。中期随着正气的耗散，包括现在的放、化疗等治疗手段都会耗散正气，当癌毒的致病能力超过正气的抗癌能力时就会导致癌毒的扩散，疾病的转移。晚期正气虚衰，失于固摄，邪气易于流散，出现阴阳衰竭的状态。

癌毒是一种特殊的毒邪，《仁斋直指方论》中提到"毒根生长"，那毒具有什么样的毒，有什么特点？我们认为这种毒是一种阴毒，其气深伏，为病缠绵，癌毒是一种湿邪。恶性肿瘤是一种全身疾病，而癌毒及其致病是全身疾病的局部表现，本为正虚，标为邪实。癌毒易于耗散正气，导致正虚不固，所以癌症自始至终表现为正气被癌毒耗散的过程，其特点是易于扩散，一旦形成就易沿着络脉经脉流窜，形成转移灶，这种现象中医称之为"传舍"。正气耗散不能内守是疾病发生的特征，是疾病转化的关键。气滞血瘀痰凝其实是癌症病机的外在表现，虽然临床上有很多研究，上面也谈到很多医家关于这方面的观点，但气滞血瘀痰凝和肿瘤有什么关系，存在很多困惑，我们应用疏肝理气、活血化瘀、化痰散结就能对抗肿瘤吗？所以我们认为癌症是在一种病理状态下呈现的气滞血瘀痰凝的一种病理环境，加之癌毒内生耗散正气，正气不能内守，导致的正从邪化。从西医角度来说正常细胞突变为癌细胞，是正常气血转化为恶气恶血，从而出现癌瘤，只有在恶气恶血的状态下才能导致癌瘤的发生，所以气滞血瘀痰凝为机体发病创造了必要的土壤环境，同时肿瘤的发生又会加剧气滞血瘀痰凝的程度，使机体在外在的表现上呈现气滞血瘀痰凝的状态。下面我给大家画了一张病机图，实际上阴阳气不相顺接，由于化生不足导致正气亏虚，由于代谢失常导致癌毒内生，如果正气不能固涩癌毒，癌毒又耗散正气，体内出现气滞血瘀痰凝的状态时，就导致正从邪化，出现恶气恶血的状态，导致肿瘤的发生，正常细胞变异成癌细胞。如果正气充足可以固涩癌毒，即便出现气滞血瘀痰凝，仍然能够出现邪从正化，那么就为癌前状态、逆转癌细胞或癌症初期打下很好的基础，这是我对癌症病因病机的认识。

三、对肿瘤的认识及治法

从 20 世纪五六十年代开始以清热解毒为主的研究，西医认为有抗癌活性的药物多能清热解毒，认为清热解毒就能抑制癌细胞，这是一个值得思考的问题。20 世纪七八十年代医家开始了以扶正培本为主的治疗，认为正气虚、免疫功能下降导致肿瘤的发生，运用了大量扶正培本的药物，是否扶正培本药物就能提高免疫功能，免疫功能是否与肿瘤的发生有密切关系？国外的研究表明肿瘤的发生不一定与免疫功能呈正相关，国外免疫治疗并没有像国内这样广泛，表明单纯的免疫治疗没有对肿瘤的治疗产生积极的影响。临床上单纯应用扶正培本的药物，比如人参，并没有看到明显疗效，所以单纯的扶正培本药物并没有改善患者的状态，也没有对患者产生积极的影响。20 世纪 90 年代起开展了活血化瘀的药物研究，认为血瘀状态与肿瘤的高凝状态有着密切的联系。根据临床研究，中医的血瘀状态与西医高凝状态没有必然的相关性，活血化瘀药能够改善肿瘤的高凝状态是一个错误的观点。再后来就是化痰散结药物的研究，认为化痰散结药物能够逆转肿瘤耐药，但从临床上看也没有正相关，所以怎么治疗值得我们思考，我们应该用中医思维来指导中医用药。

根据我们对癌症的认识，我们提出了几个治疗大法。

1. 固涩法

正气耗散，邪气扩散，耗散过程是肿瘤发生的本质特征。固涩一方面固涩正气，防止正气的耗散，纠正正虚失固的状态；另一方面，固涩癌毒，防止或减少癌毒的扩散和转移。本身正气具有固涩和收涩癌毒的作用，当癌毒的扩散或转移超过正气的固涩时，疾病就会进展。当我们提高正气的固涩能力时，癌毒就得到了控制。扶正药物怎样应用，临床上单独应用扶正药效果不好，一般我们将扶正药和固涩药结合在一起应用，收到很好的疗效。

常用的固涩药物有：

（1）酸味的药物：白芍、乌梅、五味子、酸枣仁，我在临床中经常应用乌梅，乌梅本身具有去腐肉之功，很多古籍中还载有其延年益寿、提高生活质量的作用。

（2）涩味的药物：龙骨、牡蛎、乌贼骨、芡实，这些药物具有收涩作用。

（3）咸味的药物：牡蛎、海藻、昆布，都具有收涩作用。

（4）炭化的药物：比如：大黄炭、杜仲炭、茴香炭等，这些炭性药物具有很好的固涩正气作用，我们将扶正和固涩药物结合起来应用，就有很好的扶正固涩作用。

（5）补类药物：有些补类药物具有固涩作用，比如：冬虫夏草、生黄芪、炙黄芪，我经常将生黄芪和炙黄芪一起应用，生黄芪固表，炙黄芪健脾温中，这两味药并用既可以培养体内的正气，又可以使正气不外耗。

2. 调心的方法

肿瘤的发生和厥阴有关，厥阴经包括足厥阴肝经和手厥阴心包经，所以临床上经常运用调心镇静安神的药物，比如：珍珠母、琥珀粉、酸枣仁、夜交藤、远志等。

3. 柔肝法

肝为血海，从中医角度讲身体里的每个细胞都得到血海的滋润，如果血海出现恶血，肝在其中具有很大作用。肝体阴而用阳，本身需要滋润，为将军之官，能够调节机体气血的代谢过程，所以临床上经常运用柔肝的药物调整机体。

4. 温阳法

肿瘤属于阴证，临床表现体质偏寒的多，寒性体质的人发病占肿瘤70%左右，特别是晚期的患者更加具有这种阳虚的证候。阳气虚损责之于心脾肾三脏，肿瘤的温阳不仅治疗阳虚，还可以增强脏腑功能，促进气血运行和正常的代谢活动，常用的温阳药有附子、干姜、肉桂、川椒、鹿茸、鹿角胶、高良姜。

5. 通利二便

通利二便能够驱除体内毒邪，常用的药物有大黄、槟榔、金钱草、番泻叶、土茯苓、黑白丑，还有一味药物，现代不经常用，但古代经常用——巴豆，古书中有很多应用巴豆治疗癥瘕积聚的记载，怎样准确地应用巴豆是一个值得探索的问题。

6. 以毒攻毒

常用药物包括虫类药物，比如壁虎、蟾酥、斑蝥、干蟾皮、白花蛇舌草等，这些药物不像我们想象的那样毒性很大，用起来很安全。临床上经常运用全蝎、蜈蚣、壁虎、干蟾皮、水蛭等有毒药物，还有一些利水虫类药物，包括蟋蟀、蝼蛄，这些药物临床效果很好。这些就是临床治疗癌症的六大治法的基本概括。

四、临床关键治疗环节

下面探讨一下癌症治疗的关键环节，包括四要素：
（1）改变体内环境，改变恶气恶血的状态。
（2）培育良种即正常细胞。
（3）铲除毒根，消灭体内的癌细胞。
（4）维持稳态，维持机体健康的状态。

这四个要素正是我们临床用药的关键环节，这四个要素正体现了中医用药的君臣佐使。肿瘤用药中君臣佐使实际上是一种平衡，是四项平衡，传统认为君臣药可用，佐使药可有可无，但肿瘤药物中的君臣佐使不一定指的是具体药味，而是中医中药的结构描述，这种君臣佐使实际上是一种格局。由于肿瘤的复杂性，寒热错杂性，所以君臣佐使就可以使整个处方利与弊相平衡。从中医来看，每味中药在人体内都有很强的空间信息、能量流，当构成处方时，每味中药的能量信息流在人体内都是空间立体结构，彼此之间各自力量能够整合起来，相互平衡，应该合于人体前后左右内外的状态，保持平衡状态。所以肿瘤用药要注意这种平衡。

1. 如何改善土壤即人体内环境

一个气一个血，临床常用的补气药物有炙黄芪、党参，这些都是很好的补气药物。恶血即为瘀滞不前的状态，临床常用的活血化瘀药物有莪术、三棱，虫类药物有全蝎、蜈蚣、水蛭，可以化瘀散结。

2. 怎样培育良种

正常细胞的产生在于脾肾，先天和后天，另外还在于肝的疏导作用，所以临床上除了补益脾肾以外，还要加入一些入肝的风药，比如羌活、独活、防风。

3. 消灭癌细胞

可以选用一些固涩药物，比如乌梅、五味子、白芍；同时能够抑制癌细胞还有一些炭化、咸味的药物，如牡蛎等；还有清热解毒的药物，比如半枝莲、白花蛇舌草；这些不是主要的药物，只是辅助的药物，还可以运用一些解毒攻毒的药物。

4. 维持稳态

就是要调畅气机，肿瘤的发病在于厥阴经，足厥阴肝经和手厥阴心包经的失调，维持稳态要调少阳经，所以肿瘤的治疗还在于调肝胆经的过程。

五、临床处方的原则

（1）注意辨病用药和辨证用药相结合：肿瘤治疗一定要注意辨病用药和辨证用药的结合。

（2）宜平补忌大补，宜温平忌苦寒：处方要注意温平的状态，不要用太多苦寒药物，所以要以养胃气为本。

（3）强调固涩扶正药物的运用。

（4）药量要足：我曾经治疗一个脑瘤患者，生炙黄芪各用到120g，效果很好。临床上运用仙鹤草，最少运用30g、60g、90g、120g才能起到效果。在合理范围内使用有毒性的药物，针对肿瘤患者有一个大方复法的治疗，该方法能对危急大证取得好的效果，寓意巧思，处方精密，是处方学上的境界。

针对肿瘤，大方组成必须以病机为中心，"观其脉证，知其何犯，随证治之"，进入"方无定方，法无定法"的阶段。肿瘤病机复杂，很难用一种方法可以解释，它是一种非常凶险的疾病，所以应该寒热并用、补泻兼施、气血并调……集众味于一炉。肿瘤的治疗要注意将多种方法与治法融于一方，也要注意到四项平衡，这是处方的结构，也是人体的一种平衡，平衡状态对肿瘤患者来说至关重要。

（整理：鲍晓玲　校对：李波）

中医外治的思维与临床实践

朱庆文

一、中医外治的基本概念

目前对于中医外治的一般定义认为，外治是与内治而言的相对治疗方法。《中医大辞典》对外治所下的定义是：泛指除口服药物以外，施于体表或从体外进行治疗的方法。这个表述界定了中医外治法，包括除口服药物以外的所有治法。但是表述仍然不是特别的明确。如果按照这个定义，中药的肌内注射，中药的静脉滴入都应该属于中医外治的范畴。而这个是与我们一般意义上理解的外治是有区别的。对于中医外治法的研究来说，我们首先要明白中医外治法的基本概念，当概念清楚了我们就可以去进行中医外治法的研究，应用中医外治法为我们的临床服务。所以我特别关注中医外治的概念，实际上这几十年来一直有学者试图对中医外治法的概念进行明确的整理。但是实际上还是有一些问题的，比如就在上面我们涉及的外治法的概念里，关于体表的表述是不够清楚的。比如体表是否包括五官九窍相应的黏膜，比如鼻腔的黏膜血管算不算，阴道、直肠这些地方算不算体表。按照著名的中医外治专家南通中医院吴振西老师以及我的父亲朱连学先生他们以前的研究认为，中医外治法的概念应该分为广义的外治法和狭义的外治法两个方面。广义的外治法泛指除口服和单纯注射以外，施于体表皮肤黏膜或从体外进行治疗的方法。比如说音乐疗法、体育疗法等等都可以包括在广义外治法的范畴。而狭义的外治法是指用药物、器械、手法施于体表的皮肤黏膜，或从体外进行治疗的方法。现在一般意义上理解的外治都是狭义的外治法，中医学和我们西医学都有外治法。我们一般所理解的中医外治应该是在中医理论指导下的狭义外治活动，或者是在中医治疗的过程中可使用的外治活动。

二、中医外治的特点

（1）"外治"和"外治法"是大家在日常工作和学习活动中经常听到的两个名词。这两个名词虽然只差一个字，但是差距还是比较大的。首先，外治它是一个宽泛的概念。它的研究范围既包括外治的临床研究，也包括外治的理论研究。既有外治相关的药物，也有外治相关的材料、器械和工具。而外治法的概念相对比较单一，仅是从治疗方法而言的。从另外一个方面来说外治是可以独立形成一个学科的，但是外治法仅是这个学科的组成部分。

（2）外治的"外"是一个相对的概念，而不是一个绝对的概念。并不是说从外治疗就是外治，单纯的注射给药虽然是从外治疗不属于外治，而穴位注射疗法虽然与它相似，但是因为治疗机制不同，而属于我们的中医外治。广义中医外治的概念是十分宽泛的，它囊括了除口服、单纯注射给药以外的所有治疗方法。

（3）中医外治的前提是必须遵循中医学的基本原理，或者是可以为遵循中医学基本原理的科研或医疗活动所使用。比如说声、光、电、磁等新材料、新技术、新方法被引入了中医外治的领域。那么这些内容也是属于中医外治的研究范畴，并不是说它看起来和外治有些差距，不属于外治，因为它可以为我们的外治所使用，也属于我们的研究范畴。

（4）脏腑经络学说是中医外治的理论基础。如果离开了脏腑经络来谈中医外治，那么中医外治将是空中楼阁，是难以立足的。在后面我将在这一方面着重展开。

（5）中医外治的概念不是固定不变的，它是开放的，是可以随着时代进步和科技发展不断进行补充和修正的，从而中医外治也可以保持它的生命力。

（6）中医外治大多要涉及剂型和所使用的器械，因此中医外治和西医学、药物制剂学、生物医学工程等很多学科都有交叉。而这些学科的进展也往往能给我们中医外治的发展带来突破。这种交叉也是中医外治获得新的生命力的来源。所以我们说符合中医基本理论开发的外治医疗器械，或者是按照现代科技研发，但是可以为中医基本理论指导下的外治科研、医疗活动所使用的这些内容都是属于中医外治研究的范畴的。

三、中医外治的主要研究内容和分类

中医外治的主要内容和分类我在这里主要讲三点。第一点是常用外治方法的分类，第二个是药物外治法的剂型，第三个是药物外治法的方法。

1. 常用外治方法的分类

常用的外治方法我把它分成了四类：第一类是整体治疗，就是指以人为整体进行治疗。这个主要有导引、体育疗法、音乐疗法等。第二类是从皮肤、官窍、黏膜来治疗，是指药物通过皮肤、官窍、黏膜的吸收进入局部或者机体的循环系统起治疗作用的方法。比如说敷贴方法、熏洗疗法等等。而现代药物制剂学中的中药经皮给药或者经皮治疗系统都属于这一类。这类制剂在欧美国家习惯称为贴剂，在国内给他定义为贴片。实际上我们中医的膏药（黑膏药、硬膏）属于这一范畴。第三类是经络腧穴治疗，是指用药物、手法、器械从外施于经络腧穴起效的治疗方法。比如推拿、艾灸、脐疗、足心疗法等等。除此之外我设了一个第四类，就是其他类。把不能归于上述整体、皮肤官窍黏膜、经络腧穴治疗的归于其他类。比如中医的一些手术、中医正骨等等，我把它归成第四类。刚才我讲的这四个分类，并不能把外治方法截然分开。往往外治方法在分类上存在着交叉，这种交叉也是外治法分类的重要特征。

首先，我们来看整体治疗。 刚才说了整体治疗是以人为整体对象进行治疗，包括导引、体育疗法、音乐疗法等等。在这个方面，我们中医临床的学圈里用的相对较少，但是这些年有很多医院、很多大夫开展了这方面的研究，这是个非常好的现象。就比如说音乐疗法，音乐疗法我们以前只是听说，在临床应用的比较少，在去年召开的世界中医药学会联合会肿瘤外治法专业委员会成立大会上，就见到了几篇用音乐疗法对肿瘤的负面情绪进行干预的研究。我们知道恶性肿瘤是一种典型的身心疾病。当患者被确诊为癌症的时候，因为患者对肿瘤的认识，以及手术、放疗、化疗带来躯体上的改变和不适，以及治疗带来的巨大的经济负担，常常为患者带来恐惧、焦虑、愤怒、悲伤、抑郁、绝望等负面情绪。而这些负面情绪又可以通过心理、神经、免疫、内分泌、细胞因子影响恶性肿瘤的发生发展、预后转归。那么在此时我们如果用音乐疗法介入，能够将患者这种负面情绪改善，对我们的临床治疗是积极的、有用的。在整体治疗里，除了音乐疗法还有体育疗法，这个我向大家推荐。在治疗上有一种简单可行的体育疗法，尤其是对肿瘤患者简单可行的，那就是八段锦。八段锦它简单可行，尤其是对肿瘤患者来说，它能够使患者大脑皮质下的中枢进行调整，让患者的神经系统、内分泌系统逐渐处于稳定状态。而且患者如果能够长期坚持的话也能够改变他不良的心理状态，可以疏通他的经络气血，现在已经有一些医院的护士在带领着患者做八段锦。而且八段锦的练习几乎不需要特定的时间、空间，尤其是对写字楼里的白领，写字楼里的白领一般没有时间，一坐一天，如果抽时间离开座位练一段八段锦，在桌子旁边就可以练，是非常简单的事情。肿瘤患者能够坚持下来的话一定有非常大的好处。为什么我给大家推荐八段锦呢？给大家举一个例子。6年前我参加一个项目的答辩，当时是把体育互动、一些中医的内容推荐给社区。当时有一位评委，看起来四五十岁的样子。他就问我你练过八段锦吗，我说我练过。他说你看我有多大年龄。我说大约五十岁。他说我七十岁了。

说完了整体，下面我们来看皮肤、官窍、黏膜的治疗。 皮肤治疗主要涉及贴片也就是膏药的应用，还有就是熏洗。关于膏药尤其是黑膏药，这是很有中医特色的一个制剂。但是限于条件，目前发展受限，对于肿瘤外治法来说我认为膏药是不可少的。我们可以用膏药来镇痛，也可以用膏药来消除肿瘤，尤其是一些浅表的，可以用膏药来做很多的工作。做膏药，我们有时候说他是一个技术工作。我做了很多年的膏药，我觉得做膏药像酿酒一样，超越了技术的范畴，有些艺术的感觉。同一个配方，根据不同的季节、不同的气候，都需要进行调整。如果有时间，我们可以在群里就膏药的制作技术进行专门的讲解。官窍、黏膜的治疗我们也要重视。黏膜是我们非常好的给药途径，一是黏膜有非常好的吸收能力，同时黏膜也是我们的一道免疫防护屏障，也可以阻止一些致病源进入体内。我曾经用一些柴胡注射液、大青叶注射液混合后给小儿滴鼻治疗小儿外感发热。这样免除了服药的痛苦，给药安全，我们取得了不错的疗效。我想大家有时间可以试一试。还有就是直肠给药，具体直肠给药的机制我就不再多说了。我们曾经试过，将静脉滴注、肌内注射的药物改成直肠给药，它的效果更好，而且它安全无痛苦。这种方法尤其适用于儿童、不能口服中药的患者。其实他的过程就是把静脉滴注下面的针换成一个单腔的导尿管，把药液的温度调到合适，一般40℃左右就可以。也就是说如果我们广泛地使用直肠给药，对于中药来说，有些患者口服不了的、不愿意口服的我们完全可以使用直肠滴注给药。我们可以把这种方法叫作直滴法。除此之外，对于前列腺疾病患者，我们可以将药物加上凝胶做成适合的栓剂，让药力直达病所。这个制作过程实际上非常简单，就是把药物和凝胶混合放在特定的模子里就可以制作出来。

第三个方面就是经络腧穴治疗。目前我们没有发现经络的本质是什么，但是已经有实验证实了经络是物质传输的通道。我在给《中医外治杂志》审稿的时候发现了一篇报道，用某种特定的抗生素，通过肌内注射和足三里穴位注射，发现相同的剂量，抗生素在胃里的浓度，通过足三里注射是通过肌内注射的两倍。这样的结果表明了，虽然我们找不到经络，但是经络应该是物质传输的通道。所以我认为掌握了这条通道我们就有了自己靶向给药的途径。我们可以通过穴位，顺着经络将靶向药物送到相应的脏腑，从而起相应的治疗作用。那么它的路线就是第一，穴位，由穴位经经络传送到脏腑。所以我们在选择药物的时候要考虑：第一，药物是否能激发穴位的反映。第二，在我们的配方里有没有可以顺着经络传导的药物。第三，就是治疗我们本脏腑所需要的药物。为了让大家熟悉我的思路，我就用大家熟悉的三伏贴来解释一下，三伏贴来自张璐的《张氏医通》。他所用的药物有白芥子、细辛、甘遂、延胡索。关于"甘遂"，《汤液本草》是这样说的，甘遂可以通水，而其气直透达所结处。关于"延胡索"，《本草求真》这样说：延胡索，不论是血是气，积而不散者，服此力能通达，以其性温，则于气血能行能畅，味辛则于气血能润能散，所以理一身上下诸痛，往往独行功多。所以三伏贴的组方，乍一看甘遂和延胡索它的机制不是特别清楚，为什么在这个组方里要配这两味药呢？通过这两个经典的论述我们可以看出来，甘遂和延胡索是属于我们第二个方面的，他有很好的行气行血的作用，有很好的协助药物顺经络传导的功力。但是我们这样一看，甘遂、延胡索这两味药通经的力量还有些不足，但是我们别忘了这个配方里还有通诸窍、透肌骨的麝香。当然限于成本，现在的三伏贴很少有加麝香的了。而麝香它通经的力量应该是非常强的。接下来我们看细辛。细辛有祛风散寒、通窍止痛、温肺化饮的功效。所以我们用细辛，它的作用应该是治本的、治肺的。单纯用细辛，温肺化饮的力量可能不够，所以我们要注意了所有的药物配成了以后，必须用生姜汁调和。生姜汁温肺化饮的功效非常大。如果我们做成的三伏贴把生姜汁减了，用蜂蜜或者水来调和，那么它的效果一定是大打折扣的。除此之外，延胡索和细辛这两味药，现代药理研究表明它们有局部麻醉的作用。

这样这两味药物就可以减轻药物对皮肤刺激的感觉，让患者的耐受性更好。这里还有一味药没有讲，就是白芥子。白芥子有温肺豁痰利气的作用。它对皮肤有强烈的刺激作用，可以刺激皮肤相应的腧穴。如果我们把白芥子放在嘴里嚼一嚼，可以感觉到白芥子那种窜透的辣感。所以我们说白芥子在三伏贴里是三大功效都有，它既可以透穴，又可以传经，又可以治本。因此我们要做一个穴位贴就应该从这三方面着手，才可以达到相应的疗效。另外我们需要根据不同的病情选用相应穴位。关于激发穴位我们常用的药物有吴茱萸、白芥子等。关于吴茱萸，我们在穴位外治时是经常用的。比如我们用吴茱萸打粉之后醋调外敷涌泉穴治疗口疮、高血压，我们说这是引火下行。其实与其说是引火下行，不如说是引水上行更合适。我们用吴茱萸激发了肾经井穴涌泉，让涌泉之水上行来灭火。我的患者用了之后经常向我反映说我的口水多了。那这可能就是肾经的泉水上来了，来灭火的。

在第二个激发经气传导方面我们经常用的有冰片、麝香等。所以我们在外用药物中经常见到这两个药物一个或者两个并用。这两味药它的味道很冲，也就是说它的走窜的力量很强。除了这两味药以外我再给大家推荐一味药，药的名字叫阿魏，这味药在临床上用的不是很多，要是钓鱼的人知道的可能就多一些。这味药有一个特点就是臭，它非常的臭。我有一个朋友跟我说他认识一位老中医，这位老中医有一个非常神奇的膏药能治胃里的肿瘤。正好有一次我这个朋友胃里胀满不适，然后这个老中医就拿了他的膏药给他贴到中脘这个地方，十几分钟他就感觉他的胃肠在运动，然后就感觉上下通了，很好奇这位老中医的膏药，朋友跟我说这个膏药有个特点就是很难闻，很臭。很明显老中医这个膏药里就应该有阿魏。除此之外老中医还说了他的膏药里有麝香，阿魏跟麝香这两味药，麝香比较难得一点。但是阿魏我们是能找到的，实际上在中国药典中就有收录阿魏消痞膏。对于中焦的肿瘤，痞满不通的疾病我们可以考虑用阿魏这味药。第三个方面就是治本之药，这就是吴师机所说的"外治之理即内治之理，外治之药即内治之药，所异者法尔"。这个法不是单纯的方法，应该包括激发穴位透皮，激发经气传导的内容。我们都知道十枣汤攻逐水饮，因为它的力量过猛，我想愿意开这个方子的大夫不是太多。我的父亲就曾经将十枣汤除了大枣以外的三味药物改成了贴剂给患者贴敷神阙穴治疗肝硬化腹水，它的效果非常好，而且它的过程是可控的。这就给我们另外一个思路，有很多的药物我们可以把他改成外用的药物。那么这三味药为什么有这么好的一个疗

医理探讨

效，因为这三味药里有刚才我讲的一个药甘遂，这样的话一个内服的药物改成外贴也照样有很好的疗效。

如果大家想把一个内服的药物改成外贴，只需要考虑三方面内容，一个是穴位，一个是经络传导，还有就是你原来的治本的药物。做这样一个方子是有些麻烦的，我给大家一个取巧的方法。很多时候，我们只需要激发穴位就能产生疗效。比如说，我们可以选择使用伤湿祛痛膏，把伤湿祛痛膏剪成 3cm×3cm 大小，贴于相应的穴位也能产生激发穴位的作用。给大家举一个例子。上周一个四五岁的小朋友患神经性尿频，一紧张就要去小便，十分钟能去四五次。因为这件事情，中午睡不着，因为要去不断地上厕所，十分的痛苦。看了看舌苔，舌苔的中后部白腻，我就选用了伤湿去痛膏，剪成 3cm×3cm 大小，贴于中极穴，白天贴一次，晚上贴一次，外加推脾经和胃经，头一天贴上，第二天到幼儿园就没有问题了，接下来几天都没有问题，这个用的就是中极穴的功效。我们知道中极穴的功效，但是对于儿童来说，给他们针或者灸都是困难的，但是穴位贴却简单可行，我们做个穴位贴可能麻烦，这样我们把伤湿膏剪成合适大小，贴到穴位上就能产生疗效。这个伤湿膏，大家也可以试试，贴在其他的穴位上看看是不是也能起到针或者灸的功效。

2. 外治法的剂型

中药的传统剂型有丸、散、膏、丹。而这些剂型绝大部分都可以拿来为中医外治所用。中药有一些新剂型，一些片剂、胶囊剂、气雾剂、颗粒剂、注射剂等等，而这些剂型我们中医外治也可以拿来用。比如说注射剂是比较好用的，我们可以拿来雾化吸入，可以直肠推注或者直肠滴注。除此之外，西医学的一些新型制剂微囊、微球、脂质体、微乳、贴片、巴布剂等等，外治法也可以拿来使用。外治的同一剂型往往有多种给药途径，也可能多次出现在不同分类的给药剂型中。对于外治法来说，可能非常关键的就是制剂，我们自己去做可能非常困难，所以我们要学会拿来使用。凡是好的东西，比如口服的，我们可以改一下，拿来为我们外治法所使用。

3. 外治法的促透方法

对于药物外治法来说，让药物有效透过皮肤屏障，进入体内使药物起效产生作用，是药物外治法的关键环节。所以外治法非常关注药物的促透方法。对外治法来说，药物促透的方法主要有三个：第一个是利用药物自身的特性，溶剂或者脂质体。第二个是用物理的促透方法。第三个是用化学的促透方法。严格来说，药物的自身特性、溶剂等等也可以把它归到化学促透方法中。

（1）让药物的性状发生改变：使药物和皮肤有比较高的亲和力，以利于药物的吸收。我们都知道要想药物跨过皮肤有几条途径：一是走细胞和细胞之间的间隙，二是直接穿透细胞。如果要直接穿透细胞，那么我们要面临的就是脂质双分子层。所以我们可以根据同性相容的原理，我们可以把药物溶于有机溶剂。比如说我们用酒、用醋、用食用油来调和药物，这样呢是有利于药物吸收的。我们也可以把药物制成微乳、脂质体、传递体等容易吸收的制剂。有很多的中药本身就具有很好的促透特性，所以我们在临床组方的时候，可以考虑应用和添加这些具有良好促透特性的中药。另外关于中药药物加工的问题，做外用制剂，如果条件还可以的话，我建议外用的药物尽量提纯，可以用水提，就是煎煮，也可以用醇提。很多人说我的药可以打细粉打得非常细，对于你的细粉来说，就是打得再细也是进不了皮肤的。能进入皮肤的是从细粉微粒中融出的有效成分，所以做外用药物我们尽量地要把外用药物提纯。这样的话，可以有比较高的浓度以利于药物的吸收。

（2）物理的促透方法：也就是说我们可以用物理的方法改变皮肤的特性或者改变药物的特性，从而促进药物的吸收。现在常用的物理促透方法有离子导入、电刺孔、激光微孔、超声波导入等。我想大家在临床上，离子导入用的可能多一些。现在国内有很多的厂家根据我们的需要可以做离子导入的机器，做超声波导入的机器来实现我们促进药物吸收的作用。其实我们在日常生活中的加热拔罐等方法也可以改变皮肤的特性，促进药物的吸收。现在国外的一些技术可以做到控制药物的定时定量，而且微型化，都在患者身上贴着。整个操控非常简单，不用大机器。所以我们中医外治研究需要在这方面多下点功夫。比如说现在的手机都很发达，我们能否做一个贴在皮肤上促进药物吸收的贴片，而用手机控制药物进入的量、进入的时间呢？

（3）化学的促透方法：利用化学手段对药物的性状进行改变以及使用必需的化学溶剂外，添加化学透皮促进剂是目前中医外治研究的一个相对热点的内容。早期的化学促透剂主要是丙二醇、二甲基亚砜、酯类等等，现在用的主要是氮酮，另外用的可能还是一些挥发性的油类物质。由于相同的药物配方用不用透皮促进剂，以及同一种透皮促进剂不同浓度有不同的透皮效果，因此对于不同的组方可能需要多重化学促透剂联用。而且需要对透皮促进剂使用的最佳浓度进行配比研究。不一定是促透剂的浓度越高，促透的效果越好。也就是说，透皮促进剂联用比单用要产生更好的效果。

寒热胶结致癌论

王三虎

一、时代背景：寒热胶结致癌论产生的前因后果

众所周知，癌症是与人类共同出现的疾病，其严重性、危害性，随着人类社会的发展、生命的延长，越来越被提到议程。中医在几千年的发展过程中，在某种意义上说，就是同癌症斗争的历史，就是在和癌症斗争中发展成长到今天的。我们知道《内经》中就提到了癌症，在《史记》中提到的《扁鹊仓公列传》里也讲到了癌症，张仲景的《伤寒杂病论》中也提到了很多我们现在"谈虎色变"的癌症，历代医家都在与癌症做斗争中发挥了自己的聪明才智。到宋代的时候，"癌"字已经被提出；到明清时期，癌症在具体病证中已经逐步出现。但是毋庸讳言，中医是一个大内科，癌症作为众多疑难病之一，常常被埋没在汗牛充栋的医学典籍中。由于古人所处的历史环境、文化背景、人口数量等和现在有很大的差别，所以对于肿瘤的认识、治疗、预后判断远不能和现在相比。那么，中医真正意义上治疗肿瘤也就才有 60 年历史。因为在西医学明确诊断的情况下，在西医学对肿瘤望洋兴叹的情况下，中医才挺身而出。60 年之前，随着大医院肿瘤学科的真正成立，才开展了中医治疗肿瘤的系统研究。更大规模的、疗效明显提高的情况，是在近十几年才出现的，所以我们在座的各位是幸运的一代，我们是站在前人的肩膀上看问题的。我们现在具备古人没有的条件，比如说我们现在的诊断非常准确，而古人达不到这一点；比如说当前社会需要我们在很长一段时间内进行围肿瘤期治疗，而不仅仅是解决症状的问题。所以这给我们提供了从萌芽到康复，非常长时间的一个观察阶段。我们从从事肿瘤开始就考虑到这个问题，虽然我们不能和西医比中医消瘤比西医强多少，但是我们中医的特点首先是治人，其次是治病。

我在门诊发明了一种记载方法，这个记载方法就是对每个患者的门诊日志标明是首诊还是第几诊。这样我们记录几百次，也就是说10年以上患者我都有具体的详细的记录，古人是无法做到的。这样有什么好处呢，第一，我们对肿瘤的前因后果、治疗过程的波浪起伏有一个宏观的把握。在这种长期的积累面前，我发现肿瘤患者是以寒热胶结为主要病机的，它有可能同时出现寒热胶结的表现，也有可能在某一阶段表现为热，某一阶段表现为寒；透过现象看本质，寒热胶结是其中的主线条。这个古代医家或多或少都提到了，但由于古代医家看病次数有限，所以有说热的，有说寒的。这个在食管癌病中表现得非常突出，比如"三阳结谓之膈"，薛己认为是寒的，好多其他医家认为是热的，到张景岳时就比较客观了，举了很多例子，他已经看出这个问题，也就是说"寒热胶结"几乎是呼之欲出。

这是大背景，具体从小背景来说。因为我14岁步入医林，17岁熟背《伤寒论》，我在几十年的临床中，对经方情有独钟，尤其是在研究生阶段以经方临床应用为主攻方向。在经方临床应用的主攻中，我就把寒热错杂的半夏泻心汤这一类作为一个焦点问题。因为老师讲辛开苦降、寒热错杂，半夏泻心汤等主之。但是什么叫寒热错杂呢？我接触的老师都没有讲清楚。在临床中我如何知道是寒热错杂呢？我不能仅仅通过胃脘痞满就认为是寒热错杂。最后我通过理论上的推导和实践中的观察，觉得寒热表现于一身，有上寒下热的、有寒热同时并见的，有明显是热证而吃不了凉的，有舌红、受寒腹泻腹痛的等等都是寒热错杂的表现。当我认识到这一点后，我就用寒热错杂的眼光治疗内科杂病，取得了一定的效果。当我从事肿瘤临床时，在我眼里，寒热表现于一身的情况非常常见。我就有了这样一个观点：寒热胶结致癌。这就是我说的时代背景。

二、寒热的来源

1. 单纯来说

第一，从上焦口鼻而入，感受风寒，常常是肺为娇脏，肺先受之。我们说肺癌是发病率最高的癌症，与肺直接接受外界的寒冷之气、肺为娇脏不无相关。第二，从口而入，寒凉饮冷是非常重要的病因。第三，整个身体的感冒风寒，很多人睡到地板上、石板上，图一时之寒凉凉爽；在空调房里，不厌其凉，温度越低越好，这都是造成寒冷伤人的地方。当然，处于温热环境下也是非常常见的，用张仲景的话就是风伤于前，寒伤于后。第四，经期接触生冷、冰凉的水，也是妇女寒邪入里的原因。

2. 复杂来说

最常见的就是一边食用辛辣刺激食物，一边饮冷饮，这样寒热食物同时进入胃脘，能不寒热胶结嘛？当然还有更复杂的，最常见的是寒邪化热，感受的是寒邪，天长日久部分化热，而这种热没有抵消寒性，反而造成了寒热同时存在。就是说寒邪化热，寒邪日久变热，这种热没有抵消寒邪的规律，反而造成了寒热胶结的可能。还有一种是治疗失误，就是见寒治寒、见热治热，没有把握住病情，寒热没有一定的法规。张仲景141条讲得很明确："病在阳，应以汗解之，反以冷水潠之，若灌之，其热被劫不得去，弥更益烦，肉上粟起，意欲饮水，反不渴者，服文蛤散；若不瘥者，予五苓散。"等等，这是典型的寒饮热伏，也就说本来内里有热，结果用了寒凉的办法，使寒邪凝聚了热邪，热不得法，寒邪凝聚得更厉害，这就是寒热胶结的一个重要原因。还有一个原因是病程日久，比如说多种原因引起的大便出血，时间久了，这本来是热邪、大肠热毒，大肠热毒的出血日久引起阴虚及阳，阳虚生寒，热邪未退，寒邪亦生。在其他条件作用下，寒热胶结就产生了。

三、寒热胶结的纽带

寒热是由多种原因引起的，它是通过纽带胶结起来的。这种纽带用我的话说就是气、痰、瘀。大家都知道中医中有一句话"百病皆生于气"。气机不畅，脏腑气机不利，气血不和，在寒热同时并进的情况下非常容易形成痞满、痞块、积聚。另外，还有"百病皆生于痰"的说法。痰是无处不到，这种无处不到、流行的痰，在遇到寒热同时存在的情况下，都以痰为纽带，把这两种看似相互矛盾的东西联系在一起，成为同一种东西，成为积聚的来源。第三个就是瘀血，既可以是寒凝或者是寒凝血瘀，也可以是热邪耗伤、热伤阴血造成的血瘀，也可以是瘀血本身使寒热胶结在一起。当然瘀血的产生，还有一个很重要的原因，肿瘤科医生都知道，骨肿瘤往往是由外伤引起的。头颅的肿瘤往往和头颅外伤有关或者有既往史，这就是外伤引起的瘀血，也造成寒热胶结的一个原因。

四、客囊、肿瘤的形成

那么有了寒热的来源，有了寒热胶结的纽带，是不是就可以形成肿瘤，形成癌症呢？还有一个条件，就是正气。以往讲到肿瘤内因、外因的时候，我们强调"正气虚，则邪气踞之"。正气虚在先，这个话有一定道理，宏观上讲是正确的，但局部讲未必。踞之，往往是正邪交争的表现，也就是说当有形之邪形成的时候，正气奋然抗争；也就是说，具备了寒热胶结的条件以后，还需要正邪交争，正气祛邪外出。当正气祛邪外出、排毒外出，则不是肿瘤；当正气还不足以祛邪，形成正邪交争、难分难解的局面时，就形成了客囊。所以朱丹溪有一句话"痰夹瘀血，乃成客囊"，徐苏炜也有客囊之说。客囊、囊肿都是古人直观的形容良、恶性肿瘤的说法。这就是我说的客囊的形成、肿瘤的形成，是正邪交争的结果，是寒热胶结的结果。

五、寒热胶结的表现

中医讲究辨证论治，辨证论治的"证"就有证据的意思。这个证据往往也是仁者见仁，智者见智。由于经验、学识、个人性格等原因，不同的人认识不同、说法不同，即见仁见智。所以辨证仅仅是有依据的说法，也只能是在这个阶段是统一的，随着疾病的发展，当主要矛盾解决了，次要矛盾出现的时候，也就不一定那么一致了。比如，当我们知道它是食管癌、胃癌、结肠癌、宫颈癌、肺癌的时候，我们就知道它在众多矛盾中，寒热胶结就是一个矛盾。但是在具体患者身上，它可能表现的热有三分，寒有七分；也有表现以疼痛为主的，甚至是八分是寒，两分是热，所以当我们大量用热药的时候，它往往又出现了副作用，或者说当我们用清热解毒药的时候，它热象解了，寒象又出现了。因此，当我们在临床时，要仔细地问患者的感觉，有的患者就能说得非常详细。比如有患者说：乳腺疼痛，我冲热水就减轻，我自觉背部温度两边相差2℃等等，患者的诉说非常具体详细，颇有启发。而现在我们有些临床医生轻视患者的主诉，重视客观的表现，这是不利于我们对采集病史、分析病机的。我们在肿瘤临床上应该详细询问患者究竟是喜欢吃凉的还是热的，吃热的舒服还是吃凉的舒服；在哪一种情况下加重，是受寒时还是受热时？看看他的舌，舌苔白还是黄？症状是不是统一的，往往经过我们细致认真、全面的分析，会发现寒热表现于一身的情况非常常见。这就是说，我们在临床上用寒热胶结致癌论的观点看问题，并不等于我们脱离患者。在具体患者中，我们也要防止 1/10~2/10 的纯寒、纯热，但是这种情况比较少见。尤其是我刚讲到的消化道肿瘤中，寒热胶结者十之七八。这是寒热胶结的表现，需要大家在临床中反复、仔细地观察、记录；根据寒热胶结表现的多少，来决定寒热药物的用量和数量。

六、寒热胶结的治疗

知道了寒热胶结的临床表现，应如何治疗呢？寒热胶结的治法我分为6 种。

1. 辛开苦降法

辛开苦降，中医耳熟能详，半夏泻心汤、黄连汤、厚朴麻黄汤，都是辛开苦降法的典范。也就是说，当寒热胶结的时候，我们用干姜、桂枝之辛使病邪有开放之机，然后用苦的药物使气机下降。厚朴麻黄汤中的麻黄、桂枝辛开，用石膏、厚朴苦降。

2. 寒热并用法

寒热并用法虽然不是典型的辛开苦降，看有寒热胶结我就用寒热并用，代表性的是温经汤。吴茱萸、桂枝、干姜这些辛热药不存在问题，麦冬、丹皮就是寒热并用的。大黄附子汤，大黄的苦寒和附子的温燥就是寒热并用；温脾汤也有大黄、附子，用的是寒热并用的方法。

3. 点出纽带法

也就是说，寒热胶结的纽带在哪？关键究竟是什么原因导致客囊形成的呢？针对纽带，我们用破气、化痰、活血药物，所以并不是简单的寒热胶结就寒热并用，而是认为破气理气就是治疗肿瘤的一个重要原因。调整气机非常重要，我讲过百病积聚丸，单用一味白蒺藜调整气机，而且白蒺藜不仅仅调气机升降，更主要的是可以调气机左右，所以它很有代表性。当然化痰药有很多，如瓜蒌、半夏、浙贝母、土贝母、南星、白芥子等，化痰是使寒热分解非常有效的办法。活血不仅可使胶结分化，更重要的是活血本身就能使邪毒排出体外。

4. 穿透客囊法

肿瘤的形成是以客囊为外象的。一旦形成客囊以后，正气邪气互结，痰热胶结，非穿透之物不能带领其冲入急阵，怎么办呢？穿山甲、蜈蚣、全蝎、蟅虫、水蛭、路路通、细辛等这些穿透客囊的药，披坚执锐、首当其冲，这也是我们破除胶结的有力武器。

5. 扶正祛邪法

我提出了人参抗癌论。人参，我在临床上应用非常广泛，因为人参既扶正又祛邪，扶正而不敛邪，是非常难得的药。好多药物不一定具备这个特点，比如黄芪不具备扶正祛邪的功效。所以白虎加人参汤，在发热的时候就能用；人参败毒散在发热的时候就能用，黄芪就不一定能用。我这是举例子而言，也只有中药，具备这样双向的功能。西医西药很难理解，一个药既能升血压又能降血压，但是我们中医有既能扶正又能祛邪，既能活血又能止血的药物。人参的扶正祛邪功能非常常见，其次调理脏腑的功能，恢复胃气、脾气、肾气非常重要，这也是祛邪的一个方面。比如说当肺气非常虚弱的时候，痰不易咳出，肿瘤缩小就非常难；当肺气得以宣发，肺气充足，使痰可以吐出，反而能有效地减轻肿瘤的毒素，有效地消除肿块。食道的也好，胃的也好，不吐，痰浊郁结在里更难受。我治疗食管癌，经常发现患者吐出管状东西是常有的，反而不吐倒复杂了。当身体虚弱、脏器功能差的时候，邪气难以排出体外；当用的药助了正气，往往是通过二便排出毒素的。所以《伤寒论》278 条说"太阴当发身黄，若小便自利者，不能发黄；至七八日，虽暴烦下利日十余行，必自止，以脾家实，腐秽当去故也。"这就是我说的正气充足了，邪就可排于外，所以明明我们没有开拉肚子的药，但是患者服用后出现拉肚子，拉得好！张仲景说"虽暴烦下利日十余行，必自止，以脾家实，腐秽当去故也"，因为脾气功能恢复了，使潴留已久的痰浊邪实从大便而出，当然有时是从大便排出来的，有时是从小便而出，不能一概而论。所以扶正祛邪也是寒热胶结的一个有效治法。我们临床上有一句话"读书宁涩勿滑，临证宁拙勿巧"，基本上都是基本的、好理解的、容易掌握的方法，这就是拙。但是有没有更巧的方法呢？我说有一种方法是被大家忽略的，或者说这层泥沙尚待揭去。那就是和解分利法。

6. 和解分利法

寒热胶结，如何让其自己分化瓦解？举例：张仲景在肺痿里的厚朴麻黄汤，厚朴除了刚才说的苦泄的作用，还有分利的作用，善化凝结之气。为什么张仲景在脉浮者，厚朴麻黄汤中用厚朴呢？因为脉浮说明有表证、病情较浅，这个时候能化解就化解了，不需要大动干戈，所以以厚朴为君药。那么，厚朴作为君药化解。还有溏证，比如达原饮。达原饮，邪气难分难解的时候，为什么要用厚朴呀？梅核气，半夏厚朴汤很有特点，为什么用厚朴？不能单单理解为理气，因为厚朴具有善化痰凝、凝结之气，这个作用我们应该给予公正的评价。这个化凝结之气，还有其他药物，如海蛤壳。张仲景《伤寒论》141条中本来有热，用了寒水，邪气冰伏，就造成了一系列的问题，后期就说"意欲饮水，反不渴者，服文蛤散；若不瘥者，用五苓散；寒实结胸，无热证者，与三物小陷胸汤，白散亦可服"。这条是历代无解的，我认为这就是癌症。我在群里讲结胸病是恶性肿瘤的胸腹部转移，就讲过这一段。如果我们认为寒实结胸就是癌症，在初期张仲景用文蛤散，用海蛤壳的目的就是初期能分利就分利了吧，和厚朴麻黄汤有异曲同工之妙。无法分利就用五苓散，再分利不了了，就用三物小陷胸汤、白散等等。关于海蛤壳，平时我们用的叫黛蛤散（青黛和海蛤壳），是用来治疗肝火犯肺的。实质上肝火犯肺的咯血就是用青黛的，止血就用清肝火、泻肺火的青黛。为什么用海蛤壳呢？站在化解分利的角度就容易理解了。肝火犯肺、寒热凝结，不仅要用直接泻火的，还要用分利瓦解的，就是这个道理。那么，我们讲小柴胡汤和解少阳，其中最关键的和解的药物就是柴胡，所以小柴胡汤就是和解的方法，也就是针对寒热胶结的非常重要的方剂。

那么值得我们大家探讨、值得我们大家商量的是，这种分化瓦解、分利邪气的方法，实际上已经存在于明代以后的著作中，以李时珍的《本草纲目》为代表。《本草纲目》在主治，也就是在讲药之前，主要是针对病证的，其中有一条就叫作"寒热"。那么，寒热究竟是什么意思呢？龚居中在《痰火点雪》中讲：夫寒热者，谓恶寒发热，或倏寒而倏热也。有外感内伤、火郁虚劳，疟疾疮疡，瘰诸。几乎是提到了肿瘤了，这种寒热是有寒有热、恶寒发热、壮寒壮热、寒热往来，还是有其他？那么我们看看现代的数据，《简明中医病证辞典》提到寒热，它认为是病证名，又为病机，已经看到了古代医籍中提到的寒

医理探讨

热。其实在《神农本草经》中，很多药都是寒热邪气、寒热不同、寒热如何，这一个药解寒热，有这个可能吗？我刚才说了，中药就有这个特点，一个药双刃剑，同时能化解寒热。是不是真正的寒热？辞典上是这样讲的：①八纲中间的寒热；②恶寒发热的统称，如寒热胶着、寒热往来等。它在讲的过程中就没有提到病机了，这个"等"就是病机。"等"字就是我今天说的，中药提到了治疗寒热的时候，这个寒热既可以是病证的表现，也可以是寒热的病机。对中药更有意义的是病机，也就是说，一样中药就能把它的寒热化解掉。比如说李时珍讲，大黄"病主血痹寒热"，旋覆花"脏间寒热"，龙胆"骨间寒热"，蔓荆子"病除骨间寒热"，滑石"胃间寒热"，矾石、龟甲也是"骨中寒热"。其中，最令我感兴趣的是我提到的厚朴、海蛤壳。李时珍讲厚朴是"解利风寒寒热"，海蛤壳是"胸痛寒热"，都支持了我这种从中药文献中找出化解肿瘤寒热胶结药的思路和方法。

（整理：刘维丽　校对：王碧玉）

恶性肿瘤的生命属性及中医治疗策略思考

胡凯文

一、恶性肿瘤的病性（什么是恶性肿瘤）

在我看来，是一个有生命的邪气，包括良性肿瘤、恶性肿瘤是寄生于人体的生命系统，和我们的脏器和人体一样，是体阴而用阳，《外科证治全生集》讲是"半阴半阳"，其实人体、脏器、邪气都是半阴半阳。简单地讲，结构是阴气、功能是阳气的范畴。恶性肿瘤的阴阳和平时所说的寒热错杂不一样，因为恶性肿瘤的寒热，也就是阴和阳是合在一起的，也就是相互依存、互根互化、相互促进的，这是第一个特点。第二个特点，肿瘤有升降出入的基本功能，升降出入无器不有。第三个特点，肿瘤有生长化收藏的功能和生长壮老已的阶段。

二、恶性肿瘤和人体的关系

人立于天地之间，天地交合生三才，就是我们人。实际上恶性肿瘤是以机体为天地的，在体内阴阳互根互化、对立统一之间，恶性肿瘤产生了。人体的大环境决定了肿瘤和人体之间的关系。人体和天地的关系就是恶性肿瘤和人体的关系，恶性肿瘤以人体为阴阳。此外，恶性肿瘤和人体的血脉相连，具有一荣俱荣、一损俱损的特点，治疗难度很大。王维德的《外科证治全生集》曰其"血脉贯通，死不治"。明代王肯堂，用小针（小刀），将一条条的红线（血管）挑断，即将血管截断，试图截断肿瘤和机体血脉相连的关系。寄生在我们机体内的生命系统很多，比如病原微生物、细菌、病毒、结核菌、寄生虫、良性肿瘤、骨刺，甚至是胎儿等等，和恶性肿瘤一样，是寄生在我们人体内的生命系统，为什么有些是对人体无害的，有些虽然对人体有害，但是治疗起来比较简单，而恶性肿瘤为什么就这么难治呢？在于恶性肿瘤和其他生命系统比较有其个性，但首先是有其共性，正是由于共性，所以治疗其他生命系统的药物、破坏其他生命系统的药物，用来治疗恶性肿瘤是多少都会有效的。比如，用于治疗病毒、细菌的清热解毒药，拿来治疗肿瘤，部分患者是有效的，现在用的很多治肿瘤的药物是清热解毒药；用来治疗寄生虫的药物，比如乌梅丸，都可以用来治疗恶性肿瘤，而且有一部分有效；用来治疗引产的，导致不孕的药物，用来治疗恶性肿瘤，也会有一部分疗效；用来治疗良性肿瘤的药物，用来治疗恶性肿瘤也是存在一定疗效的……这正是由于他们的共性。为什么虽然有效，但是效果不是特别好呢？是因为恶性肿瘤除了共性，有其独特的个性，个性决定了疗效。个性是什么：其中一个是血脉相连。

1. 病位

恶性肿瘤的病位，在局部，肿瘤在哪里，哪里就是病位，但它不完全是这样。很多疾病只有一个或者两个病位，但肿瘤是一个全身性疾病，它的病位分两个：一个是全身、一个是局部。

2. 病因病机

恶性肿瘤是怎么来的？不管是从西医学还是中医来讲，都很难精确的解释清楚。所有的病都是外感六淫，内伤七情。《内经》认为肿瘤是"外感而来，得之与寒"。《难经》认为"五脏有积，六腑无积"。总而言之，病因就是外感六淫、七情所伤、不内外因等。但是，《内经》云"阴阳者，天地之道，万物之纲纪"，比如有些肿瘤是先天的、与生俱来的，这种因人而来，实际上是父母遗传的基因已经老化。另外一个是后天生成的，西医的解释是干细胞，西医学认为生命会有一个单一的起源，中医讲无形生有形，无极生太极，太极就是干细胞，太极之后分阴阳。无形生有形，环境决定了东西的产生，强调环境的重要性。身体的内环境，即阴阳的运动，促进了肿瘤的产生，具体的结果是：出现微结节后，阳气与之结合，阴阳结合，最后互根互化、生长壮老已、繁衍后代、构成生命系统。关于阴气和阳气是如何结合到一起的，阴气和阳气是如何由对立变成相互促进的，这个可以研究，但是具体的我也不清楚。微小的结节、癌前病变怎么突然变成癌症，开始是阴气，最后阳气是怎么进入的，可以进一步研究。关于病因病机的第三点是，一旦恶性肿瘤形成后，就形成了正邪的交争，是两个生命系统的冲突，机体是一个系统，恶性肿瘤本身也是一个系统。最明显的表现是局部，实际上全身状态也在竞争。如果两个系统能均衡的发展，肿瘤和人体一直竞争到死、共生共存，就是良性肿瘤，比如结节、脂肪瘤、骨刺等。如果两个系统的竞争严重失衡，逐渐形成一个病态，对机体的健康越来越不利，往往就是恶性肿瘤导致的情况。正邪交争的结果就是：一个是共存，如良性肿瘤、寄生虫等；另外一个就是机体将其清除；第三个就是死亡；正是阴阳之间的转化，所以"阴阳者，生杀之本始，变化之父母，万物之纲纪"，这在肿瘤产生、发展和机体的相互争斗的过程中体现得很清楚。

3. 核心病机

恶性肿瘤是无中生有，长时间的演变，多发的起源。健康的机体，一旦形成癌环境，就有千千万万个细胞变成癌。只有优势的、发展快的变成癌症，癌细胞之间也是相互竞争的，是一个大环境引起的，是一个全身性疾病，需要长时间演化，是种慢性病。三个核心病机：第一，它是多起源的慢性过程；第二，血脉相连，以攻为主，机体也会受到损失，以补为主，肿瘤也会发展较快；第三，恶性肿瘤的优势发展环境。三个核心病机是肿瘤难治的原因，也是我们治疗打击的关键点。对于恶性肿瘤到底是以根治为主，还是以控制为主？这也是science（科学）提出的 125 个命题中的一个。

4. 忽略两个内容

一是诊断，二是恶性肿瘤的临床表现。

5. 治疗原则

《内经》"大毒治病，十去其六，常毒治病，十去其七"，基本原则"大积大聚，衰其大半而止，过则死"。治疗顺序：由标及本，先治其标，后治其本。标是其症状，本是瘤灶。先治症状，然后消除瘤灶；瘤灶之后还有本，即脏腑功能失调，调理脏腑功能，之后的本是机体内环境失衡，之后还有机体营养失衡，一步一步往下走。由浅及深，急则治其标。有时可能因为患者病情交错、颠倒，比如患者情况很好，可以先调阴阳平衡，再调脏腑平衡，然后再收拾瘤灶，再治疗症状也可以。还有重要一条：兼顾局部和全身，局部邪气以攻为主，全身正气以调补为主。

（1）内科治疗：针对它的环节和功能而设。第一，恶性肿瘤有生长化收藏，可以破坏其生长，比如以毒攻毒，比如说有热毒，则清热解毒；有寒毒，则温化寒毒，目的是破坏其生长。第二，也可以促进其成熟，即加速生命进度，恶性肿瘤的一大特点，就是活的比人体生命更长，即死的慢，它不断地长下去，所以治疗上可以促进它"熟"。比如用三氧化二砷，诱导分化，就是让它熟得快一点，这样它只要成熟了，就会进入老龄，收和藏即显现出来。第三，促进收藏。生长的阶段以毒药破坏它，不能破坏它就在它生长的阶段促进其生长。"少火生气、壮火食气"，比如射频治疗用37℃就不行，因为是少火生气，而42℃就可以，因为是壮火食气。夏天的温度是壮火，可以耗伤阳气，快速消耗能量，加速其老化，这是壮火食气的目的。方法：夏枯草（夏天死了，即壮火就死了）软坚散结；连翘的收相当于秋天的收，目的是透邪外出，透的是热。春天，苗壮成长时打击它；夏天，壮火化它；秋天，收它，比如龙骨、牡蛎，加速生命的过程。中医讲配伍，可能有各种方法，比如消瘰丸，玄参浇水消灭它，浙贝母疏理肝气往上透，牡蛎吸收其阳气，即可软坚散结；鳖甲煎丸，大剂量的虫类药，一开一泻，配伍精心，道理是促进其生长化收藏，压制生长、促进化收藏；比如牛黄醒消丸有全身调理作用，在西黄丸的基础上加雄黄，雄黄的目的是热化、化浊、化阴湿，破坏肿瘤发展的条件。内科治疗的缺点：想得到，但并不一定做得到。古语"人往高处走，水往低处流"，只要有虚实夹杂，就可以用攻补兼施的方法，补的药自然去找正气、攻的药自然去找邪气，这个说法有时候可能是对的，但有时候也不一定是对的。以毒攻毒有时候是控制的正气，补益有时候也是针对的邪气。

（2）外科治疗：直达病所，先截后拔。肝癌是先做栓塞还是先做消融，中医应该没什么问题，先截后拔，当然是先栓塞，然后消融。截：截断血脉，具体方法：王肯堂用针挑，挑断血脉；徐灵胎的贴枯法，用中药围在根部，在肿瘤上面开口，用桑枝做灸，热气透出去，这就是徐灵胎的一截一拔。缺点是解决不了全身问题，优点是直达病所，见效快。拔：目的是制造阴阳离决。拔，可以热拔，也可以寒拔，比如用的火针，现在就是射频，徐灵胎用外用药，如上所说。总而言之，是解毒成脓，或化毒成脓，使毒外出，目的是阴阳离决。外治最大的好处一是直达病所，只要能识别是热证还是寒证即可，热证可用清热解毒，寒证可用大热之品。注意"护场"的应用。什么是护场：见彩图1，左边的图是乳腺的三个肿瘤，即积证。彩色的图，绿色是正常的乳腺组织，黄色的部分是癌，红色的部分就是护场，肿瘤周围的癌旁组织，每一个肿瘤周围都有癌旁组织，黄色的是邪气，红色的是正气，红黄就是肿瘤正邪交争的地方，西医学往往需要将此处切干净，中医做手术仅打击黄色的部分，保留红色的部分。中间的病灶以红色为主，中间有两个黄色的点点，这是邪不胜正，不用治疗；右上角的那个病灶是正邪交争，难分胜负，观察即可；下面的那个病灶是重点打击的对象。"衰其大半而止"。有时候患者症状消失了，但很快患者就死了，这就是因为正气消失了，邪气无限发展，肿瘤很快占据机体。中医做手术的目的是改变正气和邪气交战过程中的不利态势，即病势对机体有利，后面的治疗相当顺利，不管采取攻的方法还是补的方法。

三、我们科治疗恶性肿瘤的策略和技术体系

1. 辨证

局部辨证和全身辨证，二者结合。现在的肿瘤局部多是实热证，全身是虚寒证。但也有一致的，比如宫颈癌、食管癌、鳞癌全身是热证，局部也是热证，治疗时用蛇舌草、半枝莲等多有效。

2. 治疗

外科与内科相结合，局部的治疗主要是中医外科手术，改变局部病邪交争的态势，让其对机体更加有力；全身治疗主要是内科治疗，可以攻，也可以补，也可以攻补兼施，主要是让肿瘤和机体相争时处于劣势。一旦肿瘤的优势地位被破坏，无论是攻、是补，还是攻补兼施，这个情况都会对机体有利。关键是看病势对机体是否有利。擅长攻就攻，擅长补就补，擅长攻补兼施就攻补兼施，无论怎么折腾，整个病势的发展是对机体有利的。

3. 技术

①传统的内科技术和外科技术，比如膏药、围法、艾灸、针刺等。②特色是将现代的一些技术进行中医属性定位，比如射频就是壮火食气，冷冻是寒毒，拿来进行局部治疗非常有效。术后的调理，和大家一样，没太多创新。

疾病治疗分为三个阶段，即三道：①霸道（外科治疗）：对病灶下手，一般用射频或者冷冻或超声聚焦，最后导致阴阳离决，打破正邪之间的平衡，减少肿瘤负荷，让病势处于对机体有利的地位。②王道（攻补兼施的阶段）：前期可

能有机体的虚损、邪气的留下，还可以通过内科处方治疗，巩固对机体有利的态势。③地道（养生）：肿瘤的产生是阴阳失调，阴阳是肿瘤的天地，阴阳失调是诱发肿瘤的原因，一般我是矫枉过正。总体来讲，第一个阶段外科治疗为主，打击局部肿瘤病灶；第二个阶段以全身攻补兼施为主，针对肿瘤和全身机体的关系；第三个阶段是以补为主，调养全身的内环境、调整阴阳平衡。

举例：肿瘤压迫心脏

吕某，女，63 岁，2008 年 1 月因脑梗死住院检查发现肺癌，穿刺活检：（右肺）小细胞肺癌。因处于脑梗死恢复期采用减量 CE 方案化疗。CT 片见彩图 2~ 彩图 6。

该患者小细胞肺癌，病灶和心包粘连，离心脏关系密切，经化疗 2 周期后效果不理想，病情进展，我查看后放疗和手术困难，遂予消融治疗，消融（冷冻）一次后肿瘤仍在长，后又进行一次消融，暂时病情稳定。随后分析该患者的体质，该患者后背有一处是凉的，张仲景云"夫心下有留饮，其人背寒冷如手大"苓桂术甘汤主之，我们予通阳利水方为主治疗，每年随访一次，该患者已存活 6 年。通过温阳利水治疗，后来她穿的衣服越来越少，原来夏天需要穿棉背心。病未复发，这就是矫枉过正。很多胃癌、肠癌脾胃虚寒的很多，控制病灶以后以建中温化，消除脾胃虚寒，到什么时候为止呢？如果一个患者由以前的脾胃虚寒，变成现在的热证，则复发的可能性很低，乳腺癌、前列腺癌内分泌治疗亦是如此。所以说矫枉过正的方法，在局部病灶控制以后，是预防复发很好的方法。

Ⅳ期的肺癌先局部的冷消融、打击核心病灶，然后调整体质，最后养生，平均生存期 18~19 个月，所有的西药都不用，不用放疗、化疗。局部冷消融和全身的中药治疗，有可能成为老年人或者晚期肺癌患者的主要绿色治疗。

局部辨证：比如腹水的治疗，我们基本上会把胸水或者腹水抽出，如果是浑浊的，或者血性腹水，则用中药华蟾素冲洗腔内注射，《内经》云"诸转反戾，水液浑浊，皆属于热""诸病水液，澄澈清冷，皆属于寒"。所以胸腹水是浑浊的或者血性的，可以用华蟾素冲洗，即使不能消除胸腹水，也可以消除血性，它的疗效和任何一个化疗药相比效果都不会差，甚至会更好。胸腹水较清澈的，"诸病水液，澄澈清冷，皆属于寒"，我们多用中药艾迪注射液腔内注射。还有医生做课题：胸水用华蟾素更好，因为上焦属热；腹水用艾迪更好，因为下焦属寒。其实还可以用斑蝥试试，但是我院没有此制剂。

另外就是腹膜后的问题：我们解决方案可能和大家不太一样。

举例：腹膜后巨大肿瘤，实际是肾癌4次手术复发后，此次复发以腹膜后为主，左右都是重要器官，腰痛明显，无法直立，每天麻药控制腰痛。CT片见彩图7、彩图8。

从脊柱间隙进针，予冷冻治疗解决局部问题，急则治其标。

4. 疗效评估

霸道、王道、地道，最终回归到人道。人道就是辨证施治，解决患者的痛苦，如果我们在治疗过程中使得患者更加痛苦，这是不人道的。虽然延长了患者的生存期，我们延长的是无效生命。所以，我们在保证患者生活质量的前提下，去延长患者的生命，这种生命的延长，延长的是患者的有效生命。"绿色治疗"理念：所有的目标，不管是研究、教学还是治疗，都是延长有效生命，让患者更舒适，就是辨证施治。绿色治疗的基本特点：①可持续（慢性病慢慢治疗）；②可重复（患者能耐受）；③与癌共存。

疗效评估：就是有效生命的延长，就是绿色治疗。

讨论

1.您的科室胸腹水灌注中药制剂的剂量是多少？治疗周期是多长？

答：我们科华蟾素灌注用的很多，胸腹水、膀胱灌注、心包积液都用，一般从小剂量开始，如能耐受根据情况加重，最多可用到30支，因为有的有疼痛，我们一般会加一支利多卡因。胸腹水一般是一周2次，用2~3周；膀胱癌每次1次，用2~3周。

2.华蟾素注射到心包，心率变化大吗？会引起明显疼痛吗？

答：有中等以上心包积液，心包内注射很安全。

3.华蟾素注射液需要稀释吗？

答：需要用100~250ml生理盐水稀释。

4.热消融和冷消融的选择是根据全身还是局部辨证？

答：局部辨证，决定局部治疗。

（整理：田桢　校对：李波）

恶性肿瘤诊治漫谈

张海波

一、肿瘤的属性（确切地讲肿瘤是怎么来的，它该怎么去）

我自己认为，肿瘤这个疾病，从西医学的角度看，它是一个有形的占位性疾病、又具有不受限制的增值性，因此我认为这个疾病有别于其他疾病如糖尿病、冠心病等内科系统疾病和外科疾病。西医学对肿瘤的认识是比较直观的，认为它是一个占位的、有形的东西。我对其认识，《难经》中讲过"积者阴气也"，既然是有形的东西，中医认为阳是化气的、阴是成形的，最初我也认为它是偏于阴性的一个疾病。但是这个疾病它有其自身特殊的地方，特别是恶性肿瘤具有有形实体的同时，又具有很强的侵袭性和自我不停增殖的特性。如果按照中医的阴阳理论，我认为肿瘤是一个体阴而用阳的疾病。特别是恶性肿瘤，我认为它非常特殊，有别于糖尿病、高血压，它是一个有形的东西，是一个生命，具有不停地增殖、转移、迁移的特性。中医讲，作为一个生命，它是富阴而薄阳，基于对肿瘤本身的生物学特性和中医的认识，我认为王三虎老师讲得非常好，认为肿瘤是寒热胶结的一种状态。

现阶段我对肿瘤的认识，如果按照阴阳的概念去界定和理解的话，为什么讲用为阳，因为与良性肿瘤相比，其具有更强的增值性、侵袭性和迁徙性，正所谓阳主动这个特性。它本身作为一个有形实体，阴成形，我认为它是体属阴，是一种阴阳或者寒热胶结在一起、"以阴为体、而用为阳"的一个疾病。这里前面的老师都谈到过肿瘤的属性，在这一点上，大家有共同的认识。

这个疾病是体阴而用阳的一个疾病，应如何治疗呢？

目前中医界对这个疾病的治疗是有流派的，比如早年的清热解毒、扶正祛邪流派，近年来的扶阳流派，那么我自己的观点，更倾向于融寒温于一炉，往往是寒温并用去治疗肿瘤。肿瘤这个概念非常大，涵盖了人体的各个系统（包括头颈、胸腹等）、各个部位，就如之前黄金昶教授谈到的肿瘤的不同部位、不同系统，其寒热属性是不同的。这个点我也比较认同。在不同部位、不同系统，甚至同一系统不同个体之间，其寒热、阴阳属性会有一定偏盛偏衰。中医讲"察色按脉，先别阴阳"，这是对肿瘤的一个总体的认识。

二、肿瘤这个疾病是怎么来的（中医是怎么认识肿瘤的）

平时西医的治疗手段也都用，中医的治疗方法也会用。个人认为中医和西医对肿瘤的认识可以相互帮助、促进，但是作为两门医学，从方法学角度，真正实现中西医的结合还是比较难的，也就是说从"道"的层面实现中西医结合还是比较困难的，但是从"术"的层面上讲，可以用中医理论指导西医的治疗，也可以用西医理论指导中医的治疗，正如吴雄志教授提到的中药西用、西药中用，这点我们有共鸣。但是我同时认为，我们不能失去中医理论指导下的思想。

西医学认为肿瘤可能是因为机体在人体体细胞的不停增殖的过程中出现变异的细胞，当免疫监护功能出现问题的时候，包括免疫低下以及出现免疫逃逸的情况，这种变异细胞在各种诱因的情况下，成为这种异常的细胞。这种细胞必须具有一定的环境，才能够真正生存下来变成肿瘤细胞、致病细胞。最早听李桂东老师提到的"伏邪"，我自己也在思考，到底什么是伏邪。我以前的理解，中医认为伏邪致病，这个伏邪是肿瘤的干细胞，还是处在休眠状态的细胞？如何深入理解需要我们不停地去感悟。我比较赞同"人体在这个过程中，肿瘤可能是潜伏很久的邪气"这种说法。从西医学角度，产生这样一个细胞，有适合的环境，导致快速的增殖，然后形成肿瘤。从中医角度讲，是阴阳失衡，后面产生一系列的病理产物，如气滞、血瘀、痰浊、湿阻，最后成为一个致病因素，导致人体脏腑功能出现一系列的变化。我以前有想过，伏邪的属性是什么呢？这个大家可以讨论。用阴阳寒热来辨别的话，伏邪到底是什么属性？我们如何去干预？我自己感悟尚不深，实际临床时我更倾向于它偏于寒这样的属性，治疗上更偏于以扶正和温补为主。

三、谈谈自己在肿瘤治疗中的感悟（肿瘤怎么去）

有患者经化疗达到 CR（完全缓解），问他的肿瘤去哪里了？我开始思考，肿瘤应该去哪里。肿瘤的去路，往往不外乎汗、下、吐（现代较少，但是临床也可以见到）。比如肺癌的患者经治疗咳排出大量的痰，患者非常舒适，这就是吐的一种。中医学对肿瘤的治疗，主要是通过汗、下，即通利二便的方法，使邪气有出路。吐法目前主要是排痰和少量的呕吐的方法。在实际临床中，我常应用一些具有发汗、通利二便作用的药物给邪以出路。比如肺癌常佐以发汗的药物给邪以出路，肝胆系统的肿瘤予以疏肝利胆方法，消化道肿瘤予以通利大便，泌尿系肿瘤通利小便是非常重要的。

在这里，我想谈谈 EGFR-TKI 这类药物，估计大家都有体会。这是个很好的思路，在肿瘤的治疗中，应用西药治疗时会产生证候的变化，我们可以在中医理论的指导下看这些证候的表现。我们将 EGFR-TKI 基因的突变状态和中医寒热状态的关联进行研究。经过大概 2 年多，收集 300 多例 EGFR 突变的患者，经寒热状态的分型，发现 EGFR 突变的患者确实以阴寒证候为主，也就是说明优势人群是女性的、东方的、非吸烟的、腺癌的患者。这里面也给我们了一些启示，对于中医理论指导下的西医治疗，有些可提高西医治疗的疗效。在中国，几乎所有的肿瘤患者都会接受中医药的治疗，是不是所有的患者接受中医药治疗都会达到减毒增效的作用呢？我认为，有一些应用好的话，可以达到减毒增效的目的，但是如果应用不好，不一定能起到增效的作用，甚至会起到适得其反的作用。韩国曾有一例报道，有一位肺癌患者在服用 TKI 的同时服用了高丽参，导致肿瘤从对 TKI 敏感型变成不敏感型，西医将其视为一个反面病例和我们交流。我个人认为，既然可以使敏感肿瘤变成不敏感的，反过来，也可以使不敏感的变成敏感的。也就是说在中医和西医结合的治疗之中，并不是所有的治疗都一定能够增效的，有时候若我们应用不恰当，甚至会起到相反的效果。

四、临床治疗中的体会（三个步骤）

1.肿瘤治疗中，首先要调心

情绪对肿瘤患者非常重要。特别是一个患者刚刚被诊断为肿瘤，其情绪非常复杂，有焦虑的，有抑郁的，有恐惧的，各种各样，此时帮助患者树立信心非常重要。在西方医学中，对情绪致病，近些年也做了非常多的研究，中医一直以来就十分重视情绪对疾病的影响。美国人曾做过一个研究，诊断为肿瘤的患者中，失眠的患者比不失眠的患者预后要差。同样，国内西医界近几年也在做情绪和肿瘤之间的关系这类研究，比如快乐的老鼠其肿瘤进展速度较慢。因此，我认为肿瘤的治疗中调心是非常重要的。

2. 对肿瘤已经切除，或者长期稳定的无瘤状态的患者，调体质很重要

预防肿瘤的复发，我们能做的更多的是调体质。中医就是调理人体的内环境，如果没有合适的内环境，肿瘤的迁徙和增殖是不能完成的。所以对于这些患者，调体质很重要。

中医对肿瘤的治疗里面，我们的地位主要是在改善肿瘤患者的生存质量，使一部分患者在治疗中更好的获益，也有可以得到长时间生存的患者，甚至根治的患者，因此我认为要把西医学中非常有效的药物吸纳进来，特别是分子靶向药物、免疫靶向药物，可能会给我们带来非常大的进步。

讨论

伏邪的特点：

廖宇：有一个病根，有一个宿邪在体内，其特点就是伺机而动。

张海波：肿瘤从西医的生物学特性上理解，这一类细胞它可能更多的处在细胞的休眠期，如果从其增殖性上讲，属于中医"阴"的范畴，增殖不是很旺盛，是潜伏在那里。在适当的阶段，有合适的环境或微环境之后，才能迅速地增殖，之后才具有阳的特征。这一类的治疗里面，也有一些研究，比如中药中的清热解毒药物，还有西医的化疗。3年前中山大学肿瘤医院的曾益新院士，曾发表一个研究，反复不断的化疗可以使肿瘤细胞成为肿瘤干细胞，可能对于这类增殖并不旺盛的肿瘤细胞其治疗疗效并不好。这一类患者里面，通过肿瘤免疫治疗、早年的非特异性免疫治疗则看到了其疗效。中医的扶正类中药，对这类细胞起到了一种比较好的治疗作用。更多的是通过环境的改变，使其自然死亡，或者通过正气去杀灭肿瘤。

黄金昶：伏邪特点在伏，迁延难愈。如肝炎病毒、哮喘等。外邪引动内邪发病。去年我根据"秋伤于湿，冬生咳嗽"的理论，治愈了我爱人10年来一入冬就咳，咳嗽甚至不能眠，而立春不治自愈的病症，这就是伏邪理论指导下的用药。

沈剑刚老师：肿瘤干细胞的研究方面，其实最早是斯坦福大学在2008~2009年发表在《Nature》杂志上，我们后续邀请他们进行讲座，也做了很多研究。

肿瘤干细胞本身，它的演化是近几年非常热的热点。其生物特点和普通的干细胞有非常大的类似点。其类似点是其生物学靶细胞都非常相似，经最开始放化疗后大部分肿瘤细胞被杀死了，但是这里面包括的肿瘤干细胞非常少，大约1%，这个1%就是星星之火可以燎原的种子。这个种子它的特点是将周围的干细胞变成肿瘤干细胞，随着它的迁移，就迁移到其他地方变成新的种子引起复燃。《Nature》上发表的那篇文章表明放化疗杀死了肿瘤细胞，但是干细胞还是生存的。后来的研究进一步发现，为什么肿瘤细胞可以抵抗化疗和化疗所引起的细胞毒作用，而且还能够生存下来，主要是因为后来的肿瘤细胞自身发展的新的抗氧化能力，比如放疗也好、化疗也好，其机制很大一部分是产生大量的活性氧，将肿瘤细胞杀死，但是肿瘤干细胞杀不死。后来国际上就提出了一个方法，就是用大量的氧化剂，其效果就很好，可以起到协同作用。最近研究发现中药鸡血藤里面含有大剂量的抗氧化剂，这就可以带来杀死肿瘤干细胞的能力，从而对肿瘤的转移和再复发起到很大的抑制作用，因此我想到了中药配合肿瘤放化疗发挥抗氧化剂的作用。

我认为，我们可以在放化疗的同时或者放化疗之后，为了防止它的相互作用，用大剂量的中药冲击性治疗，这样不仅可以杀死肿瘤细胞，还可以杀死肿瘤干细胞，这可为肿瘤的治疗提供一个新的提示。

张海波老师提问：

（1）中药的大剂量能具体讲一下吗？是一味药还是一个复方？

（2）在您对肿瘤干细胞的研究过程中，不同的治疗原则，对其干预是不是影响一样？比如说扶正的中药和祛邪的中药。

黄金昶老师提问：抗氧化剂中药都有哪些？属中医哪一类？

沈剑刚老师：中药对肿瘤干细胞研究是近几年开始的，这个工作的起点是纯西医的研究。氧化还原这个机制，是近几年非常大的突破。因为在放化疗中产生很多氧化机制，可以使很多细胞DNA基因突变、使细胞膜结构破坏、使细胞生物结构突变，所以杀死了大量的肿瘤干细胞。近几年发展的细胞风险技术，可以分解出不同生物靶标的干细胞来，就会发现肿瘤细胞被杀死了，但是肿瘤干细胞还在存活。如果用大剂量抗氧化治疗来阻断的话，就可以得到新的治疗的启发。

大剂量抗氧化剂和中药的关系：中药具有非常多的抗氧化成分，比如环酮类、生物碱类，都有很好的生物活性，达到一定浓度就可以阻止肿瘤干细胞的增长。刘鲁明教授研究的清胰化积汤，对晚期胰腺癌肝转移具有很好的效果，清胰化积汤主要由健脾祛湿药物组成，进行成分分析，主要是环酮类化合物、生物碱类，还有就是多糖类。而这类成分主要见于补益类、化痰类、活血化瘀类中药中，这些成分也最有可能带来杀伤肿瘤干细胞的作用，值得我们进一步研究。

过去我们对乳腺癌的肿瘤干细胞进行研究，主要是针对鸡血藤，鸡血藤主要广泛用于心脑血管病中。在乳腺癌的干细胞中，发现鸡血藤是茶多酚类的化合物，这类化合物有很好的抗氧化、杀死肿瘤细胞的作用。其实茶里面含有很多的多酚类成分，有非常好的抗氧化效应，是不是喝浓茶就可以杀死肿瘤干细胞呢？这个是值得研究的，我们还没有相关的证据。

从肿瘤干细胞生物学角度去切入中西医的协同治疗，可能会带来新的启示。

张海波老师提问：肿瘤干细胞是不是还是通过细胞器进行分离的？有没有在患者身上捕获肿瘤干细胞去研究？

沈剑刚老师：我们过去先做了体外和体内的研究，包括培养的肿瘤干细胞以及在荷瘤老鼠身上进行干细胞提取分析。从患者身上去获得肿瘤干细胞这个是非常值得去探讨的。由于肿瘤干细胞分布的特征，在肿瘤实体组织中分布的非常少。除非血液科的患者，比如白血病患者可以做肿瘤干细胞的分析，结合放化疗治疗，在研究的时候可以设置这类课题，白血病患者可能可以做到。主要的技术难点是本身肿瘤组织中的肿瘤干细胞是少于1%的，经过放化疗后肿瘤干细胞比例可以上升到7%~8%甚至10%，但是再经过一段时间后肿瘤干细胞可以把周围的干细胞带坏，又变成肿瘤干细胞再进行迁移，实际上这个课题的研究是比较复杂的。

（整理者：刘维丽　校对：李波）

医理探讨

专病诊治经验

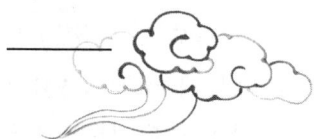

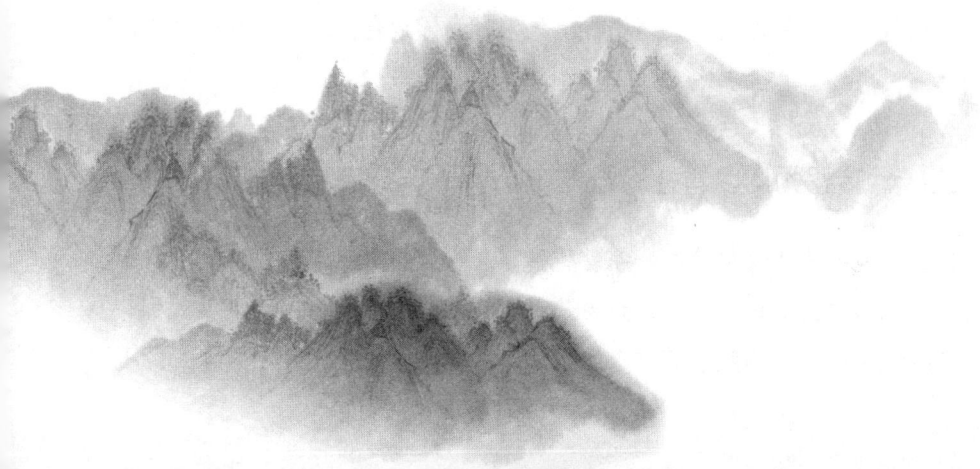

骨转移的若干问题

黄金昶

一、中西医对骨转移的认识

骨转移是血运转移的主要方式，以肺癌、前列腺癌、乳腺癌、肾癌多见。

西医考虑有如下三个方面因素：一是肿瘤本身的原因，肿瘤中前列腺素（PG）直接刺激破坏成骨细胞破坏骨，PG 在泌尿生殖系统中广泛存在，并存在于支气管、肝、乳房组织中；甲状旁腺激素相关蛋白（PTHrP）与非小细胞肺癌、乳腺癌骨转移密切相关。二是骨组织的相关因子，骨组织中存在的溶骨因子、Ⅰ型胶原多肽、胰岛素样生长因子和肿瘤转化生长因子共同破坏骨组织。三是血小板，血小板源性溶血磷脂酸在骨转移中起启动作用，也就是说血瘀是骨转移的重要原因。

在肾虚（骨组织）与血瘀（血小板）方面，西医与中医认识基本相同。肿瘤方面，我认为这些肿瘤性质偏火，而且与瘀滞有关。前列腺癌多因忍精，精液化为湿热瘀阻精道所致；乳腺癌多为情志病，多肝郁气滞血瘀；肺癌也与情志有关，而且肺调气；肾主骨生髓，脊柱是全身最长的骨、是扁骨，而且血液循环较长骨慢，容易血瘀。久坐伤骨，久坐容易导致脊柱结构改变，出现骨损血瘀。

二、骨转移为何以脊柱转移为主

问题一：临床中发现，肺鳞癌骨转移以胸椎转移为主；肺腺癌、晚期肺癌胸椎、腰椎转移发病率相近，这是为什么呢？

这是因为脊柱动静脉血管丰富，椎体旁静脉与内脏相连，无静脉瓣，压力小，血液容易通过。且脊柱是扁骨，血运不如长骨快（注：此为山东千佛山医院宋鲁成教授补充内容）。脊柱容易血瘀原因有二：其一，脊柱容易变形。我在临床实践中发现，肺癌患者平片胸椎多脊柱侧弯，腰椎多膨出。变形后造成局部血瘀。其二，后背督脉、膀胱经循行，阳经容易受寒湿，多气滞血瘀。

胸椎发病率高，其次是腰骶椎，颈椎第三；分别为胸椎 60%，腰骶椎 30%，颈椎 10%。胸椎刺血拔罐颜色偏暗，颈椎、腰椎泡沫偏多，说明胸椎偏火，颈椎多血瘀加湿热，腰骶椎多血瘀加痰湿。肺鳞癌多火，故而胸椎转移多见；肺腺癌和晚期肺癌寒湿多见，故而胸椎、腰椎转移发病率相近。

问题二：为何开始是单一转移灶而不是多发转移灶？

骨转移最早多发生在骨膜与骨皮质之间。平时我们吃的棒骨，发现瘀血发生在两个部位，一是骨髓内，骨髓内有红骨髓；二是骨膜与骨皮质之间，这些都是容易发生瘀血的部位。"骨肉相连"，是靠筋膜相连，也就是中医讲的少阳三焦部位，气血循环比较快，不容易多个部位出现问题，往往是单一的。这是骨转移开始多为单一病灶的原因。

三、对临床指导意义

该研究临床意义非常重大，许多脊柱转移患者出现疼痛、截瘫，严重影响患者生活质量，如能早期发现、早期预防善莫大焉。首先我们给容易骨转移的肿瘤患者做常规脊柱正侧位 X 线片，及早发现脊柱侧弯膨出等问题，及早纠正变形骨骼，不让其转移至脊柱；如出现疼痛但未发现转移，可在局部刺血拔罐或针刺；为预防骨转移，可在脊柱由上向下刮痧。此外，嘱咐患者端正坐姿，不给其脊柱转移机会。

（校对：杨鸣）

谈谈对骨髓抑制的认识

黄金昶

魏广平教授谈到骨髓抑制的问题，他认为白细胞和气有关系，红细胞和阴有关系。我也认同这样的观点。下面，我来谈一谈对骨髓抑制的一点看法。

一、造血的脏器（谁造的血）

（1）毫无疑问是骨髓造的血。中医认为肾主骨生髓，骨髓中有流动的东西，骨头那么硬的东西，肯定有阳气，骨为肾所主，骨髓受到抑制造不出血就应当补肾。这里的补肾应同时补阴和补阳，阴阳双补，单纯补阴或者是单纯补阳效果都不好。那么如何来补呢？骨髓受抑制，应该使用动物药，有灵性的药，如阿胶、鹿角胶、龟甲胶这些来补，效果还是不错的。

（2）我们讨论了骨髓抑制容易出现口腔溃疡，口腔溃疡说到底是骨髓惹的祸。骨髓的问题是相火的问题，用封髓丹治疗口腔溃疡。李波大夫提出治疗口腔溃疡可以用针刺。其实舌头疼，长溃疡是舌头的压力比较大，简单的办法就是减压，在舌底静脉刺血，疼痛很快得到缓解，这在《针灸大成》里有解释。

二、中医对白细胞、红细胞、血小板的认识

我们大家都知道，血液里有白细胞（WBC）、红细胞（RBC）、血小板（PLT）这三种主要成分，这三者有何不同呢？

1. 白细胞（WBC）

（1）其实我是最早提出卫阳和白细胞有关的。白细胞是由骨髓产生出来的，《内经》里讲卫出下焦，故和肾有关；卫出中焦，水谷之悍气，和脾胃有

关，通过脾胃来补养。《内经》云："上焦出气以温分肉而养骨节"，通过肺的宣发布达全身各处。我们可以在方中加入鹿角胶、阿胶、龟甲胶等血肉有情之品来补骨髓造血。

（2）能否通过肺的宣发来升高白细胞呢？赵伟鹏博士讲通过柴胡桂枝汤等能升高白细胞，是有这方面的报道的。

（3）我特别强调艾灸，升白细胞非常快，艾灸后第二天白细胞数就往上升。艾灸处方：气海（前正中线上，脐下1.5寸），关元（前正中线上，脐下3寸），足三里（犊鼻下3寸）。讲解分析：气海是调气的地方，通过肺的宣发布达全身；灸关元即补下焦，足三里是补脾胃。这个我在CCTV-4有两期节目，《灸壮元气巧升白》和《国医奇术》，大家可以参考。

2.红细胞（RBC）

（1）我认为红细胞有营阴作用，红细胞是骨髓造出来的，当然也和肾有关；《内经》云："荣出中焦，水谷之精气"，和胃气是对应的，与脾胃有关。故应调脾胃，补肾气。

（2）那升红细胞什么药好用呢？①我在出版的书（《黄金昶中医肿瘤辨治十讲》）里介绍了一个方：金匮统元方（熟地、山药、山萸肉、茯苓、泽泻、丹皮、炙黄芪、党参、肉桂、陈皮、半夏、旋覆花、生赭石、吴茱萸、黄连、竹茹、鸡内金等，每日1剂，水煎服）。这个方升红细胞效果相当不错。②刺血拔罐或是艾灸：肾俞、肝俞、脾俞、胃俞。

3.血小板（PLT）

血小板同红细胞和白细胞一样是骨髓生出来的，当然和肾有关系；同时和肝、脾的关系也很密切。中医讲肝藏血、脾统血，血小板和出血与凝血有关。

中药用双补气血和凉血活血的药物来升血小板，如生地、当归、丹皮、茜草、桑叶、黄芪、白茅根这一类的都可以升血小板。当然最快的还是刺血拔罐，在肾俞、肝俞、脾俞刺血拔罐效果堪比白介素-11（IL-11）。

三、能否把粒细胞从骨髓里调出来

中医能否将粒细胞从骨髓里调出来？西医能做到的，我们中医想办法也能做到。粒细胞是巨噬细胞的一种，是小的巨噬细胞，巨噬细胞又是白细胞的一种。当异物出现的时候，巨噬细胞就出来吞噬异物，外周血中的粒细胞就会增加。那如何增加异物呢？昨天我的学生李波提到刮痧能升粒细胞。其实刮痧可以人为地增加很多异物，这样粒细胞就会增加。其实我们升粒细胞最多的一例是刮了一次痧，第二天粒细胞升高了270%，效果是相当不错的。

以上是我对骨髓抑制的一些认识。

（整理：崔紫慧　校对：李波）

癌痛为何选择中医

黄金昶

2014 年很多人都看到过一篇文献报道，每 1 分钟就有 6 个人被诊断为癌症，可见肿瘤的发病率在快速上升。在肿瘤患者中，70% 的人以疼痛为主要症状，所以癌性疼痛是肿瘤患者不可回避的问题。

一、疼痛的定义

疼痛是伴随现有的或潜在的组织损伤而产生的生理和心理等因素复杂结合的主观感受。强调疼痛是患者的主观感受，提示在评估疼痛强度时，应该以患者本人的主诉为依据。所以《内经》中说"诸痛痒疮，皆属于心"，而不是"皆属于火"，看看我们祖先看问题多深入呀。

二、癌痛的病因

癌痛的病因有许多，以肿瘤直接引起的疼痛最多，约占 88%，此可见于：

（1）组织毁坏：当肿瘤侵及胸膜、腹膜或神经，侵及骨膜或骨髓腔使其压力增高甚至发生病理性骨折时，患者可出现疼痛，如骨转移、骨肿瘤所致的骨痛；肺癌侵及胸膜可致胸痛等。

（2）压迫：脑肿瘤可引起头痛。腹膜后肿瘤压迫腰、腹神经丛，可引起腰、腹疼痛，如胰腺癌。

（3）阻塞：乳腺癌腋窝淋巴结转移时，可压迫腋淋巴及血管引起患肢手臂肿胀疼痛。

（4）张力：原发及肝转移肿瘤生长迅速时，肝包膜被过度伸展、绷紧便可出现右上腹剧烈胀痛。

（5）肿瘤溃烂，溃疡经久不愈，发生感染，疼痛敏感性增加，可引起剧痛。常见的如放射性神经炎、口腔炎、皮肤炎等；化疗药物外渗引起静脉炎与组织坏死疼痛等。

从上面可以看出：首先，肿瘤引起的疼痛多与压力增高有关，临床中我们通过药物或者其他治疗手段减压后疼痛能马上缓解。其实很多病的病因并不复杂，把它最关键、最直接的点想清楚了，治疗就好办了。

其次癌症治疗也可引起疼痛，这种疼痛约占 11%，常见的如放射性神经炎、口腔炎、皮肤炎等；化疗药物外渗引起的静脉炎与组织坏死疼痛也属于这一类。

三、疼痛的治疗手段

疼痛的治疗手段也较多，首先采取的是西药治疗，如吗啡等。

癌性疼痛的药物治疗原则：①尽量口服给药，便于长期用药，可以减少依赖性和成瘾性；②有规律按时给药，而不是出现疼痛时再给药；③按阶梯给药，根据 WHO 推荐的癌性疼痛"三阶梯疗法"；④用药应该个体化；⑤注意使用抗焦虑、抗抑郁和激素等辅助药物，可提高镇痛治疗效果。

特别提醒的是：吗啡类药物要整片吞服，不能研末或嚼服。

吗啡对骨转移、神经性、压迫性等疼痛，效果不佳。

其次是外科治疗、化疗及放疗、微创治疗、骨核素及双磷酸盐等治疗。

中医药对于减轻癌痛也有一定作用，中医在治疗癌性疼痛中的优势是可以预防癌痛，和西医学治疗手段有一拼，几乎没有中医药解决不了的癌痛，因此，不能轻视中医药的作用。下面重点讨论中医药治疗癌痛的优点。

（一）选择中医治疗癌痛的原因

临床中治疗癌痛，医生常会选用阿片类药物止痛，但因此类药物只能使部分癌痛患者暂时缓解疼痛，而且有尿潴留、便秘、成瘾等副作用，使疼痛的治疗大打折扣或患者不愿接受。

患者喜欢中医，是因为中医止痛不仅起效快、作用持久，而且毒副作用非常小，无耐药性和成瘾性。并且对西医学无法治疗的癌痛也有较好效果，深得患者的好评。

（二）中医治疗癌痛策略

1. 抑瘤止痛

疼痛如果是因为肿瘤引起的，那首先得把肿瘤给抑制住了才能止痛。你看化疗后疼痛缓解了，因为化疗能使肿瘤缩小，疼痛自然缓解。西医是通过放疗、化疗、微创等使肿瘤缩小的方法止痛，这是从根本上解决问题。中医也能抑瘤止痛。

（1）中药外敷抑瘤止痛：昨天我们科里有个大夫对我说，黄老师您那个治疗胸水的外用方不但使胸水减少了，而且患者的疼痛也明显缓解了，这是为何？我告诉他是因为抑瘤外用方里加用了止痛的中药——乳香、没药这两味药，外用抑瘤止痛效果都非常好。抑瘤外用方我分两种：一个是阴证方，一个是阳证方，可千万别用错了。阴证方如果用在阳证上就会促进肿瘤发展，这个我有过教训。曾有一个青岛的患者，是上颌骨的滑膜肉瘤，用了阴证方后反而长得更快，是患者自己把阴证方用在阳位（头面部）上了。大家临床要注意的是部位上的阴阳，部位不同用药也应当不同。

阴证方药物组成：肉桂末（单包）90g、麝香（单包）1g、川乌90g、草乌90g、海浮石120g、海藻120g、壁虎90g、山慈菇90g、蜈蚣30g、猫爪草90g、夏枯草120g、青皮90g、乳香90g、没药90g，1剂。

方法：肉桂研细末，过筛，留极细末与麝香混匀备用；其余药煎两次，去渣，留汁浓缩成稠膏，如蜂蜜状（药汁可用微波炉去水分），药膏冷却后加肉桂、麝香，混匀，备用。每次取少许，涂在大块橡皮膏上，敷在疼痛部位，每日1次，每次4~24小时。

副反应处理：皮疹，加苯霜20g；渗液，加马齿苋粉100g，或者去外衣黄连素10片；皮肤潮红加熊胆粉3g（最开始用水牛角粉，发现不好使，后改为熊胆粉）。

注意事项与延伸：①不能用于阳证患者（如鼻咽癌、甲状腺癌、乳腺癌、皮肤癌等），否则会促进肿瘤生长。②其他功能：抗癌（治疗原发肿瘤、骨转移癌、淋巴转移癌）、治疗胸水等。（《内经》说：诸病水液，澄澈清冷，皆属于寒。）胸水就是古人所说的"悬饮"，你看古人多聪明啊，把它比喻成"悬"在胸腔里面的水，"支饮"就像在肠子里面被支撑起来的水，好像古人有内视功，做到像现代的CT、X线一样发现体内一些异常，很神奇。③药物可用酒精浸泡 24 小时，然后制成酊剂，外喷疼痛部位。

（2）火针抑瘤止痛：治疗浅表肿瘤及破溃肿瘤、带状疱疹等，疗效快且好。

肿瘤患者免疫力低下，常并发带状疱疹。曾经治疗一位肿瘤合并带状疱疹患者，皮肤表面的疱疹已经消了，但是疼痛没有丝毫缓解，于是在她患处周围火针围刺，结果 1 周就完全恢复了。后来也碰到几例，同样好使。带状疱疹还可以在疱疹上火针针刺，效果也很好。

我们曾治疗一位香港患者王某，卵巢癌术后，腹壁广泛转移、直肠阴道转移，腹壁肿物如巴掌大小，超声显示为 13cm×15cm 大小，小腹剧烈疼痛，每日口服奥施康定 680mg，仍然止不住疼痛，彻夜失眠。2013 年 5 月 23 日就诊，我给予中药汤剂口服，学生易健敏、田叶红等给予腹壁肿物火针围刺，第一次火针后痛立减，1 周后肿物明显缩小变软了，腹部明显平坦，体表皮尺测量大小缩小 2.5cm，每周治疗 1 次，肿物都会缩小 2cm 左右。

应用火针几点说明：①必须烧成白色；②腹部火针宜浅。

2. 对症止痛

中医药也有许多对症止痛的方法，效果也相当好。

（1）刺血拔罐：这个方法止痛效果非常好，多数能即刻生效。但有一点需要提醒大家的是刺血拔罐对胸痛效果不佳。

我和田桢曾治过疼痛超敏的一位重庆患者，是乳腺癌术后出现骨转移。2009 年 8 月 19 日在北京某三甲中医院行胸 4、5 椎骨成形术，术后双下肢疼痛剧烈，对疼痛超敏，不能接触衣物和抚摸，因疼痛不能入睡 2 个月，口服诸药和针刺后不能缓解，来诊时患者坐卧皆不适，痛苦貌，满面愁容，倦怠，双目布满血丝，双眼无神。我让学生田桢在疼痛明显处刺血拔罐，上午治疗 1 次后面露笑容，下午再次刺血拔罐可在家人搀扶下行走，经过 5 次治疗后疼痛消失。

胰腺癌的疼痛多数很剧烈，药物止痛效果不好，但胰腺癌患者腰部会有一个点或一个部位疼痛剧烈，对此处点刺血拔罐后疼痛会明显减轻。我曾治疗一例胰腺癌剧烈腹痛的患者，疼了很长时间，大概快 1 年了，家属在患者腰背部疼痛点揉搓缓解疼痛，搓得皮肤已经色素脱失变成白色了，我还见过有的患者皮肤被搓成紫红色。患者来诊时腰呈弓形不能伸直，予胰俞、肝俞、脾俞、胃俞等穴位刺血拔罐治疗，20 分钟后疼痛缓解，腰能伸直，患者述说近 3 个月来腰都未挺直了，这次治疗腰痛明显减轻，腰能挺直。

刺血拔罐说明：①刺血拔罐可治疗不完全性肠梗阻合并腹痛，多1次取效（腰骶椎周围结节）；②刺血拔罐可治疗乳腺癌术后上肢肿胀及阻塞疼痛（选取患侧颈肩部及上肢结节）；③治疗骨痛和淋巴癌痛效果满意；④治疗肿瘤压迫神经疼痛，如头痛（选用太阳穴、大椎）、胰腺癌腹痛（选取背部压痛点）。

刺血拔罐要点：选相关部位结节；刺血后刺血部位艾灸。

（2）刺血：与刺血拔罐类似，但刺血部位不适宜拔罐。

刺血可治疗一些比较怪的西医学没有办法的癌痛，如放疗后肛门疼痛。此疼痛患者难忍，患者如坐针毡，用一侧臀部坐在椅子上，或骑在椅子背上撅着屁股休息，绝不能压迫肛门处，这时你可以在天突穴周围找压痛点，在压痛点刺血，经常1次见效。如一位张姓女患者，患直肠癌，术后行放疗，放疗后2个月开始少量便血，因为以前有严重痔疮未引起重视，之后每天便血300ml左右，而且发现便血内有烂肉（坏死脱落的肠黏膜），每日如此，1周后遂入院治疗，让其口服烧干蟾血止。后某晚其夫打电话说患者肛门灼痛，排便时更甚，不能端坐，里急后重时时欲上厕所，压迫肛门时更难以忍受，请肛肠科会诊认为是肛瘘，目前身体状况不能手术，而且也无办法指诊检查。用刺血针针刺天突及周围痛点，血出疼痛缓解。

刺血说明：①不适宜拔罐部位可单纯刺血，但要注意挤血，刺血部位不一定是穴位，但必须是压痛点；②放射性肠炎、直肠肿物、直肠癌术后肛门疼痛，可根据肛周十二点在环颈部位选疼痛点刺血；③放疗后引起的咽喉疼痛可在少商刺血。

（3）针刺：能接受针刺者皆可应用。

针具可选用芒针、毫针。芒针（5寸及5寸以上的毫针）可治疗宫颈癌、直肠癌放疗后与膀胱癌引起的膀胱疼痛（选用中极、水道、归来、关元、石门等）；鼻咽癌放疗后颈肩部疼痛与胸胁疼痛（选用阳陵泉下3寸）；鼻咽癌放疗后咽痛（从天容向咽部针刺）等。

毫针：肝癌、肝肿大、浅表肿瘤压迫引起的疼痛可在肿瘤四周毫针围刺。多适用于晚期肿瘤体质极差患者。

（4）浮针：适用于头颈部、四肢的疼痛。

起效快而且作用强。可选用输液用的蝶形针代替浮针，浮针治疗脑转移头痛头晕效果极佳。记得有一次值班，一位50余岁男性肺癌脑转移患者，正行放疗，每日静脉滴注甘露醇 2 次、口服泼尼松 30mg 等预防性减轻脑水肿治疗。一日与儿子生气，突发头痛，患者自述头痛欲裂，还出现抽搐，双侧瞳孔不等大等圆等脑疝危急证，赶紧静脉滴注甘露醇，仍不缓解，双手紧紧抓着其妻胳膊，都把妻子胳膊掐紫了，速在头皮浮针治疗，不到 1 分钟，患者头痛迅速缓解，自述头一下子从紧绷绷捆着舒展开来，2 小时后瞳孔等大等圆，解除紧急状态。

（5）中药搐鼻：鼻腔未破溃者均可使用。

外用也可中药搐鼻，用细辛研细末，取少量，搐鼻，止痛极快但力量弱，可在临床救急。鼻腔给药有烧灼感，可将 pH 调在 7.4 左右，不适感就会消失。介绍一个典型病例，很多年前我值夜班，一位北京某学院的学生，是腹腔巨大纤维瘤引起腹痛腹胀，要求每一小时打一次吗啡针，护士恐其吗啡中毒，坚持 4 小时肌内注射一次，患者不依不饶，在病房嗷嗷喊，痛苦不堪，给予鼻腔给药后一夜没喊，安然入睡。

（6）中药口服：适用于能口服中药的所有肿瘤患者。

在这里强调的是中药口服既可治疗疼痛，又可预防癌症出现疼痛。一般的癌痛用前面介绍的方法基本能解决，但有一种疼痛效果不佳，这就是胸膜癌痛。后来发现用复元活血汤治疗胸膜转移疼痛效果很好。用复元活血汤治疗胸膜转移瘤疼痛是我们最先提出的，在找出这条经验之前有个艰难探索的故事。我的一位好朋友的父亲是肺癌胸膜转移出现右胁肋疼痛，吸气后加重，未予重视，之后疼痛日渐加重，疼痛性质呈牵掣痛、跳痛、烧灼痛等，伴范围扩大，波及右上胸部，应用大量吗啡和治疗神经痛的药物，往往前 2 天有效，继而无效，吗啡类药物不停加量，刺血拔罐、浮针、中药外敷也无效。患者疼痛呈牵掣痛、刺痛、烧灼痛，右胁下最重，于改变体位、咳嗽时加重，每天用手护在右胸，身体已明显倾斜右侧，基本卧床，被迫右侧卧位，烦躁，甚少进食，绝望少言，大便 3~4 日 1 行。我上网搜查无相关资料，但一例复元活血汤治疗车祸肋骨骨折胸痛案引起了我的重视，肋骨骨折疼痛是血瘀留于胁下，该患者用右手护于胁下是怕别人触及加重疼痛，是血瘀必定无疑，马上开了 1 剂复元活血汤，药物组成：柴胡 15g、酒大黄 15g、花粉 10g、桃仁 10g、红花 6g、生甘草 6g、当归 10g、炮山甲 6g、旋覆花（包）15g、白芥子 6g、乳香 10g、血余炭 10g、元胡 15g。患者仅服 1 剂后持续性疼痛明显减轻，患者已有笑意，坐在床边吃饭了，自述疼痛已减 70%，NRS 降至 4 分，暴发痛减至 2 次 / 天，日间活动增多，精神状态好转。考虑乳香、酒大黄气味厚重，服后易致恶心，上方再加竹茹 15g 清胃止呕，全瓜蒌 30g 通便。患者再服 3 剂后，持续性疼痛 NRS 降至 2~3 分，甚至每日约有 2 小时达 1 分，暴发痛 1~2 次/天，NRS7~8 分，口服盐酸吗啡片 5~10mg 控制，缓解较满意，精神状态继续好转，主动与他人交谈。

中药止痛说明：①顽固性胸胁疼痛（肿瘤侵犯胸膜或胸膜翻转术）可选用复元活血汤加减；②大剂量川芎对头痛效果好；③鼠妇对腹腔肿瘤引起的疼痛效果好；④活血药止痛要根据部位选药，效果才会好。常用药物：乳香、没药、红藤、川乌、草乌、独活、鼠妇、五灵脂等。

（7）中药外敷：常用于静脉炎、手足皲裂、化疗药物外渗等。

这里要给大家推荐的是李佩文老师的溃疡油对于化疗药物外渗引起的静脉炎特别好使。药物组成：紫草 60g、当归 60g、红花 60g、生黄芪 60g、生大黄 60g、白及 60g，用清香油煎煮半小时，留油备用。涂在静脉炎处，每日可多次。该药物也可用在化疗药外漏引起局部红肿疼痛者。

此外靶向药物易瑞沙、特罗凯等容易引起手足皲裂、疼痛，不能接触酸碱性液体。可用下方外洗：紫草 15g、生地 30g、玄参 20g、白及 10g、百合 20g、桑叶 10g，每日 1 剂，水煎外洗，一般 10 天后症状消失。

（三）吗啡类药物副反应中医处理方法

（1）恶心：第二掌骨中间按压，此为张颖清教授生物全息疗法，效果不错。同时饮食宜清淡。

（2）便秘：可用前贤仲景蜜导煎治疗便秘，我把蜜导煎称为中医开塞露，可比开塞露好使多了。也可配合针刺。同时多食蔬菜水果、顺时针揉腹等等。

（3）小便困难：治疗小便不畅可用热毛巾外敷膀胱处；芒硝、葱白捣烂外敷肚脐；针刺阴陵泉、三阴交，针感传到会阴部位或针刺中极、横骨等穴，也有一定疗效。

（4）吗啡中毒：必须明识吗啡中毒症状，最初有欣快感和兴奋表现。继之心慌、头晕、出汗、口渴、恶心、呕吐、面色苍白、谵妄、昏迷、呼吸抑制。后期瞳孔缩小如针尖大，对光反射消失，脉搏细弱，血压下降，最后死于呼吸循环衰竭。处理：吸氧；马上用纳洛酮 0.4~0.8mg 静脉推注，立即缓解。

（四）建议

（1）这几种止痛方法不是孤立的，临床要注意多途径同时应用可提高治疗疗效。

（2）疼痛一开始就应及时治疗癌痛，要尽早治疗，以防止癌痛加剧或再发作。

（校对：张炜）

骨肉瘤的治疗思路

王三虎

骨肉瘤属中医学骨瘤范畴，明代医家薛己在《外科枢要·卷三》中最早提出了骨瘤的病因病机及症状，即："若伤肾气，不能荣骨而为肿者，其自骨肿起，按之坚硬，名曰骨瘤。"具体而言，内因禀赋薄弱，肾之精气虚衰，或肝血不足，或大病久病，气血亏虚，以致骨失所养，极易感受外邪。正是所谓"最虚之处，便是留邪之地"。外因风寒湿邪混杂侵淫入内，正气又无力驱邪外出，则邪气逐渐深入，损伤筋骨血脉，以致气血凝涩，痹阻于骨，不通则痛；加之筋骨失养，骨质缺损，不荣则痛。

治疗以补肝肾、益气血、祛风湿、止痹痛的独活寄生汤为基本方。方中独活、细辛、肉桂、防风发散阴经风寒，疏通筋骨痹阻。杜仲、熟地、桑寄生、牛膝补益肝肾，强筋壮骨。当归、川芎、白芍养血活血。人参、甘草益气和营，扶正祛邪。茯苓健脾利湿，培补气血之源。秦艽祛风止痛兼清虚热，照顾寒邪郁久化热的可能。药味虽多，条理分明，面面俱到，尤其是方中15味药，有11味药据现代药理研究有抗肿瘤作用，非常适合多发性骨髓瘤的基本病机。

从厚朴麻黄汤看肺痿与肺癌的关系

王三虎

厚朴麻黄汤出自《金匮要略·肺痿肺痈咳嗽上气病脉证治第七》："咳而脉浮者，厚朴麻黄汤主之"。以药测证，应该是肺癌兼表证，外寒内热，但凝滞之气重于一般表证。方用："厚朴五两，麻黄四两，石膏如鸡子大，杏仁半升，半夏一升，干姜、细辛各二两，小麦一升，五味半升。上九味，以水一斗二升，先煮小麦熟，去滓，纳诸药，煮取三升，温服一升，日三服。"尤在泾解释："厚朴麻黄汤，与小青龙加石膏汤大同。则散邪蠲饮之力居多，而厚朴辛温，亦能助表。小麦甘平，则同五味敛安正气者也。"我对本方用厚朴打头久思不得其解，后来，从王好古"主肺气满，膨而咳喘"和朱丹溪"专泻凝滞之气"结合起来，再结合达原饮用厚朴开解痰毒凝结，半夏厚朴汤用厚朴化痰凝咽喉就可理解肺痿初期用厚朴的寓意了。小麦在此方中当是发挥"养心除烦，止渴敛汗"的作用。

养心除烦、敛安正气对平素似乎体健无病之人突然大病缠身还真是一个好的方法。有一个病例：寒战继之高热十余天，伴背痛腰痛，无汗，口干渴，饮水多，喜凉，一日可以数壶，口微苦，多午后发热，二便、食欲如常，无呕，舌不淡，偏暗，少苔，脉右洪大，左浮数。诊断为肺癌。与厚朴麻黄汤相符，一则说明张仲景的处方确有实际例证为基础，二则进一步印证了肺癌与肺痿的关系。天津肿瘤医院吴雄志教授对本方中小麦止汗的作用予以肯定评价，指出小细胞肺癌血管活性糖肽分泌增加，阵发性潮热汗出。厚朴麻黄汤对伴有血管活性糖肽分泌增加汗出的小细胞肺癌是有效的，又有一人证了。

（校对：李波）

胸腺瘤的诊治思路一

黄金昶

一、病因病机

（1）胸腺位于前纵隔，近任冲二脉，是任脉所过，冲脉之气所散之处，与冲任关系密切。任冲为阴脉，易为寒凝、血瘀、痰滞。

（2）胸腺位于胸腔，胸腺癌的部分症状如同胸痹，胸痹非单纯心脏疾患，为胸中痹阻，《金匮要略》认为胸痹为阳微阴弦，胸阳不足，痰浊上蒙。

（3）胸腺位于纵隔，纵隔有很多空隙，为三焦部位，三焦本为水谷津液循行的通道，容易造成津停痰生血瘀。

（4）胸腺位于阳位，位于胸腔，胸腔有心肺两大器官，肺主气，心主血，胸腺癌日久，会造成气滞血瘀。

（5）膻中位于胸腺的体表部位，膻中古称丹田，是肾精汇集之处，40岁之后肾精渐渐衰竭，胸腺慢慢萎缩。但此处是宗气之所，宗气是脾胃之气与肺吸入的清气合而化生的。

胸腺癌总的病因病机是宗气不足，寒痰瘀互结。

二、治疗

1. 口服

升陷汤+麻黄附子细辛汤+海浮石、白英、百合、桃仁、红花、桔梗、枳壳、壁虎等。吐法：由于胸腺癌多年轻患者，而且病位在膈上，可采用吐法。我用淡盐水催吐效果不好，有的患者在口服甘遂、大戟时会不停口吐泡沫痰，或口吐胶陈样黏痰，往往痰出症减瘤缩。

2. 针刺

可在膻中、天突、巨阙等穴和胸肋角垂直进针，治疗胸腺癌，效果很好。介绍一例案例：一位好朋友的亲属，患恶性胸腺瘤，因与周围组织尤其心脏粘连，暂不考虑手术，建议先化疗。患者胸痛彻背，夜间尤甚，影响睡眠，赵伟鹏博士针刺 1 次后胸痛大减，夜间能安睡，针刺 4 次后 PET-CT 提示肿瘤边界清，遂从腹腔切口将胸腔瘤体完全取出，病例为 2B 型胸腺瘤。

（校对：李波）

胸腺瘤的诊治思路二

王三虎

胸腺瘤约占前纵隔肿瘤的 50%，临床表现各异，可以无症状，50% 的患者有胸痛、胸闷和呼吸困难，部分患者有消瘦、乏力等。从临床表现来看，中医典籍中对本病有一定认识。

《伤寒论》166 条"病如桂枝证，头不痛，项不强，寸脉微浮，胸中痞硬，气上冲咽喉，不得息者，此为胸有寒也，当吐之，宜瓜蒂散"，说明病因是风寒入胸中，证候是寸脉微浮，胸中痞硬，气上冲咽喉，不得息，证系胸中寒痰阻滞，病位在上，有上冲之势，于法宜吐，方选瓜蒂散。我说这一条是描述肿瘤的，还有一个佐证，紧接着的 167 条就是"病胁下素有痞，连在脐傍，痛引少腹，入阴筋者，此名脏结，死"。张仲景条文排列的意义昭然若揭。由于本病的病因比较复杂，临床症状不典型，病位与心脏很近，所以在《金匮要略·五脏风寒积聚病脉证并治第十一》中又有一些类似的论述："心中风者，翕翕发热，不能起，心中饥，食即呕吐。心中寒者，其人苦病心如啖蒜状，剧者心痛彻背，背痛彻心，譬如蛊注。其脉浮者，自吐乃愈。心伤者，其人劳倦，即头面赤而下重，心中痛而自烦，发热，当脐跳，其脉弦，此为心脏伤所致也。心死脏，浮之实如麻豆，按之益躁疾者，死。"可以看出，本病的症状有所补充，还有和胸痹心痛的鉴别诊断，治法上从"自吐乃愈"可以意会，脉象在诊断上意义重大，预后更符合胸腺瘤的晚期实际。如果胸腺瘤晚期导致上腔静脉综合征，那就是《金匮要略·痰饮咳嗽病脉证并治第十二》："膈间支饮，其人喘满，心下痞坚，面色黧黑，其脉沉紧，得之数十日，医吐下之不愈，木防己汤主之。"看看，"医吐下之不愈"嘛，病情进展了，该改弦易辙了。

宋代的《圣济总录》较全面地反映了北宋时期医学发展的水平、学术思想倾向和成就。其中"膈痰者，气不升降，津液否涩，水饮之气聚于膈上，久而结实，故令气道奔迫，痞满短气不能卧，甚者头目眩晕，常欲呕吐"一段，承上启下，是对胸腺瘤病位、病因、病机、症状的权威论述。

明代王肯堂的《证治准绳·杂病》中也认识到以往说的膈痛"与心痛不同，心痛则在岐骨陷处，本非心痛，乃心支别络痛耳。膈痛则痛横满胸间，比之心痛为轻，痛之得名，俗为之称耳。"对病机和治疗方法多有经验："膈痛多因积冷与痰气而成，宜五膈宽中散，或四七汤加木香、桂各半钱，或挝脾汤加木香。膈痛而气上急者，宜苏子降气汤去前胡加木香如数。痰涎壅盛而痛者，宜小半夏茯苓汤加枳实一钱，间进半硫丸。"值得借鉴之处甚多。

张锡纯的升陷汤实际上就是治疗胸腺瘤早期的主方。"治胸中大气下陷，气短不足以息。或努力呼吸，有似乎喘。或气息将停，危在顷刻。其兼证，或寒热往来，或咽干作渴，或满闷怔忡，或神昏健忘，种种病状，诚难悉数。其脉象沉迟微弱，关前尤甚。其剧者，或六脉不全，或参伍不调。"由黄芪、知母、柴胡、桔梗、升麻组成。尤其是他对大气下陷证的病因及病程发展的看法和我提出的"结胸病是恶性肿瘤的胸腹部转移"有异曲同工之妙。"其证多得之力小任重或枵腹力作，或病后气力未复，勤于动作，或因泄泻日久，或服破气药太过，或气分虚极自下陷，种种病因不同。而其脉象之微细迟弱，与胸中之短气，实与寒饮结胸相似。然诊其脉似寒凉，而询之果畏寒凉，且觉短气者，寒饮结胸也"。

我认为胸腺瘤的产生，内因是肾虚。胸腺可以说是先天精气的另一处储藏室。20岁以后，就不再发挥作用。所以，当20岁以后，先天之精得不到后天之精及时补充的情况下，才多发本病。因此发病年龄多在20~40岁。先天之精得不到后天之精及时补充的最主要原因是劳力伤脾，大气下陷。所以，本病常伴有重症肌无力，占本病的9%~28%。临床上我用补中益气汤加牛大力、五爪龙、千斤拔，往往取效。这实际上是以脾虚气陷为主要病机的主方。

（校对：李波）

顽固性头痛辨证论治及大黄、附子应用体会

张辉

一、常见慢性头痛的辨证论治

（一）头痛长久不愈的原因

长久头痛为神经内科常见疑难病，为什么久治不愈呢？

本人认为有以下几方面原因：

（1）配方不合理，用药不当，头痛的治疗要从脑火顽痰分析用药，因头为诸阳之汇，怪病多痰。

（2）缺乏有效引经药，即使配方很好，但无有效引经药，方也效差。本人常用头部引经药：石菖蒲、鱼脑石、桔梗，桔梗载药有舟楫之能。大家都是研究肿瘤的，引经药对于脑部肿瘤的治疗加入对症的方药中，可以达到事半功倍的效果。

（3）还有一种顽固性头疼，为枕神经卡压所致。

（4）头疼和失眠并存。

（二）常见慢性头痛分型

1. 颅外型

（1）火热型：临床表现火旺诸症……舌红赤，脉数，本型患者性格多急躁，形瘦，本人常用处方如下：川芎、白芷、藁本、甘草各10g，红参10g，生石膏块120g，伴失眠者加黄连、石菖蒲、鱼脑石、炒枣仁等；伴有阴亏者加生地、麦冬、玄参。

在这里值得一提的是，生石膏用量比较大，因为生石膏甘寒清热保津。

（2）痰湿型或痰湿热型：多见于体胖的人，此型比较顽固，临床表现：头沉重，舌胖或舌腻或舌边有齿痕，脉弦滑。本人常用良方如下：川芎、白芷、藁本、防风各 10g，生山楂、焦山楂各 20g，陈皮 10g，半夏 10g，云苓 15g，甘草 6g，香附 10g，白芍 10g，黄芩 10g，鱼脑石 10g，制鳖甲 30g，木瓜 10g，薏苡仁 15g，何首乌 10g，女贞子 15g，生姜适量。伴有湿重者面目虚浮或肿胀，全身沉重，头痛如裹，可加泽泻、白蔻仁、通草以加强利水湿的功效。

在这值得一提的是，胖人和瘦人的发病各有其特点。瘦人一般多阴虚内热或气阴两亏；胖人多痰湿或痰湿郁久化热形成脂肪肝、结石、痛风，多患心脑血管病。

（3）枕神经卡压性头痛：学习过小针刀的医生都知道这个病，首先从诊断上先明了。大家都知道，枕部有枕大神经和枕小神经，详细解剖大家都知道。枕大神经支配后枕部和头顶部的感觉，枕小神经支配耳后及颞部的感觉。

这种病形成的病因：长期睡眠姿势不正确，工作紧张，长期低头工作，寒冷潮湿或者外伤，或者寰枢关节半脱位使局部炎性渗出，刺激了周围的肌肉，发生痉挛，筋膜紧张，挤压神经，从而使得局部变性、粘连、结疤。症状有后枕部木痛、跳痛，有时牵至头顶部，甚至前额及眼眶，有的患者患侧视力下降。这种患者，耳后喜按压，按摩后头痛马上减轻。

检查方法：枕大神经在枕骨隆突下一横指旁开 2.5cm，枕小神经在枕骨隆突下旁开 5cm。治疗：常用的一个就是小针刀微创术治疗，效果还可以；再一个就是推荐皮针，效果良好，操作简单，安全，痛苦少。皮针的进针部位：不要从痛点进入，要从痛点的远端，刺入皮下，做扇形摆动，留针 24 小时取出。这个皮针刺入皮下后，摆动后疼痛即可以立即见效，且效果持久。

需要强调的是，这种头痛一般长久。单用一个办法，有时远期效果不够理想，所以要配合方药，方药就是前面讲到的两个方剂，可供大家参考用药。

2. 颅内型头痛

（1）肝热阴亏火旺型：此型常见于高血压三高综合征，临床症状错综复杂，舌红赤，舌苔厚黄，脉弦，或滑数，或细数，多用天麻钩藤饮加减变化，常加夏枯草、生赭石、土鳖虫、丹参、槐米、三七、黄连、水牛角（甚至羚羊角）、生石膏、人参、龙骨、牡蛎、柏子仁、炒枣仁。

此方首先治疗头痛，而且对高血压三高综合征引起的脑中风、心梗预防非常重要。方中夏枯草平肝阳、治痰核，而治目珠夜痛，它可以刷掉血管内形成的代谢产物；赭石性寒清肝气之冲逆而重镇且能止血；槐米凉血止血，可改善动脉硬化，改善心肌缺血，有良好的降压作用；用后脑内阴阳得以平衡，血管弹性得到恢复，瘀血得以清除。上面药物较多，可以灵活加减。

本症如果伴有痰湿偏盛，加入罗布麻、泽泻、浙贝母、半夏等以泻水湿；半夏我们一般用旱半夏，旱半夏疗效较好，但因旱半夏药源少、价格较贵，市面上的半夏多为水半夏，药效不如旱半夏。

（2）肝肾阴亏脊空型：特点是伴有很多的临床症候群，如头痛、头晕、头响、脱发、白发、失眠、五心烦热、便秘、纳差、倦怠、性欲低下，甚至骨质疏松，可伴有轻度的脑萎缩，当然这个多见于年龄在70岁左右的人，脑萎缩来得比较早。

治疗常用六味地黄汤加味，加二至丸、知母、黄柏、五味子、制龟甲、枸杞子、石菖蒲、丹参、三七、土鳖虫、黄芪、西洋参、铁皮石斛、蒲公英、金银花、半枝莲、何首乌、桑椹等；治疗大法：补肾活血解毒。方剂的最大特点是：补不上火。为什么很多肾虚患者，有许多肾虚症状，稍补即容易上火呢？这个方剂最大的特点就是补不上火，服药后达到大便通、饮食佳、睡眠好。人体健康三大标志：能吃、能睡、能拉。此方用药后很多形瘦患者体重增加、面色改善，女性脸部的黄褐斑、蝴蝶斑都可以退掉。

慢性肾炎、肾病综合征，可参照本大法即补肾活血解毒。特别值得一提的是六味地黄丸，我们常说六味地黄丸是男人的加油站、女人的美容院，但是我多年的临床体会，六味地黄丸给小儿用效果不错，但用于成人疗效平平，或者说当时用3~5天可能有效，如若继续服用，可能没效，为什么呢？这与中老年人的身体变化特点有关，中老年人血管硬化，导致血管管腔变窄、血管弹性降低，血管内壁发毛甚至有斑块形成。这个方子中加入许多活血化瘀药，活血化瘀药起到了载体作用，可以载着六味地黄汤的三补和枸杞子等补肾诸药周行全身，直达病所、脑髓、骨髓，达到益气补肾的效果。

常说的补肾就是补脑补骨髓，因为肾主骨生髓，通脑，其华在发。以上所讲都是常见证型，其他类型需要我们临床对证加减，不在此赘述。

二、中药四大天王（人参、地黄、大黄、附片）之大黄、附片的临床应用

（一）大黄的功效

大黄功效极多，四句话可以概括，损阳和阴，攻擅下行，化瘀逐陈，利血中之滞。大黄可以退黄、可以排石、可以减肥。对于肾衰的患者，可以降低肌酐、尿素氮，效果非常好。对六腑有强大的补通作用。常说六腑以通为补。

大黄应用临床病例：

1. 膈肌痉挛

用大黄 10g、甘草 10g，泡茶徐徐咽下，因大黄功擅下行。人之所病病疾多，而医之所病病道少。别看膈肌痉挛是小病，不一定每个医生都有良方妙策。

2. 便秘

便秘发病的人很多，可以单独发病，也可合并他病。人们常说：大便拖一天，如吸三包烟，欲得长生，肠中常清。可见便秘对人体伤害有多大。肠道周围都是免疫系统的驻军。

寒性便秘：症见舌淡胖，舌面上津液较多，脉迟缓，患者面部垢腻，畏寒。本人常用大黄 15~25g、芒硝 5~10g、附片 10g、木香 20g、甘草 10g、败酱草 30g、红参 10g、生地 15g、黄柏 10g。这个方子的主药是附片、大黄和人参，寒性便秘，附片可以驱寒温通，大黄下行推动之力较强，其他药物是围绕着附片和大黄服务以减少它们的副作用。大黄降肌酐、尿素氮，肾衰患者出现肌酐、尿素氮居高不下，在对证的处方中加入大黄 30g，大黄炭 30g效果非常好，临床病例也比较多，也可用大剂量大黄和附片煎汤保留灌肠透析。

3. 精神分裂症

多年的临床经验总结出大黄对精神分裂症有奇效。本人命名为黄金汤，处方如下：大黄 30~120g（从 30g 起步，50g、80g、100g，前期泻下，后期就不再泻下了）、郁金 15g（行气活血、利胆开心窍，痰浊瘀血阻塞心窍导致发病）、山栀子、枣仁、丹参、生铁落、黄芪、天冬、胆南星、远志、浙贝母、半夏。生铁落重镇心肝，坠痰下气，偏治癫狂善怒；郁金与浙贝母、远志相配，可以

开心窍、化痰浊；再辅以胆南星、天冬、半夏祛痰之力更强。此方治疗的优点是：用中药治愈的精神分裂症，患者愈后可以恢复到病前的状态，这样的临床实例比较多。

（二）附片的临床应用体会

前面几位教授讲得很详细：如黄老师：用麻黄附子细辛汤、枇杷清肺饮、五味消毒饮治疗青春痘、痤疮，我临床体验后效果非常好。对一些疙瘩连片，痘痕斑块的效果非常不错，总之附片此味天王之药，真寒证非它莫属，温通功猛，用之得当，事半功倍，否则劫阴。

讨论

1.用木瓜治疗头痛的机制是什么？

答：辨证为痰湿型或痰湿化热型，木瓜可以舒筋活络、和中化湿、通络。

2.治疗高血压的辨证思路是什么？

答：高血压的发病特点：高血压是一种常见病和多发病，具有三高三低的特点，即发病率高、致残率高、死亡率高和知晓率低、服药率低、控制率低的特点。高血压患者最恐惧的是发生脑中风，所以苦寻良方，但良方甚少，大多用对症的方法治疗。如利尿剂、血管扩张剂、神经调节剂，能降血压，但对患者症状控制不够理想，不能根本解决患者心肝脑火旺的病邪，使中风每每发生。大多数高血压患者的根本病因是心肝脑火旺，长期火旺，火灼，虚火煎熬导致血液黏性增加，血管内壁受损，弹性降低，逐之渐渐形成冠心病，高血糖，终成高血压综合征，形成临床症状群，比如头痛失眠、心烦易怒、便秘、头胀、头昏易出汗等。本人通过 30 年不断探索，总结出新思路，运用中医理论，养阴清脑降压法，使上症大大改善，对于早期高血压可以治愈；中晚期患者，平稳降压，调节阴阳平衡，彻底预防脑中风和心肌梗死。中医治疗，绿色保健，中风贵防，以免致残。

（整理：刘维丽　崔紫慧　校对：程培育）

夜话肠癌

黄金昶

肠癌可以发生在小肠、结肠、直肠。在小肠，偏寒用乌梅丸；在结肠则脾虚痰湿夹热；在直肠亦有痰湿夹热。

肠癌为什么易发生淋巴结转移呢？与脾虚痰湿有关。淋巴结转移以痰湿为主，在不同的部位有不同的兼证。我们常说痰是痰，湿是湿，痰湿可以俱现，但痰和湿还是有区别的。能否通过肿瘤标志物看痰湿的区别呢？胆囊癌、胰腺癌的 CA199 高，手术中见湿气偏重些。而肺癌、肠癌、胃癌、乳腺癌的 CEA高些，多与痰有关，痰偏重些。至于 CA125、CA724 具体区别尚不清。

肠癌特别容易发生肝转移、肺转移，其与脾虚有很大关系。脾为气血化生之源，肺主气，肝藏血，它们之间关系密切。发生多转移灶与情志有关；如果原发灶切除后没有问题，而发生肝、肺转移，我会单纯从肝、肺来调，是有一定疗效的。去年有一位患者，肠道肿瘤出现肺转移灶，转移灶 2cm 大，未采取化疗而是吃中药，从肺去调治，后来转移灶消失了。骨肉瘤出现肺转移，若原发灶没事，单从肺去治疗。因为做的病例比较少，和大家说说看能否有共鸣。

再说不完全性肠梗阻，我们采取刺血拔罐。在腰骶部的华佗夹脊穴和膀胱经内侧 1.5 寸上，穴位周边找结节刺血拔罐，快者不到 2 分钟即有肠鸣、5 分钟可排便。肠梗阻和不完全性肠梗阻，越早越好治，刺血拔罐就是比药物快得多。以前也用大陷胸汤，因为肠之间有粘连，所以通之前疼的特别厉害。还有些特殊的疼痛，比如直肠癌、盆腔肿瘤，会有肛门坠疼，患者极痛不敢坐，用八字平衡疗法。直肠的话，可以找环内的结节，刺血拔罐。肠道里的疼痛用中药红藤有效；常规治疗腹胀的药效果并不好，马齿苋治疗放疗后的腹胀效果也是不错的。饮食很重要，江浙一带饮食偏甜，过甜伤脾，容易湿留肠道。

再谈便血。放射性肠炎的便血以及肿瘤在肠道中刺激所致的便血一般止不住。虽有些药可以，但用烧干蟾效果更好。蟾皮烤焦治疗胃出血及肠道肿瘤出血效果较其他药好。一位 80 多岁女患者，肠道肿物出血，贫血，采用烧干蟾治疗后血红蛋白从 60g/L 很快升到 90g/L。

无论哪种肿瘤，我和有些老师的观点一致：最起码要做到肿瘤标志物水平下降，肿瘤缩小或消失，单纯的控制症状意义比较小。

肠癌抗肿瘤用哪些药物呢？徐苏老师用马钱子，我也喜欢用。马钱子香油炸后碾成末，用蜂蜜成丸外裹朱砂，治疗风湿、类风湿以及脑瘤引起的肢体活动不利。此外，民间治疗淋巴瘤效果不错，我也拿来用，比甘遂好使。关于马钱子的用量，浙江金门一同行说可以碾成粉用到 6g。方法是用清水泡去沫，泡 7 天去皮后再泡 7 天，把芯淘出来晾干，用香油炸后再晾，碾成粉可以用到 6g。注意马钱子有蓄积中毒，不像斑蝥、蟾皮、壁虎没有蓄积中毒。马钱子顶多吃 3 个月，令其休息。壁虎毒力小，一般可以用 30g，曾遇到一个患者用壁虎 10g 打成粉，服用后出现嘴肿，这么多年就这一例副反应。蟾皮的力度远大于壁虎，对淋巴结、肺、消化道肿瘤效果非常好。

直肠癌、膀胱癌、肾癌及宫颈癌，都在下面。是什么原因发生在直肠，什么原因发生在膀胱，什么原因发生在子宫？共性都是湿邪，直肠癌责之脾虚，膀胱癌责之肾虚，宫颈癌责之血虚。我们常说世界上没有无缘无故的事，存在必有其价值。往哪里跑，哪里肯定有问题。

讨论

1. 关于肠癌转移

李亚俊：肠癌转移到肝或者肺，病理上仍是肠细胞的表型，您从肝从肺去治疗有效，意味着改变了转移脏腑的环境，使得转移的癌细胞不能生长。如果同时运用针对肠癌组织本身的药物，会不会效果更好？

黄老师:（转移治肝治肺）是我自己摸索的，观察过一些。因为病例比较少，很多年了，不好说（结论）。发生转移了，如果能够手术还是建议手术。

2. 关于舌下络脉

崔叶敏：肿瘤患者舌象都有自己的特点。胃肠肿瘤舌质紫暗多见，舌下络脉紫粗的不太明显，晚期才会紫粗。而肝胆、胰腺、肺部肿瘤舌下络脉紫粗明显，并且舌下络脉在肝表现左侧紫粗曲张明显，在肺右侧络脉紫粗曲张明显。

乳腺、卵巢、子宫肿瘤在舌体两侧明显，因为我西医出身，所以不好解释此原因，请教黄老师以及各位老师。另外，白血病舌下络脉紫粗曲张很少，淋巴瘤舌下络脉可以出现紫粗曲张，为什么？

黄老师：舌下静脉黑，舌质不暗，这是什么意义？舌象和任脉有关，冲任从前面走，冲任多与泌尿生殖系有密切关系，还有肾上的疾患。尤其从舌根向前走的肯定与冲任有关；肺则在舌的前半部分的两边。如肺癌，舌尖的两边出现散在小的似血窦，而舌质并不暗，紫黑的情况下有瘀血。

黄老师：之前我们说的唇系带，督脉从会阴出来，过魄门到督脉，督脉和上唇系带，任脉和下唇系带，而直肠与冲任有关。所以唇系带可以反映直肠的病变。肝上的病灶在舌的两边紫暗明显，肺上的病灶可见舌下和舌前的瘀斑，和冲任相关的泌尿生殖系病灶在舌下，从舌根往前有瘀紫。

崔叶敏：舌下络脉紫粗曲张，但脉细弱，配用温阳药效果好，脉细涩或脉细弦配温阳药效果不明显，加大活血化瘀药效果明显。

（整理：李亚俊　校对：齐春华）

肝癌的中医治疗经验

李桂东

肝癌临床分类有三型三期，三型为单纯型、炎症型、硬化型，分三期没什么可说的，来源呢，有肝细胞型、胆管上皮细胞型，也有其他肿瘤转移的（如大肠癌等）。那么在治疗上是不是要去考虑它们的这些区别呢？我的看法是，没有明确找到规律和对应关系的时候，开中药处方时不要想太复杂，尽量地忘记病理、生理等西医的分辨。我们还是谨守病机，然后处方用药。判断预后时，再考虑结合其他检验、检查结果。肿瘤患者的病情有时是容易急转直下的，变化极快。这时我们治疗肿瘤疾病需要考虑两个问题：我们治疗是针对肿瘤本身去用药还是针对人体用药？用药的目的是对抗疾病还是追求健康？这个是需要我们从战略上全面考虑的，要兼顾。

肝癌的治疗非常复杂，难度也很大，有关专著也非常多了，我们今天只能来一次以管窥豹式的探讨，所以我想限制一下今天的谈话范围，从临床理法方药来展开谈。

一、病机

临床中我们还是要按照理法方药的顺序来走，并且重视病机类型、体质类型的共性。这样做的好处是只要把基本病机吃透了，可以处理好从未见过、也毫无经验的疾病，不至于无从下手。对肝癌传统的认识，中医的经典中有很多描述，包含在黄疸（阴黄、阳黄）、黑疸、胁痛、鼓胀、血证、癥瘕、积聚等这一类病当中，对其病机的分歧较大，探讨结论非常多，但从统计上来看，多数归因于湿，湿热或者寒湿，或者夹虚夹瘀夹毒。在这个病机上，我认为虽然他这个症状的结果指向的是体内的湿邪，但肝癌的患者经常可以看到湿的表现、热的表现、瘀血的表现，如恶心欲吐、肌肤甲错、身热不扬等症状。但是我认为这些现象仍然不是根本的病机，它只是一个基础病机。真正深入思考的话，这个水液是人体生命活动必需的精微物质，它从正常的有营养的这个津液变成病理性的痰湿，那么它的这个转变的原因是什么呢？原因还是在它的代谢上出了问题，要找代谢上的问题怎么产生的，那就要落实到肺脾肾的功能上面去。在临床中，不要去机械地区分是寒湿或者湿热，我认为寒湿和湿热只有阶段性和程度上的区别，没有本质的区别。两者是可以转换的，寒湿阻碍气机，寒湿内伏日久化热。因为寒性收引，这个寒与湿杂和为病以后，它可以导致气机的不畅通，所以湿阻的情况经常会出现恶心、大便不爽啊，甚至小便难等症状。这些原因是什么呢？湿为阴邪，阻碍气机，那么阻碍气机以后就郁，郁完以后它可以转化成热呀！所以前几天吴雄志教授讲的这个阴黄阳黄之间的转化，这个是经常有的。因此辨证上哪里能够把寒热完全区别开呢？所以说我们学四诊八纲学的什么？八纲是叫我们一分为二看细节，四诊合参呢，是要学会合二为一，这样才能统观全局。微观不足往往是宏观失败的原因，只有看问题既有宏观高度，又能照顾细节才是高手啊。所以我的观点就是黄疸可分阴黄阳黄，或者再加上萎黄。有的也说这不是同一个病，我认为诸黄既非一证，却又不可截然分开。我们知道黄色的主病是湿和虚。我们就在湿字上做文章。很多肝癌以萎黄起病以黑疸收场，阴黄阳黄之间发展到一定阶段完全可以相互转化，比如说阴黄继发了感染转化为阳黄，阳黄热气消耗可转化为阴黄，在临床中经常见到。

肿瘤病机一般都有两个方面，就是正虚和邪实。具体在肝癌，虚就是肝脾肾的阳气不足以至于伏邪入脏为患，实就是寒湿瘀血内停。这个扶正是中医的优势，治重病、久病、慢性病，都需要练好补虚的功夫。和病机相对应的治则很简单，就是扶正祛邪，那就有补和攻。时间关系我们今天重点先来谈一谈扶正。

我走的路子是小路不是大道，家传《伤寒杂病论》治五脏虚证的心法，今天我把它公开，我们在《青山医话》当中把它叫作仲景五脏补法要诀。在《金匮要略·脏腑经络先后病脉证第一》中，这一段话是大家经常提到的就是——上工治未病，见肝之病，知肝传脾，当先实脾，四季脾旺不受邪，即勿补之。这个见肝之病，知肝传脾，它是五行相克关系的一个传变。用来说明这个疾病的规律，但是这个意思并不只是说疾病从肝转移到脾去了，实际上还有一层意思说的是脾虚才是肝病的根本，这个我们后面来解析原文看看就知道了。五行生克关系不要机械地去理解，要用脏腑病机来理解。为什么这么说呢？五行关系也好，五脏关系也好，它是一个网状联系，是一个如环无端，但是很多问题我们看到的都是有方向的、显性的东西。很多人就提出来根据这个五行生克规律去套啊，既然肝病是传脾，那么五脏病各有所传，按照相克规律依次类推不是很简单嘛。可是临床上呢，却并不是这样的情况。实际上在《金匮要略》中它是用脏腑辨证去解释这个问题的，但是解释的这一部分我看过好多版本都没有说得很清晰，没有说得很透，有的是直接绕开不说，那么其实下面这一段是关键。

我们先看原文。"夫肝之病，补用酸，助用焦苦，益用甘味之药调之。酸入肝，焦苦入心，甘入脾。脾能伤肾，肾气微弱则水不行。水不行则心火气盛，则伤肺。肺被伤则金气不行。金气不行，则肝气盛。故实脾则肝自愈。此治肝补脾之要妙也。肝虚则用此法，实则不再用之"。那么对这一段话的解释，就是我传承下来的学术观点，我们把这段话作为仲景的五脏补法的心法要诀。实际上他已经论述了五脏虚证的病理关系，绝不是只在说肝和脾。但是这段话从字面上不好理解，我看很多注家都不讲，因为你直观去看的话确实不好懂，比如说脾能伤肾，这个怎么伤？就是五行关系规定了一个土克水吗？这个原理是什么呢？五行相克不能机械地去理解啊。所以我觉得五行的相克理论和脏腑辨证这个体系，它本身是有问题的，以后我们专门探讨。今天先把五行生克跟五脏虚证的这个病理关系，把它背后的这个逻辑找出来，这个逻辑一旦走出来以后，你会发现原来这个很简单，我自己感觉是恍然大悟。

那他紧接着说了这么一句，经曰：虚虚实实，补不足，损有余，是其义也，余脏准此。就是说这个已经就说得很明白了，这个不是光给你说肝病的虚证应该怎么治，其实余脏准此。就是五脏的虚证该怎么治？全部参照此法。这个核心问题出来了。那么下面我们来解读一下这个五脏虚证的病理关系在《金匮要略》中的这一段不好解的经文。我试着来解，当然这只是一家之言，大家要肯定这个问题是有争论的。他这段话的描述实际上是三个层面的，第一是先告诉结论，肝之病，它后面补充说明了是肝虚者用此法，实则不能用之，那么就是说肝的虚证，后面提到补才是对应的。首先是结论，补用酸，助用焦苦，益用甘味之药调之。然后解释为什么补用酸，因为酸入肝、焦苦入心、甘入脾，这个还好理解，但是还是不懂？因为酸入肝、焦苦入心、甘入脾这中间是什么关系呢？心、肝、脾之间是什么关系呢？那么精彩的地方来了。现在是更深一个层面的解释了，其实你看《伤寒》《金匮》，他不是说通篇都在说六经，它也在说脏腑辨证的，只是它的脏腑辨证是高度概括了。然后举一个例子，举肝的这一个例子告诉你所有的五脏虚证的补法要诀是什么？后面他当然对应的还有五脏要攻它，那么五脏的攻法应该是什么样的原则，其实他都有说了。所以我觉得你看制订一个攻一个补，一个扶正一个祛邪，其实所有的东西都在里面了。所以前面有老师讲课的时候说过他就学习伤寒、就研究伤寒，什么病都可以用伤寒的办法去治疗，这个是非常真实的。

我们回头来讲这一句——脾能伤肾。刚才我说了这个脾能伤肾，你单从字眼上去理解就是，土能够克水，它怎么克水呢？五行理论规定它克，但是在生理活动当中或者病理活动当中它具体是怎么克的？没有说这个脾胃很强的人肾就会虚，对不对？这个是不通的。这个问题从来没有人提，也可能我读的书少没有看到，但是在我们的这个传承里面，这个版本上"脾"字的后面多一个字儿，这个字是"弱"！脾弱能伤肾，这个就能够说得通了。这一段他在说五脏虚证，这个弱字是可以加进去的。因为脾弱以后，后天不养先天，很简单的，肾的精气要充养，是靠什么呢，是后天来养先天。具体怎么养？后天的饮食，水谷精微物质经过脾的运化充养五脏以后，正气有余，有余的这部分归藏于肾。那么脾弱了以后，五脏都不够养，哪有多余的精气归藏于肾呢？没有，所以脾弱一定会导致脾肾两亏，这个是临床转归，所以说下一句，接肾气弱，那就理所当然了。所以你看他接着的两句是脾能伤肾，肾气微弱，实际上我们加一个弱字，这个地方多了一个弱字，马上就能理解脾弱能伤肾，然后肾气微弱，那么后面就通了，肾气微弱则水不行。肾主水嘛，肾气是什么？肾气它有两层意思：一个是指功能，一个是指精微的物质。这个地方我们可以理解成是肾的功能退化了，它应该发挥主水的功能，它退化，那么就水不行了。接下来又一个容易困扰的地方来了，第二句是水不行则心火气盛，水不行火怎么会旺呢？这个实际上在临床上非常多见，什么上热下寒，什么失眠，什么口舌生疮、痤疮。所谓的"上火了"，非常多的一部分就是因为水不行，所以心火气盛。因为心肾它是要相交的，水火是要既济的。这个《周易》里面就有两卦，一个是未济，一个是既济。这个单从易理来解读也是非常好的，心火要下温肾水，肾水要上济心火。那么中间水湿内停了以后，水湿为阴邪，阻碍气机，影响心肾的交通。那么带来的后果就是肾水寒于下，心火亢于上，水火不得互济。所以说这一句的这个断句呢，应该就是水不行，则心火气盛。然后呢，心火气盛则伤肺。心火气盛则伤肺，这个很好理解。肺与心同为上焦，相傅之官他肯定是受君主之官影响，因为火能够烁金。肺为娇脏不耐寒热，形寒饮冷伤肺，那么心火气盛同样伤肺。那么肺被伤则金气不行，这个可以理解。因为火性炎上而肺失宣发肃降，那这个金气不行，主要是肃降的功能受影响。气逆，胃气逆我们可以看到恶心呕吐，金气逆我们可以看到喘咳，金气不行还能看到什么呢？还能看到肝气盛，因为你看这一对气机，金克木，他怎么相克呢？他相克是一个制约跟协调的关系，肺气的下行肃降刚好对应了肝气的升发调达。金气的下行减弱以后，这个肝气就表现为盛。我们不要理解它是实证还是虚证，我们通篇谈的都是虚。但是虚的时候它会有实证的表现。所以这个时候说肝气盛。凡阳气虚则浮，实则沉。这个就是肝气上亢。这个时候脉可以弦浮，因为后面紧接着他指得很清楚，肝虚则用此法，所以这个地方的肝气盛还是一个虚证。这个金气不行的时候会影响清肃之令下行，我们经常可以见到的症状，一个是口疮、舌痛、溃疡的患者会伴有大便难。我们看到这样的病机不能简单地判断为所谓的上火导致口舌生疮、大便干燥，从火论治而药用苦寒。我们应该明白这个现象是什么，五脏虚损这一个链条的崩溃，首先源于中土的损伤，源于脾土的损伤。所以《脾胃论》也好，《四圣心源》也好，都是把很多发病的根源归结到脾胃上。但我是不完全同意的，从表面上看，很多病都显示脾胃衰败百病丛生，这个是一个直观的现象，背后还有原因。但是他这个脾胃衰败的根源呢，我的观点是两火往来而生土，心肾两把火烧得很旺的话，脾不可能衰败。我们回头来看他的这个补用酸，助用苦焦，益用甘。那么这个实际上是所有的五脏不足、五脏的虚证为病，用药性味归纳的大法，以肝为例，其他的可以以此类推，可以成为五脏补法。你看补用酸，收肝气，肝气得收，那么肝得自养；助用焦苦，苦降心火，焦味强脾；那么益用甘，甘味补脾。实际上重点围绕在心脾肾三脏上，刚好就是两火往来生土的关系。那么它的治法我们用通俗的语言来讲，总结出来是这么一句话：实脾补肾、祛水降火、肃肺敛肝。这个是所有五脏虚证的总治法。那么不同的脏腑，我们各择其偏重而用之，无往不利也，当然也可以见一项则用一项而不必三法用全。

我举个例子，比如说：有肝气上亢之象，重镇苦泄潜肝阳无效，那么肃肺敛肝就可以。有心火上炎之象，清热无效，那么补水降火就可以了。比如潜阳封髓丹、交泰丸这一类的。有脾虚水湿内停之象，那么单祛湿补脾无效，你实脾补肾就比较好。有肺失清肃之象，清肃肺气无效，要肃肺敛肝。这个特点是什么，你看他都不是直接的，所以我说补法运用得巧妙啊！要运用五行生克关系来调，不是直接补，直接补往往效果不是那么好。我所传承到的东西就是这样的，临床中使用也得心应手，这个观点仅供大家参考。

二、案例

下面我们来讲一个病例，虽然我们今天主题是谈肝癌，但我挑的这个病例不是肝癌，是一个误诊为肝癌的病例，只是它非常有意思，所以我也把它拿到这里来说。这个病我是第一次治，我也只治过一例，但是诊断和预后非常清楚。这个是云南省肿瘤医院的一个患者，这个患者的治疗很简单，就是初诊、复诊一共看了两次，半个月左右的时间，这个患者就康复了。后来我还打电话追访过一次，情况非常好。下面是这个患者初诊跟复诊的病历纪录：

某，男，47岁，云南人。发热、腹痛2个月，于当地人民医院诊断为"肝癌（炎症性）"，转至云南省人民医院诊断为"肝脓肿"。体温：38~39℃，持续2月余；WBC：20×10^9/L。因经济原因出院，不接受外科治疗。就诊时：皮肤黄染，如小黄金人，肝区疼痛，发热，体温在38~39℃，口渴不欲饮水，不思饮食，便秘，舌淡红苔黄燥润，有齿痕，脉无根。辨病为黄疸（阳黄），辨证为湿热。初诊方：方1：生白术25g，柴胡15g，炒白芍20g，红藤20g，当归15g，陈皮（后下）10g，黄芩8g（红藤：清湿气）；方2：砂仁15g，白蔻15g，白术25g，鸡内金15g，法夏20g，炒麦芽15g，炙甘草15g，建曲20g，茵陈12g，干姜15g，红参20g，西洋参25g；符合中医之痈、脓范畴，茵陈清热解毒，用砂仁、白蔻化湿。方15剂，体温下降后服方210剂。阳黄、阴黄不要对立看待，此患者正气内耗，湿热内蕴，主导思想是健中州。

复诊：胃区偶有疼痛，余症明显好转，热已退，脉微弦有根，正气可复，可耐攻之，施以清剂。方1：（6剂）鸡内金15g，麦芽15g，神曲20g，陈皮10g，砂仁20g，大红参片10g，山楂20g，法半夏15g，云苓20g，白术20g。方2：（4剂）柴胡6g，白芍10g，红藤15g，当归12g，生大黄3g，茵陈6g，枳壳10g（攻方）。生大黄用3~6g效果很好。服用上两方后，患者已经下地干活了。（患者正气与邪气相持，非死证，中土不健，故重用红参、西洋参。重视中焦，并非用四君子汤等。）

中焦为枢纽,中焦有水容易寒热错杂,寒多用五苓散,热多用理中丸。中阳不足为本,湿阻为标,本虚标实。第一个病机:热证要重视"阳不入阴"这个病机去看待各种火热为患,加上对毒的认识,则无不尽括之。脾虚湿滞,寒湿、湿热相互转化,一般间夹在一起,只是偏多偏少的问题,没必要截然分开,寒湿多则温药多点,湿热多则清热药多点。第二个病机:伏邪入络,冰冻三尺非一日之寒,一定有伏邪,尤其是肝病。伏邪有两个原因:耗神,酒。肝为将军之官,谋略、思考、追求、用心用力、所欲不遂对肝的影响很大;另一个是酒,酒耗神,喝完酒之后精神焕发,滔滔不绝,话多兴奋,为有神,酒无神,调动体内元神,本应潜藏的元神被调出来,长期饮酒兴奋,则消耗元神,则常饮酒之人会神弱。

肝病本色为青,肝癌却不多见青色,而是多见黄和黑,而夹色白者难治(如:重度营养不良、贫血的,进展快)。肝病出现青色为正色,为顺,不为逆。望诊当中有一个心得体会,望诊不要凝神静气地去看,必须无意当中一望,这个时候看到的才是真相,比如舌红或淡、舌尖红、舌体的大小,在患者不紧张的情况下才反映的最真实,伸舌用力的大小完全可以影响舌体大小或颜色。

肝癌四个常见主症:黄疸、腹水、疼痛、血证。关于腹水,我自己的体会有:①从肝癌一开始就重视腹水,不要等到有明显腹水才治,在开始用药规划中就要重视水。②腹水不要作为水来治,应当作瘀瘀来治,瘀瘀是夹杂的,要进行分立来治。水湿要有出路,主张走肠道,不主张利小便,利小便容易形成阴虚夹湿热的体质。从大便走湿,相对安全,对人体正气损伤小,而且效果好。除非小便不利,要用利小便的药。已经起的腹水,特别是初期腹水,不要迅速去消腹水,腹水程度体现脾胃衰败程度,腹水消得快,起得也快,消得慢,起得也慢,复发也不容易。

怎样面对肝癌的热象,总结八个字:积阴之下,必有伏火。水湿之阴能成为有形之邪,对气机的阻滞必然会留下伏火。指导我们用药:以透为主,不是投以苦寒。

(整理者:柯应水 校对者:张炜)

肿瘤出血的诊疗思路

郭红飞

出血一证临床常见，包括吐血、咯血、尿血、便血等，甚至包括胸腔、腹腔等血性积液。患者出血时比较害怕，没有处理过出血的医生也比较紧张。一般来说，不管出血的原因和势头如何，中医治疗是有一定优势的。出血是急症，止血是第一位的，先止血再治其本。出血量大者，首先要分清是不是大血管出血，必要时当中西医并用，不能单纯用坚守中医来治疗，要考虑外科会诊以及现代的备血、输血，以防万一。

出血如何辨证？我多从八纲辨证入手，易明确病情，指导治疗。阴、阳、表、里、寒、热、虚、实，同时配合脉诊。排除大血管出血、休克等急症并做相应的处理以后，则采取中医治疗。出血的患者脉诊很重要，比如数脉、弦脉为实；细数脉为虚；脉弦数，则出血的势头未减；脉细弱甚至细微摸不到，则血压低。我的理解是，只要能摸到脉搏，稍微有一点力量，血压一般是正常的；如果摸不到或者脉微，有可能低血压，有休克的危险。用药后，若脉搏变得比较缓和，则说明治疗有效。血证的诊断和辨证比较明显，一般不会误诊而且比较容易见效。但肿瘤的出血和常见的内科出血是不一样的，这是由肿瘤常见的病理变化决定的。

治疗肿瘤出血不像普通内科出血那么容易，常规的止血药可能达不到效果。肿瘤是一个始终在生长的不受人体调控的细胞团。肿瘤出血不是外来因素，如外伤所致的出血、感染等，也不像胃酸溃疡所致黏膜破裂的出血。肿瘤细胞生长快，没有正常程序的生长且内部、血管壁发展不完全，毛细血管非常丰富。毛细血管是一个非常开放的通透的血管网，一般肿瘤突破了器官包膜和黏膜层就会出血，比如鼻咽癌的出血、肺癌的咯血、胃癌的呕血、腹腔里面的微小灶的出血都是如此。如果侵犯了大血管会导致大出血，甚至几分钟患者即可死亡。

血证不外乎热迫血溢、气虚不摄血、气滞血瘀造成的血溢脉外、血流妄行。肿瘤出血亦是如此。为什么用传统的治疗方法治疗肿瘤出血的效果不好呢？这与肿瘤的特性有关，当以降气、行气、益气固守为主。降气可以降低肿瘤的兴奋性，减少出血的频率；行气行滞就是调整血行的路线，让血归经止血；益气固摄，就是提高人体的止血力度，可能与加强止血因子有关。

下面我谈谈我在治疗肿瘤出血中的体会。

头颈部是胆经，常用柴胡汤加白芍、白及、蒲黄、生地、藕节、白头翁等；如果服用此药，出血势头已减，变细数脉，则用知柏地黄丸、杞菊地黄丸或麦味地黄丸，加白芍、白及、蒲黄等以降虚火；如果出现便秘，用大黄、玄明粉，大便一通则气机顺畅，火下行，血随之下降。

咳血、咯血者，肺癌多见。我多用傅青主的顺金汤治疗，药物：当归、熟地、丹皮、白芍、茯苓、沙参、荆芥穗等。除了荆芥穗和丹皮有止血作用外，其他药物几乎没有止血作用。顺金汤是治疗肝气上逆、肾阴不足的方药，临床中女性月经期出现倒经时常用。临床试用后，效果良好。在顺金汤中加清热药物，如白茅根、龙葵、白花蛇舌草、半枝莲等抗肿瘤作用的药物。此方中，我用半枝莲、白花蛇舌草15g左右。这类抗肿瘤的药物不会影响降气养血的作用；出血定要养血，方中丹皮、白芍、茯苓、沙参具有清肝降气、养血利水功能。建议肺癌患者可以用用，以此方为主进行加减，效果不错。

对于呕血、吐血一症，西医一般采取禁食、禁水、禁中药。其实，中药是可以服用的。呕血乃是气逆所致，故当降气。临床常用白芍、降香、白及、大黄、藕节、旱莲草等药物。如果呕血多者，先用大黄甘草汤，待上逆之势头缓和后可再用其他药物。出血一症很多人考虑血热，而治疗效果不理想时用理中汤，加白芍、炮姜、藕节、白及，加小剂量黄连、生地，用于上消化道出血有效。温中止血有效的标志是患者大便次数减少。

泌尿系统肿瘤和结石所致的出血与内科出血不太一样，它包括血管破裂或者毛细血管长出后所致的出血。小蓟饮子可以用，但出血量大的时候达不到效果。常见泌尿系非肿瘤的出血，老年人感染的因素多，其次结石，泌尿系结核少见。我多用软坚散结，出血久者要加补气的药物。麻黄10g、南星15g、茯苓15g、白茅根15~30g、熟地30g、白芥子15g、海浮石15g、党参15~30g、补骨脂 15g、山茱萸 60g、陈皮 30g、炒白术 20g、附子 3g、鸡内金 30g、黄芪 60g、太子参 30g、白头翁 20g。用此方治疗泌尿系出血量大者，可以缓解出血势头，效果不错。若补气力度不够，可用生晒参。

大便出血常由于肠癌、上消化道出血等引起。局部出血多用凉血止血加益气补血止血。我常用土茯苓、半枝莲、白花蛇舌草、芡实、白及、金银花、连翘、党参、白术、紫草、薏苡仁、紫花地丁等。一开始以清热解毒为主，脉搏变为细数虚时可加入大剂量黄芪、山茱萸、生晒参。

放疗造成的类似放射性肠炎的放射性出血，比如宫颈癌等妇科肿瘤，多劳累后出血。中医治疗效果不错，采用益气摄血，用独参汤、黄芪、党参、人参、山茱萸大剂量服用就可以控制。

总之，肿瘤伴随的出血，原因就是肿瘤的快速生长，大量的毛细血管散布在未发育成熟的细胞团上。因为生长旺盛，就会出现气滞血瘀；由于血多，就会带动局部的热夹杂在其中。出血多就会导致气衰，会有气虚的一面，所以需要益气。考虑肿瘤的特性，扶助正气，一定要有人参，可以逐渐增大剂量。中晚期肿瘤及老年肿瘤都有气虚的现象，都需要用人参。若加入大量攻伐的药物，则人参的量也应该加大。

另外，我再谈一些其他问题。

1. 关于六味地黄丸的靶点与机制的问题

地黄这味药可以长寿，其机制在哪里？用昆虫、老鼠等研究，发现能延长寿命，而用到蚕上则不能。研究者分析发现：蚕和动物区别在于蚕是没有脑垂体的。地黄对脑垂体有调节作用，因此认为地黄作用的靶点就是脑垂体。六味地黄丸最早是用来治疗小儿发育不良的。

2. 关于肿瘤出现肠梗阻的问题

肠梗阻在肿瘤患者术后、化疗后经常出现。肠梗阻不外乎两种，一种是机械性的，一种是麻痹性的。机械性是因为有梗阻，肠子的动力还在，所以会痛；麻痹性，是由于化疗后肠细胞运动能力减弱，患者没有大便、排气，但不会太痛。麻痹性肠梗阻的治疗，西医可静脉推注 50% 的葡萄糖 60ml，再用一点葡萄糖加维生素 C、ATP 辅酶 A 等加强肠细胞的能力；中药用温脾汤、承气汤类加四物汤，不能口服者可外用敷肚脐。

3. 关于服用麻醉药品后便秘、小便不利的问题

麻醉药品如吗啡、美施康定等服用后出现便秘，小便淋沥不尽，甚至解不出的情况。西医用石蜡油、果导等，但解决不了患者的通畅感。我认为与中气不足有关，用补中益气汤加当归贝母苦参丸，再加利尿通便的中药，症状缓解很快。

4. 蜂窝织炎、多发性脓肿

蜂窝织炎、多发性脓肿用抗生素效果不好，用清热解毒药物效果也不好。我用托里消毒散，一包见效，三五包解决问题。托里消毒散大部分都是补气补血的药，方中金银花量大一些。

5. 看老中医病案有所得

患者：50岁，男，脉搏40次/分，胸部闷，心前区阵发性疼痛，面色和嘴唇色白，无贫血，四肢不温，脉迟弱而有涩象，心电图示：心律不齐、心动过缓、心肌供血不足。西医诊断：冠心病。老中医处以人参汤（理中汤）。如果命在旦夕、面色苍白、四肢厥逆、妇女大出血、奄奄一息、生命垂危的时候就要用独参汤，用一两人参可能就行，而用党参即使是半斤也是不行的。人参可以救命，党参只能益气。"中气虚极，脾阳不振会影响到心脏功能，理中（人参）汤主之"。

讨论

请问应用地黄具体有什么好的经验？

答：地黄就是调节脑垂体的。用其他药物效果不理想时，就可以将地黄加至30g，很多患者就感觉轻松了。现在的地黄由于炮制的原因，效果不是那么好。有些患者大量服用后会出现腹泻，按理说炮制好的地黄是久蒸、久晒，应该是不会出现腹泻的。所以临床用药时，注意掌握用量。

（整理：刘维丽　校对：齐春华）

对乳腺肿瘤的认识

黄金昶

西医学认为乳腺肿瘤常见原因有：月经早潮、不结婚、晚婚、婚后不生育、育后不母乳喂养等。事实上爱生气、熬夜的人最容易得乳腺癌。中医学认为乳头属于肝，乳房属于胃，爱生气伤肝，熬夜伤阳气。伤阳气有什么表现呢？阳气虚了，不一定表现为冷，有时候阳不化湿，容易出现乳腺癌锁骨上、腋下淋巴结转移。乳房靠皮表，属火，所以乳腺癌偏火、偏热的人多。如此乳腺癌病因病机就很清楚了，肝郁有火、有痰湿，治法也就简单了，疏肝、祛火、化痰、抗癌。疏肝健脾用逍遥散，抗癌散结用什么药呢？老一代肿瘤专家说用山慈菇，山慈菇含秋水仙碱可以抑制乳腺癌细胞增长，其实疗效一般。散乳房内的结节最好用的是小白花蛇；痞坚之内必有伏阳，肿物里面有火，祛火散结用蒲公英，蒲公英祛火散结的作用很强；一个小白花蛇，一个蒲公英，再加一个壁虎，壁虎的散结作用也很强；理气散结、疏肝散结还可用橘核、荔枝核，它们走肝经。治疗乳腺癌基本方是逍遥散加橘核、荔枝核、小白花蛇、壁虎、蒲公英。为什么此方治疗乳腺癌肝转移患者肝上病灶很容易消失，而肺转移灶效果就不理想呢，因为方药里面有很多治肝疏肝柔肝的药物。出现肺转移的话可以加海白百冬汤，也有较好疗效。

个人体会，中药配合火针治疗乳腺癌效果很好，远比内分泌治疗效果明显。

乳腺癌常用免疫组化指标是 ER、PR、Her-2，这三个指标都是阴性的，目前西医建议用含铂类的药物，这个观点我不太认同，但目前也找不出合理的方案，缘由对 ER、PR 没有深刻认识。只是体会到了 Her-2 强阳性的乳腺癌患者体质偏寒，为什么？ Her-2 强阳性，三苯氧胺效果不好，紫杉醇效果不好，

Her-2 阳性与阿霉素的剂量成正相关，Her-2 阳性越高，阿霉素的剂量越大，那么可以说明 Her-2 强阳性患者体质偏寒。

我在这里强调的是辨乳腺癌患者体质脱离免疫组化是没有意义的。

（校对：李波）

对乳腺癌免疫组化指标再认识

黄金昶

在明确 HER-2 中医属性后，临床中询问许多女性乳腺癌患者的衣食情况，发现嗜食凉与冷的饮食、爱美即使大冬天也穿裙子的女性容易 HER-2 阳性。

之后，我一直思考乳腺癌免疫组化 ER、PR 阳性者中医辨证属性。如能明确了这些指标的中医属性，将对选择化疗药物及内分泌药物无疑有极大帮助。

为认识 ER、PR 的中医属性，我翻阅了大量资料，认为 ER（＋）偏痰火，PR（＋）偏火，理由如下：

雌激素：①有卵泡细胞等分泌，促进肌肉蛋白质合成，促进乳腺小泡发育，使皮下脂肪富集和毛发分布具有女性特征，类似中医阳与火的特点。②保水保钠，类似中医阴与痰的特点；雌激素缺乏时外阴、乳房、皮肤萎缩，类似阴形不足的特点，故而 ER 具备痰火特点。③此外在肺癌、大肠癌这些具有明显痰热的癌组织上也能检测出 ER(＋)，为 ER 属痰火无疑增加一个证据。ER 表达异常会导致乳腺癌变，其亚型 ERα 与 ERβ 含量及其比例的变化与乳腺癌的发生发展密切相关。ERα 主要在乳腺细胞的增殖和分化过程中起主要作用，ERβ 却在抑制细胞增殖方面发挥作用。ERβ 在乳腺癌的内分泌治疗耐药机制中扮演重要角色，ERβ 阳性的癌细胞对于内分泌治疗不敏感。从这些资料印证我的推测是对的，ERα 为火，ERβ 为痰湿。

孕激素：①提高体温，并使血管和消化道平滑肌松弛，具备阳的特点。②癌症化疗时升高白细胞，白细胞属于卫阳，故孕激素属于阳。③孕末期达高峰，中医有产前一盆火之说，也说明孕激素属于阳。④孕激素阳性者较雌激素阳性者生存期长，中医认为阳者寿，更说明孕激素属于阳；⑤与雌激素有拮抗又有协同作用，雌激素属痰火，孕激素的火与雌激素的痰有拮抗作用，与雌激素的火有协同作用。

如此可将 ER、PR、HER-2 三者结合起来采取中医辨证，继而选择化疗药物及中药，疗效将有很大提高。

（校对：李波）

调理冲任及子宫癌的治疗体会

崔叶敏

一、调理冲任与女性肿瘤的关系

沈绍功沈老特别强调肾与冲任的关系。

女性生理状态与机体一般的生理活动和一定的年龄范围内的生殖活动息息相关。女性的生理状态和生理活动指女性脏腑能化生精、气、血、津液，维持人体的生命，并为肾－天癸－冲任－胞宫这个生殖轴的功能成熟与稳定提供足够的物质基础。女性的生殖活动是指女性周期性、规律性的月经、妊娠、分娩及哺乳的生理特点。而保证这些活动的正常离不开肾的作用，也就是肾与冲任的关系。《素问·上古天真论》所说："女子七岁，肾气盛，齿更发长；二七天癸至，任脉通，太冲脉盛，月事以时下，故有子……七七任脉虚，太冲脉衰少，天癸竭，地道不通，故形坏而无子也。"

肾为天癸之源，肾气的盛衰决定天癸的至与竭，天癸的盛衰主宰着月经的来潮与断绝。肾精所化生的精气，包含肾阴肾阳。阴阳平衡，天癸成熟，任通冲盛，月经至，故有"冲任之本在肾"的说法。因此说肾在月经的产生及生理活动中起着主导作用，这与西医认为大脑皮层功能正常，内分泌调节有序，月经正常的认识是一样的。

肾精不足可出现月经后期、月经过少、月经稀发、闭经、更年期综合征、不孕；肾水不足则虚火妄动，出现月经先期、崩中漏下、经行发热等；肾阳不足则气化失常，不能温脾阳、胞宫，出现经行泄泻、经行浮肿、带下病、宫寒不孕等。因此，可以说肾的阴阳失调是妇女病的根本所在，也就是说，冲任失调是妇女病的根本所在。同样道理，在任脉上的肿瘤也是一样的，包括子宫癌、甲状腺癌、前列腺癌等。调理冲任、调理肾中阴阳是治疗妇女病的重要法则，也是治疗任脉上肿瘤的法则。通过调肾，使阳得阴生，阴得阳化，阴阳平衡，维系女性的正常生理活动，调节机体，促使肿瘤的转归。

同样，临床治疗这些肿瘤时，沈老也强调辨证论治。实证，苔黄腻或苔黄，舌质紫暗或有瘀斑，舌下络脉紫粗曲张，治宜祛痰散瘀，通经调冲任，用温胆汤加减治疗，根据临床症状及辨证加减用药。

沈老调冲任重在调肾，肿瘤患者痰瘀证轻或虚证者，治疗侧重在调肾，认为肾为冲任之根本。

沈老认为补虚之法，健脾不如补肾，补肾不如调肾。健脾药多性温热燥，容易引起火性炎上，患者服药后容易出现口鼻干燥，心烦意乱，再则健脾药滋腻碍胃，过量食用后易引起胃纳下降，而造成患者胃肠消化吸收功能差。而调肾可以调整肾中阴阳、水火，促进脾土的运化，充养五脏六腑，比健脾更全面，同时没有火性炎上和碍胃的弊端。调肾对于治疗肿瘤的作用有二：一是补肾固元，促使正气的恢复，可以提高患者的机体免疫功能，来抗衡肿瘤的发生发展；二是从侧面促进食欲，增加胃纳，使患者体格健壮，精神健旺，生活质量提高，延缓病情发展，促进病愈，增强患者战胜肿瘤的信心。

对于肾阴虚出现五心烦热、腰膝酸软、舌净质红、脉细数者，治宜"壮水之主，以制阳光"，以杞菊地黄丸为主方；肾阳虚出现形寒肢冷、腰酸、舌质淡胖、脉沉细为主症者，治宜"益火之源，以消阴翳"，肾气丸为主方。同时根据"孤阴不生，独阳不长"的阴阳互根的理论，"善补阴者，必于阳中求阴"，选药佐加菟丝子、补骨脂、仙灵脾等；"善补阳者，必于阴中求阳"，药物选加枸杞子、杜仲、女贞子。

阴虚者多伴虚火上炎，过用苦寒泄火药物会导致阴虚更甚，治宜壮水之品为主，稍佐清降之品；肾阴不足，肾水不能济上，治疗选加知母、枣仁、远志、黄连、莲子心、肉桂；阴不敛阳，阳失潜藏、阴虚阳亢，选加龟甲、鳖甲。

肝肾同司下焦，肝藏血，肾藏精，精血相生，肝肾同源。肝肾为冲任之本，肝肾同病，可影响冲任，冲任损伤，可涉及肝肾。因此在滋补肾阴的同时，选加养肝之品，如杞果、女贞子、当归、白芍、何首乌等。

温阳药药力宏，作用快，为防止其伤津动血，应用时反佐知母、黄柏、蒲公英、白花蛇舌草；应用温阳药选加温润的蛇床子、补骨脂、仙灵脾、肉苁蓉、巴戟天等药物。

二、子宫癌的治疗

中医认为子宫癌与下列原因有关：冲任损伤或外受湿热，毒邪凝聚，阻塞胞宫；肝气郁结，疏泄失调，气血凝滞，瘀血蕴结；脾虚生湿，湿蕴化热，日久成毒，湿毒下注；身体虚弱，脉络亏损所致。

早中期子宫癌患者多出现湿聚毒盛的临床表现，症见纳差，胸脘痞闷不适，心烦乱，带下绵绵，色黄臭，苔黄腻或微黄腻，脉滑数或弦数，治宜清热利湿，化痰解毒，用温胆汤加减，或四妙丸配五苓散加减。冲任损伤多由肝气郁结所致，临床常见情志抑郁、脘腹胀痛、月经不调，所以在临床中辅以疏肝解郁的逍遥散、越鞠保和丸等。

早中期患者邪气盛，攻邪为主，扶正为辅，临床常选用活血化瘀、解毒消肿的药物。患者出现下腹刺痛，阴道不规则出血，颜色晦暗伴有血块，苔薄黄或黄腻，舌质紫暗有瘀斑，脉弦涩，说明患者痰瘀互结，治宜活血化瘀、祛痰散结，温胆汤合血府逐瘀汤加减治疗，瘀轻用丹参 30g、丹皮 10g、赤芍 10g，重则用桃仁 10g、红花 5~10g，痛重、瘀血重选加三七粉 3~5g、地龙 10g、水蛭 3~5g；痰瘀往往伴有气滞，血瘀则导致气行不畅，气行不畅则导致血运受阻，两者互为因果。气行则血行，血行则气畅，故治疗血瘀者选加行气之品，舒畅气机，行气选加柴胡 5~10g、枳壳 10g、桔梗 10g、枳实 10g；引血下行，选加牛膝 10~20g；患者虽然瘀血重但体质虚弱，治宜活血祛瘀不伤新血，逐瘀生新而不留邪，临床选加和血养血的生地 10~20g、当归 10~15g、鸡血藤 15~30g。

晚期正气虚衰明显，容易出现阴道不规则出血，白带增多伴恶臭，疼痛加重，患者经常出现肝肾阴虚征象，头晕耳鸣，腰膝酸软，五心烦热，口干便秘，苔薄脉细，治宜滋养肝肾，用调肾阴阳方、六味地黄丸、知柏地黄丸加减。患者出现面色㿠白，倦怠乏力，腰酸肢冷，带多腥臭，大便溏薄，舌体胖大，舌苔薄腻，脉细的脾肾阳虚的征象，治宜温补脾肾为原则，选用香砂六君子汤加减、参苓白术散、金匮肾气丸等方。基本方以香砂六君子汤加减，选用党参 10~30g、西洋参（另煎兑服）10g、炒白术 10~20g、云苓 10~20g、陈皮 10g、枳壳 10g、木香 10g、砂仁 5~10g、石菖蒲 10g、郁金 10g、生杜仲 10~15g、桑寄生 10~30g、芦根 20g 等。石菖蒲、郁金组成对药，二者消导透行，可以使香砂六君子汤补而不滞，同时调整患者大脑皮层功能，使患者放松心情，稳定情绪，配合治疗；生杜仲、桑寄生组成对药，阴阳双补，同时生杜仲起到温润肾阳、补火生土的功效；芦根可以生津，养护脾阴，养阴益气，同时可以起到防止诸药温燥、损伤脾阴的作用。

常用中药：白花蛇舌草、蒲公英、苡仁、三棱、莪术、紫河车、夏枯草、蛇床子、地肤子、知母、黄柏、苍术、独活。

（校对：李波）

肺癌的中医综合治疗思路及体会

田建辉

一、肺癌病因及对肿瘤外治的认识

肺癌这个病，实际上是最难讲的。大家也都清楚，它的死亡率无论国内外都是第一，在社会中危害很大，我们国家投入的最多，研究的也多。它的发病率和死亡率都是第一已经很多年了，国内外稍有区别。由于环境的改善和早期发现，问题得到一定的解决。美国的肺癌发病率已经进入下降通道。但是国内的情况还是不太乐观。预估计近四五十年内，仍然会处于上升的通道。这个我觉得归结于几个原因：

第一，早期发现率低。随着我国经济的发展和健康意识的提高，主动体检，甚至过度体检的群众数在扩大，但城乡差距比较大。所以我们在临床上看到，城市的早期患者可能多一点。可能各位也都有体会，好多患者体检发现肺部有结节就要求治疗的情况。所以，早期发现率在我国虽然说比较低，但是在逐渐升高。

第二，长寿的原因。我国医学的进步对我国人民长寿的贡献是很大的。当然，长寿的同时又伴随了恶性肿瘤发病率增高问题。因为目前，医学界公认的肿瘤发病的第一风险，就是长寿。后面在科研思路方面我会谈到这个问题。

无论北京还是上海，目前的整体寿命都达到了 81 岁左右。所以我们想想，在巨大的环境压力下，寿命能达到这个水平，我们医生工作的贡献肯定是很大的。但是长寿的同时伴发一个很严重的问题，就是恶性肿瘤的发病。美国的医学研究发现，人从 40 岁一直到 80 岁期间，致死率第一的绝对是恶性肿瘤。所以从某种程度上讲，肿瘤与长寿是相伴相行的生物现象。

最后我想提出的是，国内肺癌的总体疗效在不断努力下还是可以的，并不亚于国外水平。像北京、上海、天津、广州这些比较大的城市，因为在西医学方面跟国外比没什么落后，另外我们关键有中药，中医药的参与度非常高，可能对于整个疗效的提高，起到一个非常重要的作用。我们在临床上就有美国、德国、以色列的患者，有一些也不是华人，是一些白人的患者，他们刚开始也顾虑吃药的问题。只要有一定的效果，外国人喝苦药水也是毫不含糊的。下面我简单谈一下我对外治的一些看法。因为之前朱庆文教授的讲座非常精彩，对外治阐述得也比较系统，我就简单提一下我的看法。

我在大学期间学的针灸，在研究生阶段开始研究外治，从 1995 年开始就从事针灸治疗恶性肿瘤的研究，对癌性疼痛、放化疗反应都有一定的效果。我的研究生课题是"穴位贴敷防治恶性肿瘤的研究"，当时也有一些结果，发表在针灸杂志上面。当时用的一个药，叫"抗癌膏药"，它是用来治疗恶性胸腹水的，主要由甘遂 50g、牵牛子 50g、大腹皮 50g、西洋参 100g、蜈蚣 50g、白花蛇舌草 50g、丁香 15g、桂枝 15g 等 10 多味药制成。它当时是用硬膏，硬膏主要是由花生油、广丹做的。当年我们自己参与膏药的制作。我们在省肿瘤医院，无论是胸水还是腹水都做过一定的研究。发现膏药在临床上确实有一定效果。但是后来有一个问题是在膏药的接受上，因为剂型的问题，加热之后，患者的皮肤比较敏感，出现一些红疹、发痒，甚至有些患者在加热的时候有过烫伤。所以它的用法在临床推广上受到了一定的限制。

2000 年，我考到了上海中医药大学，到龙华医院的肿瘤科读博士，目前科室是国家中医药管理局的中医临床研究基地。可能大家也比较熟悉，基地目前主要是承担一些研究任务。我到基地之后，发现刘嘉湘教授非常善于采用一些比较严谨的临床研究方法。从而得到一些高水平的临床证据，来推广一些治疗方法。实际上这些治疗方法，可能刚开始就是一些比较创新的思维。但是它通过比较系统的研究，就能把一个临床思维发展成一种比较好的治疗方案或者研究出一种新药，进行更广泛的推广，从而可以造福更大范围的患者。所以我觉得学术发展的过程可能对我们现在一些临床大家帮助比较大，前辈成功的途径也是可以考虑借鉴的。

刘教授发明的新药——金复康口服液，刚开始可能都是一个创新性的思维。最后就是因为不断的临床研究，反复的验证，最后上升到新药开发的程度。所以也是非常难能可贵的。其中我想重点提的就是：第一个药叫蟾乌巴布膏，它的验证开发，就是后来有一个剂型发明改造，采用了当时（20 世纪

80年代）日本比较流行的巴布剂，用完这个剂型患者比较能接受，凉凉的，刺激性很小，不像原来的硬膏，反应很大。所以，我们将它用于轻到中度疼痛，有比较好的效果，在江南一带应用非常广泛。并且我们对一些体表肿块，像颈部淋巴结、腹股沟淋巴结、皮肤肿块、皮下转移的患者，我们也用，确实有一定的效果。另外对于有些腹部肿块，我们有时候用阿魏膏，也有一定的效果，我们观察到瘤块比较明显的减小。另外我们临床上在病房里也是要应用外治的。比较多的就是艾灸、针刺、耳穴、贴敷，目前比较方便的还有一些艾灸仪、电灸仪等。但是我对一些电灸仪有疑问，它是不产生烟雾的，只靠局部的加热，我觉得疗效还是有待验证的。

二、为什么要提中医的综合治疗

中医综合治疗，其实就是中医的各种疗法，中药内服为主，包括各种外治方法，针灸、推拿这些作为辅助，甚至于一些气功的方法。尤其外治和针灸方法，我们在临床上不断实践中，发现有以下特点：

第一个特点就是可以使药物直达病所。

第二个特点就是可以避开肝脏的首过效应。

第三个特点就是可以避免毒性较大的药物口服所致的胃肠道反应。这个大家在临床上也比较常见。在《内经》或《本经》上列为下品的药物，有好多毒性都比较大。在外治方面反而可能有一定的优势。

第四个特点就是通过经络系统可以调节脏腑气血的功能，这一块也是体现中医调节自身阴阳的特点。

早期患者，我们是可以考虑结合自身的导引推拿，结合口服中药，提高这些患者自身的免疫功能。而在放化疗期间，患者往往由于脾胃、肝肾功能负担比较重，口服中药又有难度，应该也可以把外治作为一个很重要的方法。像耳穴、艾灸、针灸的结合，也可以达到提高化疗完成率、增效减毒的效果，所以说中医外治在综合治疗中还是有非常大的用武之地。

在临床中晚期患者还是比较多的，这个时期尤其要提倡中西医综合的疗法，同时要应用各种内外治疗方法。这个阶段的难度在于，来找中医的时候，患者往往已经经过西医学的治疗，手术、化疗、放疗、介入都做过，主要系统的功能状态都不是太好，所以需要在攻毒与扶正之间做一个非常慎重的选择，能达到扶正不助毒、攻毒不伤正的最佳效果。对于攻癌的法度，有兴趣的话，以后可以作为一个议题来讨论。所以说肿瘤，在临床上还是非常难治疗的一个疾病。医者要有一定的信念才能长期坚持做下去。世界上什么是最难的事？否定自我是最难的。

肿瘤实际上来源于自身的基因突变，大部分基因是自体表达的，实际是一个自我否定的过程，所以这个治疗难度就非常高。我们在临床上，对各种中西医肿瘤知识，都要进行深入的研究，并且对各种方法的长短进行有机地配合使用；同时，又要不断地更新临床与基础知识。所以，肿瘤的临床治疗确实是挑战非常大。因为我们对任何一种疗法能够做到精通，都已经非常不容易了。即使你掌握了也不能掌握疗效如何，因为你掌握的疗法，比如说外科，只能解决患者一个事情的问题，以后如何做？我们做中医治疗的，如果你对手术、化疗、放疗、靶向治疗、影响诊断、分子诊断、病理诊断，你不了解清楚，你能真正地客观评价这些疾病的状态吗？不能进行正确的判断，怎么进行正确的治疗。对于疾病来讲，就是一个战争，知己知彼，百战不殆。例如，炎症的问题我们非常清楚，所以疗效好。肿瘤的问题，我们不知彼，了解的不好，所以疗效就差。因此对于中西医结合的想法，我想对于医圣张仲景和张锡纯这样的大家，如果他们活在当下，也是会积极的采用，因为无论中医西医，对疾病的信息了解得越多，越有助于你进行客观的评价和采用方药。

三、肿瘤科研思路

目前我们临床工作的特点是，因为承担的研究课题比较多，考虑临床科研一体化的问题，所以收入的患者往往符合一些研究的要求。因此对于临床工作，有比较浓的研究的特色，许多东西做出来要符合规定。可能大家检索文章也可以看到，可能用药总体上都比较规律，处方比较中规中矩，但实际上200多种药物是经过50多年的研究和筛选确定下来的。它经历了一个临床不断验证甚至积累佐证的过程。像刘教授他多次领衔国家攻关课题，实际上是在反复验证中医扶正法治疗肺癌的临床疗效。

我现在把大体思路理顺一下，供大家参考。因为对其他恶性肿瘤的临床与基础研究也有帮助。在这里面可能会揭示一些普遍规律。

第一，阐明肺癌的发病机制，提出扶正治癌，治疗的目的是激发患者的自身抗癌能力。但是，他提出的扶正法也不等同于西医的营养支持疗法和免疫疗法。西医学的角度，当然主要是指机体的免疫功能。以前，提到免疫调节呢，大家都觉得缺乏证据，但是目前已经有非常明确的证据了。免疫治疗，像免疫PD1的抑制剂，已经批准作为新药了。所以从2014年开始，临床→科研→产业已经全面开花。从这个角度，提示了我们中医药的治疗，也是有非常大的潜力可挖掘的。

第二，对证候进行了研究。1985年就发表了一些文章，确立了80%的患者是气阴两虚患者。这个结果的可贵之处是，后来经过研究不断地证实，2015年，就是王永炎院士领导的课题组对超过5万多人的住院患者进行了一个临床研究，也证实了这个结果。像周仲瑛这样的国医大师，也对此持这种观点，都认为肺癌的病因病机特点是以气阴两虚为主。我们发现的规律，从早期到中晚期的特点是由气虚到气阴两虚转化，进而阴虚，到阴阳两虚。

第三，在前面证候确立的基础上，针对气阴两虚就开始了一些药物研发。最早称益肺抗瘤液，进行了前瞻性的研究。在20世纪90年代，晚期肺癌5年生存率达到了20%左右，所以等于成功地研发了新药。

第四，应用中药时，充分考虑到中药的药性和现代药理。这是前几十年我们在这个领域的重要的特点。

第五，我们在前提研究基础上做了一些拆方的研究，筛选发明的新药物——芪天扶正胶囊。其中重要发现就是一些扶正中药，像麦冬、女贞子，这些药物的抑瘤效果并不比传统意义上认为的抗癌中药的抗瘤效果要差，这更证明了扶正治癌的有效性。

第六，辨病治疗与辨证治疗的结合。特别注重搜集西医学的诊疗信息并纳入中医的诊疗系统，比如对术后病理报告的深入分析，是否突破脏层胸膜，是否周围有癌栓。有癌栓，有淤结后的表达情况，是否有考虑远处转移的风险。就像从这个层面已经协助我们传统辨证手段进行正虚邪实力量的对比，指导治疗方案的确立。

四、中药在肺癌综合治疗中的时机与地位

这个阶段要明确，中医药要唱主角。像高危患者的预防，早期术后，放化疗反应，失去手术机会时，晚期若出现转移患者，对现代疗法耐受差的，反应

较差的，正是中医药治疗唱主角的时候，这个时候就应该当仁不让了。但是在放化疗、靶向治疗有效时段，中医药可以考虑增效减毒的问题，采用一些健运脾胃的方药。另外在化疗的时候，可以用一些活血的药物来增加疗效。放疗期间可以采用养阴清热解毒的药物，预防放射性肺炎等。在这个时候就没有必要用大量的抗癌药物了，反而会增加肠胃肝肾的负担。在靶向治疗阶段，由于这些药物往往引起腹泻、皮疹，我们可以着重应用一些苦参、白鲜皮、地肤子等对症治疗，不用活血药物，像川芎、桃仁我们都是要去掉的。

对刘教授的处方分析发现，他用药一般是比较有规律的。一位肺癌骨转移患者，他拒绝化疗、手术、放疗都不做了。辨证为阴阳两虚、痰毒互结。采用生黄芪、生白术、茯苓、山药健脾，女贞子、麦冬、生熟地、仙灵脾、骨碎补、补骨脂补肾护骨，石菖蒲、七叶一枝花、山慈菇解毒，徐长卿对症治疗，鸡内金、大枣顾护胃气。我们的处方特点就是几部分：一般就是先辨证治疗，然后对症治疗，然后辨病治疗，最后就是顾护胃气的治疗。在肺癌中，一般在正虚方面我们是注重气阴的调治。辨病治疗呢，一般注重痰毒、热毒、瘀毒。具体的用药呢，大家可以看一些具体的文章我就不再细讲了。但是对一些比较特殊的转移的情况可以简单用一些药，像骨转移，我们常用补骨脂、骨碎补、破骨草、土鳖虫、全虫、蜈蚣、元胡这些药；脑转移，我们常用一些化痰软坚之品，如夏枯草、蜂房、天南星、天葵子；像晚期出现胸水的，我们喜欢用己椒苈黄丸加减，效果是不错的。对于出现骨转移的，大多为痰毒流注，用一些化痰散结的药物，如夏枯草、海藻、生牡蛎、猫爪草、生南星，生南星有时候用30~60g，这些效果也是可以的。

这里我再特别强调一点，就是肺癌疗效差的一个重要原因，可能与癌毒排泄的通路也有关系。它与外界没有直接的通路，《内经》上讲："天食人以五气，地食人以五味"，气是从鼻咽进去。用完抗癌药，癌毒或癌毒的代谢产物排泄的时候，不像消化道那么顺畅，所以可能跟疗效差也有关系。我们临床上就喜欢用一些桔梗、皂荚，桔梗、皂荚的量可以稍微大一点，可以帮助它排泄。另外就是参用一些针灸的思想，像肺癌的癌毒排泄可以考虑肺俞穴或贴膏药，就是在他的背部，碰到有压痛点之后，证明是病邪反应的地方，进行一些刺血拔罐，或者用一些拔毒的膏药，也可以考虑。但是这个要进行临床验证相对要难一点。

另外，我想说，肺癌的治疗是一个长期过程，在长期治疗过程中，我们是强调以扶正为本的，祛邪有时候也是为了扶助正气，因为正气在疾病的发生发展过程中起到一个非常关键的作用。并且注意要守方有恒，方子确定之后，如果患者出现证情的变化不是太明显的话，几个月可以用一种方子，让他长期应用。要注意伏毒的问题，像早期患者或者没有病灶的患者，要注意伏毒因素；或者术后，像脑转移术后，看到病灶没有了，但是你要知道它终归要复发的原因是在哪儿，它的体内肯定是有伏毒的。这个时候，即使没有病灶，我们也要大剂量的应用一些驱毒、化毒的药物。还有一个问题大家也要注意，就是长期应用中药要注意同时顾护胃气。

（整理：李志明　校对：李波）

方药治则独家悟

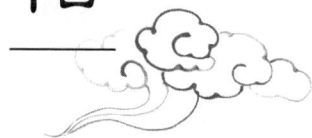

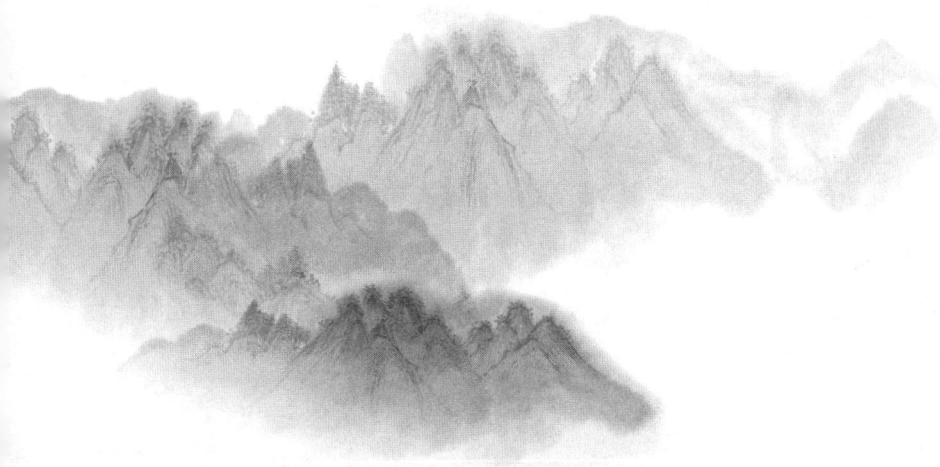

乌梅丸的心得体会与临床妙用

徐苏

一、厥阴证之机制

乌梅丸乃仲景《伤寒论》厥阴证之主方，原文主治蛔厥、久利，属于典型的寒热错杂证。厥阴者，阴之极也，两阴交尽，为阴尽阳出之脏，邪客其经，从阴化寒，从阳化热，故阴阳错杂，寒热混淆。厥阴经在脏为肝，其气应春属木，本寒标火，所以厥阴之治，既不从标，也不从本，而是从中治之，寒热并用，补泻皆施。

李士懋教授认为厥阴寒热错杂之机制为：肝为刚脏，内寄相火，阴中有阳，当肝寒时，阳气羸弱，肝失升发，肝气郁滞，肝中相火不能循于全身，则郁而化热，形成寒热错杂之证。

本证是以肝阳虚为本，在此基础上导致寒热错杂证。正如尤在泾所言"厥阴之上必无浑阳"，"厥阴之为病，消渴，气上撞心，心中疼热"，郁火外犯则肌热；肝阳虚羸，疏土不及，则出现"饥而不欲食，食则吐蛔。下之则利不止"；阳虚不布则四肢厥羸，躁无脏安时。阳虚阴寒内盛之际，同时存在阳虚不布、郁火炽热之机，致寒热错杂、阴阳交争。

二、厥阴证之表现

1. 在上

厥阴头痛、眼干、眼痛、眼睛模糊，包括慢性结膜炎、慢性青光眼、牙痛、失眠、口腔溃疡。

2. 在中

胃痛胃胀，舌苔黄腻，大多数人选半夏泻心汤，我从病机分析，乌梅丸表现上焦有热，下焦有寒，虚实夹杂错杂；半夏泻心汤主要以中焦偏实为主。关键区别：脉象，半夏泻心汤为濡数，濡主湿，数主热，湿热相搏；乌梅丸为脉弦，可兼缓兼弱，按之无力，无力为虚。

3. 在下

小便不适，大便下血，或者便溏，或者少腹疼痛。慢性前列腺炎，局部有热，小便不爽、小便黄，舌苔根部腻，全身怕冷，局部热，全身寒，表现是上热下寒，以乌梅丸加减，脉象以左边关脉沉弱为主。

三、心得体会

乌梅丸辨证还是以脉为主，左关为主，左关弦，沉取无力（肝阳虚）。

1. 应用指征

（1）左关脉弦弱，一定是沉取无力。

（2）肝阳虚的症状：阳虚以后寒热错杂明显，在上则口干口苦，在中则腹胀胃痛，在下则大便溏稀。全身畏寒怕冷。舌色偏红，苔腻为主。

2. 乌梅的特点

酸涩性平，酸入肝，敛肝逆上气，除肝热之烦满，安肝火之犯心。能补肝体而泻肝用。同时可以止痒，皮痒的特点为昼轻夜重。肝属木，木得津润，畅茂条达，一身之壅塞皆除。

乌梅丸重用乌梅300枚，约相当于570g，去核以后乌梅约达200g。如果没有真气脱越之象，乌梅用到30g左右就够了。

3. 乌梅丸具体加减

（1）热重：加大黄连、黄柏用量；若上焦热重，可换黄柏为黄芩。

（2）下寒明显：加大附子用量，再加吴茱萸。

（3）气虚：加黄芪。

（4）阴血虚：加白芍。

方药治则独家悟

（5）肾虚明显：加巴戟天、仙灵脾。

乌梅丸中乌梅、黄连、附子这三味药不建议去掉，剂量可以增减。用乌梅丸最关键是脉，脉弦按之无力。弦为阳中之阴脉。弦为拘急之脉，失于条达之象。弦按之乏力，代表里虚，及肝阳衰惫之象。

四、临床妙用

1. 失眠

主要表现为早醒，入睡没问题，一般在晚 12 点至凌晨 2 点醒后再次入睡困难。厥阴经从丑时到寅时。治疗时不用酸枣仁、夜交藤，多用龙骨、牡蛎，寓意潜镇。部分患者夜里 12 点到凌晨 2 点感到口渴明显，这个也是乌梅丸证。

2. 复发性口腔溃疡

常表现为口内烧灼感、疼痛，有医家用黄连解毒汤、半夏泻心汤、甘草泻心汤等。治疗口腔溃疡我常用三个方。

（1）甘露饮：源于《太平惠民和剂局方》，组成：枇杷叶、熟地、枳壳、天冬、茵陈、麦冬、石斛、生地、甘草、黄芩。功效：养阴清热，宣肺利湿。主治：牙龈溃烂，出脓血，口臭生疮，咽喉肿痛，舌苔黄腻、脉濡数。这种口腔溃疡，看到舌苔厚腻，脉濡数的，考虑湿热相搏，郁而在里，大胆使用甘露饮，而且生地、熟地要重用，舌苔消退较快，止痛效果明显。

（2）潜阳封髓丹：治疗口腔溃疡常加龙骨、牡蛎、炮姜、琥珀，舌脉为舌淡苔白、脉细弱。

（3）乌梅丸：治疗口腔溃疡主要症状是晚上疼痛明显，烧灼感明显，舌苔可以是黄腻苔，脉象以左关弦细、沉取无力为特点。

3. 小儿腹痛

常用一味乌梅治疗小儿腹痛，表现为小儿疼时不安，过一会就好，很多医生认为是由蛔虫引起，用乌梅 15g、精肉 100g，多次服用 2~3 日，效果较好。

4. 慢性肠炎

见于舌苔比较厚，左边关脉弦或弦数，但沉取无力，常用乌梅丸加金银花 30g、白花 15g，花类药物具有收敛止泻的作用。若夹脓血便，可加大黄炭

10g、黄连 6g；大便稀，加肉桂 5g、车前子 30g。

5. 下肢、肛门瘙痒

老年人、糖尿病患者，晚上下肢、肛门瘙痒比较明显，或者为受热后、夜间醒后痒为主。乌梅丸治疗以昼轻夜重为特点。中医多考虑用荆芥、防风、蝉衣祛风止痒；或者用全蝎、蜈蚣入络搜风、以毒攻毒。在瘙痒性皮肤病中，尤其是慢性期用乌梅丸效果好。很多瘙痒和肝关系密切，《临证指南医案·卷一·肝风》："经云：东方生风，风生木，木生酸，酸生肝。故肝为风木之脏，因有相火内寄，体阴用阳，其性刚、主动、主升，全赖肾水以涵之，血液以濡之，肺金清肃下降之令以平之，中宫敦阜之土气以培之，则刚劲之质，得为柔和之体，遂其条达畅茂之性，何病之有？"肝为刚脏，体阴用阳，主疏泄。《辅行诀·辨脏腑主病方》云："肝苦急，急食甘以缓之，酸以泄之，适其性而衰之。"这里的办法是缓肝急以息风，所以我们用治疗少阳病诸多方法没有效果时，考虑使用乌梅丸治疗。肛门瘙痒时用乌梅丸少加苦参。乌梅丸治疗皮肤病，重点用乌梅、细辛、川椒，三味药的量适当增加，会收到很好的效果。

6. 妇科疾病

真菌性阴道炎症见豆腐渣样带下，宫颈癌症见阴道流秽浊之物，常用乌梅丸合用当归、贝母、苦参等治疗。寒象比较明显者，就用桂枝芍药知母汤。桂枝芍药知母汤还用治胎死腹中、胎已腐烂、手足肢节疼痛，《金匮要略》中用其治类风湿关节炎，有中医外科医师用其治疮痈肿毒、化脓性关节炎，收效良好。我也会用于外阴癌、宫颈癌的治疗。桂枝芍药知母汤用量注意知母与附子的配伍是 2:1、白芍与桂枝的配伍是 2:1。

7. 眼病

治疗眼睛疲劳、慢性结膜炎等。用乌梅丸加石决明、菊花、白蒺藜。近期一个病例：外伤引起的眼底增生、水肿，先期以吴茱萸汤加车前子、蝉衣，后以乌梅丸为主，效果明显，现水肿消退明显，以膜样增生为主。

8. 糖尿病

当消渴病出现上热下寒，表现为口干、口苦、腹胀、大便泄泻，特别是糖尿病伴眼部病变时，大胆用乌梅丸，不仅可以降糖，还可以改变眼部病变，对恢复视力效果不错。但不能完全用这个方治疗糖尿病，可能糖尿病的某一个阶段用这个方效果比较明显。

五、典型病案

案 1 杨某，男，27 岁。

失眠 5 年余，入睡可，但每于夜里 12 点左右即醒，后无法再次入睡，口腔溃疡反复发作，夜里烧灼疼痛感明显，头昏，神疲，脱发，舌质红苔黄腻，脉细弦，左关沉取无力。

处方：乌梅（去核）9g，黄柏 6g，黄附片 5g，细辛 3g，肉桂 3g，当归 10g，红参 10g，龙骨 30g，牡蛎 30g，酸枣仁 20g，人中白 10g，琥珀 5g。

按语：乌梅丸治疗这种失眠与六经时辰有关。夜里 12 点到凌晨 2 点，为其特点。

案 2 叶某，男，80 岁。

因腹泻稀水便 1 年余就诊。患者糖尿病病史 20 余年，一直以胰岛素控制，血糖波动在 10~20mmol/L 之间；天疱疮病史 10 余年，一直以小剂量激素维持治疗，且经常反复发作。

刻下症：形体消瘦，精神萎靡，口干，口渴，腹胀，无腹痛，大便一日 5 次，稀水便，舌红少苔，脉浮细数，沉取无力。

处方：红参 10g，黄附片 20g，龙骨 30g，牡蛎 30g，干姜 10g，甘草 20g，黄连 9g，乌梅（去核）15g，肉桂 5g，赤石脂 30g。

（整理：郭培俊　刘维丽　校对：刘凡）

柴胡四逆汤的临床应用

李贵明

我平时看病，从来不考虑西医的病名。开处方也从来不参考辅助检查结果。因为我认为所有的辅助检查结果都是人体内环境改变的结果。改善了人体内环境，那些异常的西医检查结果想不改变都是不可能的。当然，西医的辅助检查结果我会当作给患者解释病情以及治疗效果的参考。这样既可以避免我们在临床上犯错误，也可以避免引起医疗纠纷。看病既要胆大，更要心细。

我认为，中医"理法方药"的排列次序是十分重要的。排列次序的先后，也就说明了它的重要性的次序。记得马新童老师好像说过：十年成药，百年成方，千年成法，万年成理。我总觉得单纯去讲某个方剂或某种药物的作用，就是在讲"理法方药"的"方药"。这就像打仗一样，只讲战术，不讲战略，总归属于形而下。而决定战争胜负的，除了良好的战术技巧、士兵素质、武器装备以外，更重要的是两个决战双方最高统帅的战略水平的高低。三国里面周瑜的那句著名感叹"既生瑜，何生亮"，就是对这个问题的最好回答。再看看国共两党的较量：开始的时候，国民党无论从哪方面都比共产党不知要强大多少，但最后跑到台湾岛上的不是共产党，而是国民党。为什么？还不是国共两党最高统帅战略上的差距造成的吗？

那么，中医的战略问题是什么呢？我个人认为就是阴阳问题。

"谨熟阴阳"的重要性。自古以来中医书籍汗牛充栋。除了伤寒、温病还有很多其他流派，都在不同的角度阐述中医的辨证用药思想。辨证方法既有六经辨证也有卫气营血辨证、脏腑辨证等等；而且各种方剂及其加减变化更是数不胜数，这些辨证和数量众多的方剂药物常常使人在临证之时有不知所措感，《内经》曰："大道至简，大道不繁。"比如一个简单的数学公式，就能表达和解决很多复杂的问题。《内经》言："谨熟阴阳，无与众谋。"这句话就是说：在临证之时，要严格谨守阴阳，只要熟悉了阴阳之道，也就不必与其他众人共同商议了。这只是我个人的理解。

清朝名医郑钦安曰：医学一途，不难于用药，而难于识证。亦不难于识证，而难于识阴阳。阴阳化生五行，其中消长盈虚，发为疾病，万变万化，岂易窥测？诊候之际，犹多似是而非之处，辨察不明，鲜有不误人者也。《内经》云：知其要者，一言而终，不知其要，流散无穷。我个人理解：这个知其要的要，指的是要领。也就是说知道要领，一句话就可以说清楚。否则，说多少也是白说。

中医的很多东西既清晰又模糊，完全是中国人的思维方法：很多话外之音，言外之意，说明白不明白，说不明白还明白。所以，学中医有时候光盯在字面上理解是不行的，很多东西要靠学习者不断地慢慢体悟，然后验证，再回头体悟。体悟能力决定了一个医生的水平高低，这也正是中医魅力之所在。

那什么是阴阳呢？个人认为：有形的为阴，无形的为阳。其实，阴阳就像一张纸，正面为阳，反面为阴；正面为主，反面为辅，正反两面谁也离不了谁；正面长，则反面长；正面缩，则反面也缩。这就是《内经》说的："阳生阴长，阳杀阴藏。"

《内经》曰："言天者求之本，言地者求之位，言人者求之气交。"天为何？形而上也，春夏秋冬也，温热凉寒也，自然界最大最厉害的四味天然药也；地为何？形而下也，万事万物也，各种疾病及各项检查指标也；人为何？天地相交之产物也，人乃形而上（思维、意识、精神是形而上的一种形式）与形而下（有形之组织器官组成的躯体）的混合体，精神、思维、意识控制着躯体的所有活动（形而上控制着形而下）；而人体内的温热寒凉控制着所有细胞组织的生生灭灭。故治病求本是求人体内温热寒凉的平衡。明此，则中医明矣。

中医治病原则是以偏纠偏，也就是寒者热之，热者寒之。一个人从生到死的过程其实就相当于春夏秋冬的过程，春生（婴幼儿），夏长（青壮年），秋收（中老年），冬藏（死亡）。春夏（出生到中年以前）为阳，是一个人体内阳气由弱到强逐渐上升，而阴气由强到弱逐渐衰减的过程；物极必反，秋冬为阴（中年以后直至死亡），是一个人体内阳气由强到弱逐渐衰减，而阴气逐渐由弱到强逐渐上升的过程。由此，我们就可以很清楚地看出来一个人从生到死的过程，就是人体内阳气从少到多然后再逐渐消失的过程，所以才有"人活一口气""人死如灯灭""冰冷的尸体"等等。

也由此看出，在人体的春夏之季，随着人体内阳气的逐渐上升，身体是应该逐渐强壮的。如果这时候患病或者疾病症状加重，说明人体可能是邪火太旺导致人体阴气不足，治疗应该滋阴或者清热泻火或者清热凉血；也可能是阳气不足(现代生活正在逐渐改变这种自然状况，青少年寒凉体质越来越多)。相反，在人体的秋冬之季，随着人体内阴气的逐渐上升，身体状况逐渐变弱。华佗言："天者阳之宗，地者阴之属。阳者生之本，阴者死之基。天地之间，阴阳辅佐者人也。得其阳者生，得其阴者死。阳中之阳为高真，阴中之阴为幽鬼。故钟于阳者长，钟于阴者短……是以阳中之阳，天仙赐号；阴中之阴，下鬼持名。顺阴者多消灭，顺阳者多长生。逢斯妙趣，无所不灵。"(《华氏中藏经》)如果这时候患病或者疾病症状加重，说明人体内的阳气不足而阴气太盛，治疗应该是温阳、固阳、通阳、兴阳。这正是一个人一生从生到死的生命流程和治疗流程。

可惜的是，由于现代社会物流极大发展，人们可以吃到世界上任何地方的食物、水果蔬菜，这违背了一方水土养一方人的原则。农村大棚的兴起，使我们在冬季可以吃到夏季的水果蔬菜，这违背了大自然的规律。越来越多的空调、各种冷饮，尤其是抗生素的大量使用等等，这么多的寒凉之物大大伤害了人体的阳气，导致人体"阳常不足，阴常有余"。

通过上面的分析使我们对很多疾病有了清晰的认识，给我们中医看病带来了极大的方便。

（1）阴性病占了绝大多数，而且病情重。《伤寒论》死证基本都在三阴经，这正是《伤寒论》极重视人体阳气，以扶阳为主的精神之所在。

（2）一个健康人，其体内的状况是内热外寒以及下热上寒。但现在很多患者却阴阳颠倒成了内寒外热或上热下寒。

（3）舌诊：红、老、瘦主阳；淡、暗、紫、嫩、胖（齿痕）主阴。

（4）脉诊实际上也是阴阳：浮、大、洪、长、数、有力主阳；沉、细、紧、小、迟、无力主阴。但舌脉要相互结合着看，因为有时候一方可能是假象也不一定。

明白了（1）~（4）条，就不必拘泥于伤寒、温病、气血津液、脏腑辨证等等，更不用考虑西医的病名和各种辅助检查结果。阳性病就用阴性药，阴性病就用阳性药，起码方向错不了。

关于阴阳问题就谈这些，下面谈柴胡四逆汤在临床上的应用。大家都知道，小柴胡汤和四逆汤都是《伤寒论》中的名方。伤寒六经中，太阳主开，阳明主合，少阳为枢；太阴主开，厥阴主合，少阴为枢。三阳和三阴就像两个门，三阳为阳门，三阴为阴门。门的开合，枢轴非常重要，就像是一个承前启后的交通枢纽。少阳为半表半里的阳门之枢轴，所以小柴胡汤的作用范围之大，也就不言而喻了。半表半里的范围实际上非常之大，它包括了胸腹腔间的所有脏器。所有的柴胡剂其实都是在小柴胡剂的基础上发展而来的。四逆汤或者所谓的四逆辈，我认为是所有阳虚证的基础方。我通过 26 年的临床观察发现，现在三阴病占了绝大多数，因此四逆汤的应用范围之大也是不言而喻的。

"柴胡四逆汤"，是我起的名字，意思是小柴胡汤合四逆汤。临床上，我常用于上热下寒证。上热下寒及里寒外热证临床十分常见，因为正常健康人应该是内热外凉、上凉下热。但是临床中上热下寒、内寒外热的却比比皆是。

我认为，上热下寒及里寒外热证分两种：肾为坎水，二阴夹一阳，其中的一阳乃人身立命之真火种，火为阳，阳本乎上。子时（冬至）一阳生，坎中真阳发动上升的同时携带着真水一起上升，相交于心（离卦，二阳夹一阴），补充离中之水，使离火不至于太旺；水为阴，阴本乎下，午时（夏至）一阴生，离中之真阴下降的同时携带离火一起下降，相交于坎，补充坎中之阳，使坎水不至于太寒。此即所谓的心肾相交，坎离交媾。也就是《内经》言"地气上为云，天气下为雨"，一升一降往来不断，性命立焉。坎离二火上下熏蒸化生中气，二火皆能生土。上者生凡土，即胃，下者生真土，即脾。二火化生中土，先后互相依赖，脾胃得此二火之温化，则能腐熟水谷。

如果肾水太盛则成寒水，一则寒水太盛可以逼迫坎中之阳上出或者说水升一尺，龙升一尺，水升一丈，龙升一丈。从而形成虚火上炎之势或者虚阳外越之势。二则寒水不能涵木，则肝火上炎。两种寄于肝肾，本该藏而不露的相火（养人之火），此时则成了外露有害的所谓虚火、阴火、假火、龙雷之火。

上热下寒之临床表现：面部发红（尤其午后）、头昏脑胀、血压上升、头痛、眼痛、眼部干涩甚至巩膜充血、耳痛耳胀、咽喉肿痛、口腔溃疡、牙龈肿胀疼痛或牙痛、齿缝出血、口渴不欲饮或口渴喜温饮或喜热饮，舌淡、淡暗、暗、紫暗，薄白黄润或滑苔、黄润或滑苔，脉沉细或沉紧或沉涩或沉硬。

柴胡四逆汤：主要用于肝胆虚火上炎导致的临床症状。小柴胡即为清肝胆之火而设。柴胡疏肝，黄芩清热，人参、半夏、生姜、大枣、炙甘草乃补脾胃之药，有预防肝木克土治未病的作用。四逆汤乃脾肾双补（温补）之正剂。由于上热下寒的原因，下寒是始动原因，而且是主要的症结所在，故两方合用以温下为主。

下面举两个案例加以说明。

案1　袁某某，男，60岁，山东单县人。2014年1月7日因两胁撑胀、下肢浮肿在单县县医院腹部彩超显示：肝右叶斜径12.9cm，肝内多个实性强回声包块，形态不规则，最大8.7cm×7.1cm，门静脉1.0cm，脾厚4.1cm。后到菏泽市医院就诊，诊断为肝癌晚期，不能手术，也不能放、化疗，建议保守治疗。患者儿子在滨州工作，经滨州医学院附属医院中医科姜学连主任推荐于2014年1月20日找我诊治。患者诉右肩疼痛，反酸，上腹及两胁撑胀，畏寒怕冷，夜尿每晚5~6次，乙肝小三阳，每天饮酒6~7两，饮20余年。

刻诊：患者消瘦，精神不振，巩膜无黄染，双手发黄，双膝以下明显凹陷性水肿，舌紫暗、散在瘀斑、舌苔前白后微黄厚，脉浮大涩，左寸无力。此为肾水不升，肝火不降。给予柴胡四逆汤加减。

处方：柴胡20g，黄芩15g，姜半夏20g，黑附子30g，桂枝40g，当归20g，郁金30g，细辛10g，干姜30g，赤芍30g，砂仁20g，厚朴15g。14剂。

2014年2月10日复诊：患者精神好，饮食增加，右肩疼痛、反酸、上腹及两胁撑胀、畏寒怕冷均消失，下肢水肿完全消失。但舌脉无明显变化。

疏方：柴胡20g，黄芩15g，半夏20g，砂仁20g，厚朴15g，细辛15g，黑附子50g，干姜50g，麻黄10g，牡蛎40g，桂枝30g，当归30g，炙甘草20g。14剂。

2014年2月20日晚21点，患者儿子来电说药后夜尿减为1~2次，上腹稍胀，余无不适感。

2014年2月28日三诊：精神、饮食均好，大便稀，每天1次，有时上腹撑胀，右脉浮大紧，左脉沉涩，舌暗淡，散在较多瘀斑，少许齿痕，薄白苔。

疏方：黑附子60g，干姜60g，砂仁20g，生白术30g，姜半夏20g，厚朴15g，党参20g，细辛15g，赤芍30g，牡蛎30g，茯苓50g，炒麦芽20g。14剂。

2014年3月17日四诊：精神好，自我感觉很好，无不适感，腹胀及腹痛均消失，脉沉硬紧，舌暗，散在片状瘀斑，薄白苔。

疏方：黑附子40g，干姜40g，砂仁20g，生白术30g，姜半夏20g，厚朴15g，党参20g，细辛10g，赤芍30g，牡蛎40g，茯苓30g，炒麦芽20g。20剂。

2014年4月7日五诊：所有不适症状（厌食、肝区疼痛、上腹撑胀、下肢水肿等）完全消失。在当地医院（单县）复查彩超：脾厚由4.5cm减至

3.5cm，但肝癌大小未变。患者及其儿子已经非常高兴。

再为其疏方：柴胡 20g，黄芩 15g，姜半夏 20g，黑附子 50g，干姜 40g，当归 30g，细辛 15g，桂枝 30g，砂仁 20g，茯苓 30g，牡蛎 40g，赤芍 30g，炙甘草 20g。30 剂。

2014 年 5 月 9 日六诊：精神很好，面色较前红润，无明显不适，舌暗，散在瘀斑，薄白润苔，脉浮大紧涩。

疏方：柴胡 20g，黄芩 15g，姜半夏 20g，黑附子 60g，干姜 50g，当归 30g，细辛 20g，桂枝 30g，砂仁 20g，茯苓 50g，牡蛎 50g，赤芍 30g，炙甘草 20g。30 剂。

2014 年 6 月 7 日上午七诊：精神很好，除了药后感觉胃里辣、有点恶心外，无任何不适感，舌脉同前。

疏方：柴胡 20g，黄芩 15g，姜半夏 20g，黑附子 70g，干姜 40g，当归 30g，细辛 30g，桂枝 40g，砂仁 20g，茯苓 50g，牡蛎 60g，赤芍 30g，炙甘草 20g。30 剂。

2014 年 11 月 6 日八诊：腹部彩超示：肝脏大小形态可，实质内探及多个略强的回声团块，部分呈融合状，较大范围约 8.4cm×6.1cm，余实质内回声均匀，脾厚由 4.1cm 变为 2.8cm。患者精神、体力、饮食俱佳，舌淡暗，薄白苔，舌上瘀斑全部消失，脉沉紧。开药 28 剂，每日 1 剂。

2014 年 12 月 7 日九诊：没有任何不适，前方不变，再开 30 剂。

案 2 陈某某，男，52 岁，本院某科科长。

2013 年年底查出肺癌，在省肿瘤医院放疗结束，胸闷喘憋严重，在呼吸科住院效果不佳，上四层楼，要歇四五次。2014 年 5 月 17 日找我开中药。

刻诊：喘憋严重，面部紫暗，脉沉细，舌暗红、苔白黄。此为肝肾阳虚，肝火上炎。

处方：柴胡 20g，黄芩 15g，姜半夏 20g，附子 30g，干姜 20g，细辛 10g，桂枝 30g，茯苓 30g，牡蛎 40g，麻黄 10g，桔梗 15g，甘草 15g。7 剂。后复诊以此方适当加减，每日 1 剂。

2014 年 6 月 10 日复诊：喘憋明显减轻，现在回家可以不用中间休息，一次就可上到四楼，很高兴，继续服药，每日 1 剂。以后每周开 1 次药，7 剂。

2014 年 12 月 30 日下午复诊：无明显喘憋，饮食、睡眠均好。脉沉紧细，舌稍红，苔薄白微黄。

疏方：柴胡 20g，黄芩 15g，生石膏 30g，姜半夏 30g，附子 50g，干姜 20g，细辛 10g，桂枝 30g，茯苓 30g，牡蛎 40g，麻黄 10g，桔梗 15g，甘草 15g。7 剂。

患者从 2014 年 5 月 17 日开始服中药以来，未再做过放疗、化疗，一直上班。

（校对：齐春华）

温胆汤的妙用

崔叶敏

温胆汤始载于唐代孙思邈的《备急千金要方·卷十二·胆腑篇》中："治大病后虚烦不得眠，此胆寒故也。宜服温胆汤方。"原方仅治胆寒的"虚烦不得眠"，为安神方剂。

随着人们生活水平的提高，饮食结构的改变，过嗜肥甘厚腻，社会的竞争激烈，熬夜等不良生活习惯以及空气、食物等污染，造成现代人证候谱发生了改变。临床疾病以痰邪作祟多见，患者体型肥胖，脂质代谢紊乱，心脑血管病发病率居高不下，肿瘤患者发病率明显提高，诸多种种疾病，都有痰邪身影的存在。

随之而来的是我们治疗疾病切入点的转换。

传统的温胆汤组成为竹茹、云苓、陈皮、枳实、半夏、生姜、炙甘草、大枣，具有温养胆气、和胃化痰的功能，主治胆虚痰热上扰引起的虚烦不得眠等证。半夏虽可除痰化湿，但沈绍功沈老认为其燥性不利于痰浊化热；生姜可祛痰，但辛温同样不利于痰浊化热；炙甘草甘味、大枣滋腻，也不利于祛痰浊，枳实虽可理气行滞，但容易破气。

据此，沈老改良了温胆汤，我们称之为沈氏温胆汤。运用沈氏温胆汤治疗痰浊化热证、痰邪作祟的疾病取得明显效果。沈氏温胆汤主要用于实证。使用沈氏温胆汤应掌握 6 个主症：头重、胸满、口黏、纳呆、苔腻或黄腻、脉滑。其中尤以苔腻为主，苔腻可一锤定音。我临床只要看到患者苔腻或苔黄腻，尤其苔黄腻，就会选用沈氏温胆汤，不论何种疾病。

沈氏温胆汤主要由 6 味药物组成：竹茹 10g、云苓 10g、陈皮 10g、枳壳 10g、石菖蒲 10g、郁金 10g。竹茹清热化痰为主药；云苓、陈皮健脾祛痰，截断生痰之源，为臣药；枳壳理气行滞祛痰为使药；痰浊容易引起窍闭，故而配石菖蒲透窍豁痰；郁金畅行气血，利于痰浊排出。

（一）祛痰序贯四步

第一步，三竹轮换：竹茹 10g、天竺黄 10g、竹沥水 20~40ml。

第二步，佐以化湿：用茵陈（后下）10~15g、泽泻 10g、金钱草 15~30g。

第三步，佐以散结：用海藻 10g、昆布 10g、浙贝粉 5g。

第四步，佐以软坚：用生龙骨 30g、生牡蛎 30g、海蛤壳 15~20g。

（二）取效技巧

1. 辨寒热

痰黄痰黏，舌红，苔黄腻，属热痰，选加黄连 5~10g、生栀子 10~15g、公英 10~20g、黄芩 10~15g、白花蛇舌草 30g、生苡仁 20~30g；痰稀苔白属寒痰，选加白芥子 5~10g、半夏 10g、桂枝 10g；狭义之痰重在消导，选加焦三仙各 15~30g、生内金 15~30g、莱菔子 10~15g、生山楂 10~15g；广义之痰重在透豁，选加桔梗 10g、柴胡 5~10g。

2. 辨证加减

气虚痰浊选加补气的白扁豆 10g、仙鹤草 10g、黄芪 10~20g；气滞痰浊选加木香 10g、柴胡 5~10g、香附 10g；痰瘀互结选加牛膝 10~15g、丹参 30g、苏木 10g、泽兰 10g、地龙 10g、水蛭 3~5g、三七粉 3~5g。

3. 给痰以出路

分利二便祛痰邪，利小便选加车前草 30g、泽兰 10g、白花蛇舌草 30g、公英 10~20g、萹蓄 10g、竹叶 5~10g、白茅根 10~20g、芦根 10~20g、冬瓜皮 10~20g；润肠选加白菊花 10g、当归 10~20g、草决明 10~30g、桃仁 10g，制大黄 10g、荷叶 5~10g、莱菔子 10g。

4. 重视脾为生痰之源

脾主运化水湿，脾失健运，水湿聚而为痰，故祛痰同时配以健脾醒脾之品。寒痰配伍健脾的半夏 10g、化橘红 5~10g、木香 10g、白扁豆 10g、白术 10~15g；热痰配伍醒脾的竹茹 10g、云苓 10g、陈皮 10g、生苡仁 20g、连翘 15g。

5. 重视痰瘀互根

在临床中往往容易出现痰瘀互结证，故而治疗痰邪作祟的疾病时配合化瘀药往往能起到事半功倍的效果。化瘀从两个方面入手，一是清肝疏肝理气、行气化瘀，选加生栀子 10g、菊花 10g、薄荷 5g、夏枯草 10~15g、蝉衣 5g、地龙 10g 等；活血化瘀选加丹参 30g、三七粉 3~5g、川芎 10g、苏木 10g、桃仁 10g、红花 5~10g、泽兰 10g 等。

常用的祛痰良药：竹茹、天竺黄、枳壳、全瓜蒌、薤白、半夏、浙贝、桔梗、海藻、昆布、莱菔子、石菖蒲、郁金、苍术、厚朴、云苓、陈皮、茵陈、泽泻、生龙骨、生牡蛎、海蛤壳、化橘红。

（三）辨病辨证加减

1. 高血压病

钩藤（后下）15~20g，川芎 10g，泽泻 10g，莱菔子 10~20g，夏枯草 15g，海藻 10g，罗布麻 10g，牛膝 10~15g，丹参 30g。

2. 脑血管病

升麻 10g，葛根 10g，川芎 10g，泽泻 10g，牛膝 10g，丹参 30g，草决明 10~30g，路路通 10g，白扁豆 10g，仙鹤草 10g。

3. 冠心病

瓜蒌 15~30g，薤白（酒浸泡）10~20g，丹参 30g，苏木 10g，葛根 10~20g，赤芍 10g，白扁豆 10g，仙鹤草 10g。

4. 胃肠疾病

白花蛇舌草 30g，公英 20g，木香 10g，砂仁 5~10g，焦三仙各 30g，生内金 30g，连翘 10~20g。

5. 妇女病

柴胡 10g，香附 10g，益母草 10g，伸筋草 10g，丹参 30g，川楝子 10g，元胡 10g。

6. 良性肿瘤

夏枯草 10~20g，海藻 10~15g，生牡蛎 30g，山慈菇 10g，丹参 30g，莱菔子 10~15g，生山楂 10~15g，浙贝粉 5g。

7. 恶性肿瘤

白花蛇舌草 30g，公英 20g，山药 10~15g，生苡仁 20~30g，丹参 30g，白扁豆 10g，仙鹤草 10g，三七粉 5g。

8. 癫痫

海参肠 3~10g，白矾 10g，钩藤 15g，野菊 10g，生牡蛎 30g，生龙骨 30g，炒枣仁 20g。

9. 发热

青蒿（后下）15~20g，银柴胡 10~20g，桑白皮 10g，车前草 30g，竹叶 10g，芦根 10~20g，白茅根 10~20g。

10. 颈项部疾病

升麻 10g，葛根 10g，川芎 10g，泽泻 10g，引药到达颈项部、头部，用于颈椎病、脑部疾病。

11. 痰瘀互结

升麻 10g，葛根 10g，川芎 10g，泽泻 10g，牛膝 10g，丹参 30g。这 6 味药为沈老升降理论的体现。

（四）温胆汤在冠心病、高血压、脑血管病中的应用

1. 冠心病从痰论治

冠心病实证从痰论治，要抓住主症：苔腻或黄腻，脉滑，舌下络脉紫或紫粗曲张，胸闷痞痛，口黏纳呆，头重肢困，体胖痰多，苔腻或黄腻一锤定音。

治则：祛痰化瘀通络。

方药：温胆汤和瓜蒌薤白白酒汤加活血化瘀药。

竹茹 10g，云苓 10g，陈皮 10g，枳壳 10g，石菖蒲 10g，郁金 10g，野菊 10g，全瓜蒌 30g，薤白（酒浸泡）10g，葛根 10~15g，川芎 10g，泽泻 10g，草决明 30g，牛膝 10~15g，丹参 30g，白扁豆 10g，仙鹤草 10g。

辨证加减：胸憋闷加苏木 10g、路路通 10g、三七粉 3~5g；浮肿加白花蛇舌草 30g、车前草 30g、王不留行 10~20g、葶苈子 10g；纳呆加焦三仙各 15~30g、生内金 15~30g、木香 10g、砂仁 5~10g、苏梗 10g、连翘 10~15g；失

眠加夜交藤 30g、生牡蛎 30g、炒枣仁 20~30g、肉桂 3g、黄连 5g、琥珀粉（冲服）5~10g；瘀血重加三七粉 3~5g、桃仁 10g、红花 5~10g、地龙 10g。

化瘀序贯四法：

第一步，行气化瘀：选加石菖蒲 10g、郁金 10g、川楝子 10g、元胡 10g。

第二步，活血化瘀：川芎 10g、丹参 30g、赤芍 10g、桃仁 10g、红花 5~10g。

第三步，剔络以化瘀：地龙 10g、水蛭 3~5g、土鳖虫 10g、甲珠 3~5g。

第四步，奇药以化瘀：三七粉 3~5g、泽兰 10g、苏木 10g、鸡血藤 10~20g。

2. 高血压从痰论治

社会环境的改善、饮食结构的改变等原因同样造成现代高血压患者的疾病谱也发生了改变。现在高血压患者苔腻的比较常见，同时患者容易出现舌质紫暗，有瘀斑、瘀点，舌下络脉紫粗等，痰瘀互结的比较多见。我的老师中国中医科学院韩学杰教授带领她的团队，经过十几年的追踪调查研究，证实了现代高血压患者的证型以痰瘀互结者多见。

研究结果证实，原发性高血压起病隐匿，病程长，证候复杂，涉及多脏腑，病机以痰瘀互结、损伤络脉为核心病机。

同时研究结果证实，痰瘀同治有利于镇肝息风、滋水涵木治疗高血压。气血运行逆乱是肝阳上亢、化火动风的病机基础，镇肝息风可以促使气血运行，脏腑功能恢复正常，而痰瘀同治也可以使气血运行流畅，是镇肝息风的基础。同样，痰瘀同治也有利于滋水涵木。镇肝息风、滋水涵木等法治疗高血压，须以痰瘀同治为前提和基础。只有这样才能证治相对，取效快捷。

（1）初期治疗先祛痰后化瘀：高血压患者初期或治疗的初期，容易出现眩晕、头重足轻、苔腻脉滑，治疗以祛痰为主，佐以化瘀通腑，用温胆汤加沈老的祛痰平肝汤加减，选加车前草、草决明、丹参。祛痰平肝汤由钩藤 15~20g、川芎 10g、泽泻 10g、莱菔子 10g 组成，钩藤平肝治肝风，川芎化瘀、升清透窍，莱菔子导邪从大便排出，泽泻导邪从尿排出。

（2）中期痰瘀同治：患者出现苔薄黄或薄腻，眩晕耳鸣，烦躁易怒，胁肋胀满，为肝阳上亢，选用祛痰平肝汤加温胆汤、珍珠母 30g、菊花 10g、草决明 15~30g。珍珠母平肝潜阳，清肝明目；菊花疏风清热，明目平肝；草决明滋水涵木，清肝明目，润肠通便，降血脂、降血压。

3. 脑血管病从痰论治

脑血管病的治疗多为平肝息风和补气活血，然而现代患者饮食习惯等多种原因造成患者疾病谱发生了改变。患者多体形肥胖，临床症见头重如裹，胸脘痞闷，纳呆乏力，苔腻或黄腻，脉滑，故临床治疗以平肝息风、补气活血为法，效不明显，因为痰浊不去，造成肝风难息，瘀血难去，故而沈老提出了"豁痰醒神"之法治疗脑血管病属痰瘀互结型，效果显著。

温胆汤加减：竹茹 10g，云苓 10g，陈皮 10g，枳壳 10g，石菖蒲 10g，郁金 10g，升麻 10g，葛根 10g，川芎 10g，泽泻 10g，生龙骨 30g，生牡蛎 30g，白扁豆 10g，仙鹤草 10g，路路通 10g。

痰和瘀是脑血管病两大致病因素，也是人体的主要病理产物。痰瘀互为因果，互相关联，脑血管病有痰必有瘀，患者会出现舌质紫暗或有瘀斑，舌下络脉紫粗等瘀血表现，因此治疗脑血管病祛痰化瘀活血，可以取得临床疗效。

（1）化瘀序贯四步

第一步，活血养血：选加当归 10g、丹参 30g、生地 10~15g，三七粉（冲服）3~5g。

第二步，活血化瘀：选加赤芍 10g、丹皮 10g、桃仁 10g、红花 5~10g、苏木 10g。

第三步，活血通络：选加鸡血藤 10~20g、桑枝 10~20g、伸筋草 10g、路路通 10g。

第四步，活血破瘀：选加地龙 10g、水蛭 3~5g、土鳖虫 5~10g。

脑血管病急性期或稳定期容易出现便秘、便干，治疗时配以通腑之法，可以使患者症状很快好转。

（2）通腹泻热分三种情况

①润肠通便：选加全瓜蒌 30g、桃仁 10g、火麻仁 10g、制何首乌 10~15g、当归 10~20g、白菊花 10g。

②泻热通腑：选加制大黄 10~15g、草决明 15~30g、莱菔子 10~20g、知母 10g、生栀子 10g。

③峻下泄火：元明粉（后下）5~10g、番泻叶 1~3g、生大黄（后下）5~10g。

（校对：李波）

温胆汤治疗脑瘤思路

黄金昶

大家讨论到温胆汤治疗脑瘤，中医导致肿瘤有痰、湿、饮等多个因素，但是痰、湿是有区别的，痰容易形成肿块，湿性弥漫黏腻不容易形成肿物且手术不容易切净，故而脑瘤有痰、湿两个因素同时致病。有关痰、湿、饮在肿瘤中的表现我会单独和大家介绍一次。此外痰、湿同时致病的还有胆囊癌、胰腺癌、卵巢癌等。下面说脑瘤，我的中医治疗脑瘤经验是脑瘤术后可以不复发、可使瘤体缩小，少数瘤体消失。中医治疗脑瘤相对西药疗效有明显优势。

大家回顾一下治疗过的脑瘤患者，无一例外，都是聪明的人、善于思考的人！门诊有一个 5 岁的小男孩，随便的一个字都能认出来，这是何等聪明的人啊！为什么善于思考的人容易得脑瘤呢？善于思考的人，气血便很容易长时间壅滞于头部，加之内外之邪侵袭，日久郁积便形成了脑瘤，其中的道理并没有想象中的复杂。下面我们就从病因入手，逐个剖析其中的奥秘，为大家介绍我治疗脑瘤的经验。

我们都知道，风、痰、火是形成脑瘤致病的三个重要的因素。

首先说风，"颠顶之上，唯风可到"，那么形成脑瘤的风是内风还是外风呢？应该说这两个因素都有，脑为髓之海，属奇恒之腑，既藏又泻，脑之为病，其所藏精气必虚，虚则生风，这是内风形成的机制；风邪侵袭，最容易侵犯头部，所谓"伤于风者，上先受之"，加之内虚，风邪容易稽留于头部，所以说内风和外风都存在，且以内风为主。那么毫无疑问，治疗风邪便需要祛风。治疗外风宜缓和，防风就可以，对头部的瘀滞、头部的风，疗效都不错。治疗内风可选择全蝎、蜈蚣等祛风通络。这时候应该注意肝肾的因素，一个是柔肝潜阳，白芍、生赭石或生龙骨、生牡蛎均可；另一个就是补肾纳阳，熟地、龟甲、鳖甲就有很好的补肾潜藏作用。二者一个强调引肝气下行，一个注重潜藏收纳肝阳，否则即使潜肝作用很强，不注重藏纳，疗效不会持久，还会再次出现内风上扰。其中，熟地的作用不容小视，熟地乃"药中四维"之一，是补阴之药，入肝肾二经，滋阴补血。肾阴不能骤生，补阴不可求速效，且阴药须大剂、重剂投之，多数医者嫌其滋腻，不敢重用。我认为只要炮制得当，配伍山茱萸则药效更专，生肾水更快，所以熟地补肾生髓，滋阴潜阳功劳最大。

其次是痰湿，是痰更重还是湿更重？脑瘤手术不易完全切除，极易复发，这与中医湿邪黏腻难除的特点相似，所以我认为是湿更重一些，而且我一直在思考湿邪是怎么到脑子里的？一个是湿邪随肝气上达于脑；另一个是足太阳膀胱经自下而上，入络脑，将下焦的湿邪输送到了脑子里。治疗痰湿，温胆汤就可以，其中的郁金、石菖蒲祛湿，一开窍一化郁，效果明显。

最后是火邪，头为诸阳之会，所有的阳气均汇聚于头部，就会出现火邪。如何清头部的火热之邪呢？宜辛凉清火，勿过用苦寒，火郁发之，辛能发散，金银花、栀子、板蓝根均可。

以上是从邪实方面论述的，那么正虚需不需要考虑呢？前面讲过治疗内风需要补肾，相比较而言，补肾不是最主要的，引邪气下行最重要，顺势予以补肾就可以了，精髓自然就会上输于脑。因此，从这一方面说，有一对调理气机的药不容忽视，那就是川牛膝和川芎。川牛膝有很好的引火下行的作用，同时可以补肝肾活血，而川芎可以行血中之气，升提肝肾之阴精，量宜大，可用至30~40g，对头痛效果很好。总之，脑瘤乃肝肾不足，风痰火上聚，以祛风化痰清火为主，略加补肝肾调气机之品。

临床要根据肿瘤部位辨证加减药物，同时要高度重视针刺对脑瘤的作用，我们在脑瘤讨论部分有详细论述。

此外我还常用温胆汤加减治疗胆囊癌、胰头癌。胰腺癌我分为胰头癌、胰颈癌、胰体尾癌，选方不同，胰头癌偏湿热，用温胆汤较多。温胆汤治疗卵巢癌力度不够，故不用在卵巢癌上。

温胆汤也有缺陷，对顽痰、胶痰力量不足，可用十枣汤、控涎丹。对于膈肌以上疾病、年龄小于 30 岁、身体壮实者，可以采用吐法，将痰涎吐出可使肿物稳定缩小，甚至消失。

（校对：李波）

大柴胡汤治疗上腹部肿瘤初探

王克穷

所谓经方的本源剂量实际上是包括了两个方面的问题，第一是汉代度量衡与现代公制度量衡的换算问题，第二个是临床应用《伤寒论》与《金匮要略》时的剂量大小问题。那么汉代度量衡与现代公制度量衡的换算，此次的剂量换算是以1981年考古发现的汉代度量衡权为准，并以此推算即1斤等于16两，等于248g，等于液体250ml，1两等于24铢，等于15.625g等。那么在具体的换算中按着四舍五入和取整的原则进行，非度量衡剂量单位的药物剂量换算，以柯雪凡、郝万山、李可还有仝小林等专家的测算为主。那么临床应用经方的时候，其剂量轻重的差别很大，那么这种差别历代均有，现在也依然。纵观当今的医疗同道在用经方之时多以《中华人民共和国药典》所规定的用量与中药学教科书所规定的常用量为依据，那么为什么我们还要进行经方本源剂量的探索，其意义、目的何在？众所周知，方剂是在辨证审因、决定治法之后选择合适的药物酌定用量，按照组成的原则妥善配伍而成，并在临床诊治的过程中逐渐发展起来的。现今中医正面临着疗效不佳或无疗效的窘境，造成此种结果的原因可能有很多，但方剂药量当是主要原因。为此我个人近年来一直探索经方本源剂量的应用。通过大量的临床实践发现运用本源剂量是安全有效的，也充分彰显了经方所谓的方小力专、效宏的特点。现就大柴胡汤治疗上腹部肿瘤的经验与在座的各位进行交流与分享，不当之处请指正。

大柴胡汤治疗上腹部肿瘤，《金匮要略·腹满寒疝宿食病》里有"按之心下满痛者，此为实也，当下之，宜大柴胡汤"，那么我据此运用大柴胡汤治疗上腹部肿瘤。通过多年的临床观察发现，本方可以减轻患者症状，提高生存质量，适当地延长患者的生存期，现报告如下。

大柴胡汤的组成按着经方本源剂量的核算：柴胡125g、黄芩45g、半夏

（洗）65g（这个实际上是生半夏），还有白芍45g，生姜75g，枳实60g，大枣12枚，还有大黄2两即30g。上8味以水2400ml，煮取1200ml，去滓再煎至600ml，温服200ml，日3服。大柴胡汤一名两方：在《伤寒论》里头没有大黄，而在《金匮要略》里加了大黄2两。那么关于大柴胡汤有无大黄之争由来已久，我个人认为《伤寒论》太阳篇的大柴胡汤无大黄当是脱文，类似这种情况在其他各篇也有，比如太阳篇中大黄黄连泻心汤中黄芩，又如少阴篇通脉四逆汤中葱白等。至于临床运用是否增减大黄当结合病情而定，就大柴胡汤而言，后世医家注释中贯以相同方名，而实际用药有别的方剂还有八首，如《外台秘要·卷一》引范汪方，《圣惠·卷十一》《疫疟传要·卷九》，还有《医方类聚·卷五十四·通真子伤寒括要》以及《易简方》《治痘全书·卷十三》《伤寒大白·卷二》和《普济方·卷四十四》引《指南方》，其中《圣惠·卷十一》和《医方类聚·卷五十四·通真子》《伤寒括要》就未用大黄。我们教材上讲大柴胡汤乃少阳阳明合病，我个人认为大柴胡汤的方解应该重新定位。以我个人研究而言，大柴胡汤的方解是病在少阳阳明的气滞血瘀证，《金匮要略》里枳实芍药散说"产后腹痛烦满不得卧，枳实芍药散主之"，那么枳实芍药散是由枳实、芍药两味药组成的，主要是针对气滞血瘀而设的。我们纵观大柴胡汤，枳实用了四枚就是60g，白芍三两就是45g，基于此，我们说大柴胡汤它乃是病在少阳阳明的气滞血瘀证。这就为我们大柴胡汤治疗上腹部肿瘤奠定了药物基础，这个下面我们还要进一步讨论。

临床上使用大柴胡汤时，体质比较虚弱之人，我个人经常采用《伤寒大白》这本书中的大柴胡汤，即将张仲景方中的枳实易为陈皮、甘草；若为恶液质的则易大柴胡汤为和解枢机兼通下实热的清剂——柴胡加芒硝汤再合十全大补汤；对于厌食的患者可以配合甲地孕酮分散片160mg，每日3次；若是邪热伤阴较重的则当用《外台秘要·卷一·范汪方》所载的大柴胡汤，他是讲仲景大柴胡汤去枳实同时，用苦寒质润的知母易苦燥之黄芩，加人参、炙甘草温润清热益气养阴，增水行舟；若心中悸，呕不止，心下急，郁郁微烦者，当用《太平圣惠方》的大柴胡汤，即仲景大柴胡汤去大黄易白芍为赤芍加槟榔、白术、赤茯苓；若疼痛明显者可合芍药甘草汤，其中芍药与甘草之比为4∶1，若芍药为250g，我们称为重剂芍药甘草汤，125g为大剂，60g为轻剂，30g为平剂，那么用量较大的时候，偶尔可引起颜面浮肿，停药2~3日可自行消退，如不能奏效者可配茯苓、泽泻；若有瘀血质体征，体质强壮者可合桃核承气汤，而体质虚弱者可用当归芍药散，介于二者之间的用桂枝茯苓丸；若阳明里实较重的，个人经验用《易简方》中的大柴胡汤，即仲景大柴胡汤去白芍；若表里俱实而里实为重者，当用《痢疟纂要》中的大柴胡汤即仲景大柴胡汤去芍药加芒硝；若头部两侧疼痛，痛势较剧伴寒热往来、腹胀或痛、便秘或呕逆等症时，当用《指南方》中的大柴胡汤，即仲景大柴胡汤加大生姜用量再加甘草……这仅仅是一家之言，临证中仅供大家参考，我就临床大柴胡汤治疗上腹部肿瘤的相关案例，向大家做一个简单的介绍。

病案一

首先给大家介绍的是胃癌术后案。张某，男，62岁，退休工人，住院患者。2014年4月24日因腹部胀满疼痛半个月加重6天为主诉入院。自诉6天前出现上症曾给予双金胃肠胶囊治疗症状未见改善，症见腹部胀满疼痛、心慌胸闷、困乏无力、口稍干不欲饮、稍有呃逆、纳差。查体：墨菲征阳性，全腹压痛阳性，麦氏点压痛阴性，无反跳痛，移动性浊音阳性，肠鸣音正常。舌边尖红、苔黄厚腻、脉弦。患者既往有高血压病8年，曾服硝苯地平每次2片，每日1次，平时血压控制稳定；慢性支气管炎病史20年。心电图示偶发室早，正位腹部立位片示双膈面呈波浪膈状，考虑波浪膈，腹部平片未见明显异常，查上腹部B超显示胆囊炎性改变，中量腹水。2014年4月25日上腹部CT示贲门胃底部增厚新生物，恶性肿瘤可能性大，建议结合胃镜检查和增强扫描。

治疗经过：因患者腹部胀满不适，上腹部CT提示大量腹水，给予腹腔穿刺放腹水等对症支持治疗；4月28日胃镜提示贲门胃底癌（Ⅳ型），下午患者腹痛、腹胀明显加重，行腹平片示肠梗阻；4月29日在全麻下行剖腹探查，切开腹部有大量的血性腹水，吸出有5000ml腹水，见肿瘤广泛种植于腹腔、盆腔、肠系膜、大网膜、壁层腹膜挛缩成片状肿块，结肠的肝区横结肠以及大网膜转移瘤，升结肠起始端及远端回肠明显扩张，术中诊断胃癌晚期腹腔广泛转移，横结肠梗阻，术中决定行回盲部造瘘术，术后病理示胃印戒细胞癌。

5月16日转入我科，患者临床表现：精神较差，双侧巩膜皮肤重度黄染，黄色鲜明，腹部胀满，食欲差，日晡潮热，大便量少，腹诊腹部平坦，腹力偏强按之心下满痛，胸胁苦满，回盲部有造瘘口，舌红苔黄黑而干，脉弦细。辨证为病在少阳阳明的气滞血瘀证，方宗大柴胡汤，这个剂量是前面说的柴胡125g、黄芩45g、炒白芍45g、生半夏65g、枳实55g、大枣12枚、大黄30g、生姜 75g，用水 2400ml，煎煮 1200ml 去滓再煎至 600ml，每次 200ml，分 3 次服。

5 月 18 日二诊：患者自诉服上药后双侧巩膜黄染明显减轻，造瘘口排出大量的黑色稀粪，心下按之满痛锐减，欲饮食，日晡潮热消失，微有汗出，精神明显好转，但仍倦怠乏力，腹腔引流管通畅且固定良好，血常规示血红蛋白 99g/L，肝功能示转氨酶白蛋白下降至 26.2g/L。用大柴胡汤合十全大补汤攻补兼施，其中大柴胡汤量不变，合人参 30g、茯苓 15g、炙甘草 15g、当归 30g、黄芪 75g、肉桂 10g、熟地 30g、白芍 45g。上药以水 5000ml，煎煮至 2500ml，去滓再煎至 600ml，分 3 次温服。

6 月 9 日三诊：自诉服 5 剂后腹胀明显减轻，饮食尚可，精神明显好转，能够下地活动，腹腔引流管通畅且固定良好，造瘘口排便通畅，无不适，两天前自觉胃脘疼痛，纳差，睡眠差，且疼痛加剧、呕血，腹腔引流管流出黑红色便，心悸乏力，舌红苔黄黑而干，脉弦数。给予甲氧氯普胺，但效果不佳，《金匮要略》有言"心气不足，吐血、衄血，泻心汤主之"，《景岳全书》也说血出自涌为火为气，唐容川更认为泻心即是泻火，泻火即是止血，所以给予大黄黄连泻心汤加三七粉。组成如下：大黄 30g，黄连 15g，黄芩 15g，三七粉（冲）6g，2 剂。上药以水 600ml，煮取 200ml，纳三七粉顿服之，服药后大便颜色逐渐变淡，胃脘疼痛减轻，舌偏红，苔黄腻而干，脉弦细，最后这个患者终于病情较晚，全身衰竭而亡。

通过这个病例我们可以看出，用大柴胡汤，中间配十全大补汤，后来因流血、破裂出血用大黄黄连泻心汤，可以看到中医中药治疗对于减轻患者症状、提高生存质量是有益处的。

病案二

下面我们介绍第二个病案，是恶性胃泌素瘤肝转移化疗后。患者孙某，女，65 岁，陕西宝鸡人。2012 年 5 月 31 日，因呕吐按之心下满痛半年前来就诊，自诉半年前无明显诱因出现持续剧烈呕吐，呕吐物为胃内容物，及大量的清亮液体，腹泻伴纳差，排泄物也为清亮液体，无粪质，给予抑酸、抗炎等治疗后症状缓解，宝鸡市某医院腹部 B 超示弥漫性肝损害，肝内低回声结节，性质待查，考虑弥漫性肝癌，少量腹水。现症见：形体消瘦，颜面晦暗，呕吐，按之心下满痛，小便黄赤。查体：肝脏肿大平脐，表面凹凸不平，质硬有压痛，脾脏未触及。舌边尖红，苔黄腻，脉沉弦。同样用大柴胡汤（方同上）。

6月11日二诊：患者自诉服上药10剂，呕吐腹胀得减，纳食增加，腹泻每日4~6次，心下按之满痛减轻，查体同前，我们后来继续给予中药，最后宝鸡市某医院，争得家属同意后给予FOLFOX方案化疗2个周期，过程是顺利，但查血红蛋白明显升高，查HCG明显升高，最后诊断为恶性胃泌素瘤肝转移，给予抑酸、抗炎治疗症状消失，并给ECF方案化疗3个周期，过程顺利，其后服上方90剂，纳差时可用甲地孕酮分散片，日2次，口服，一次160mg。期间患者饮食可，腹不胀，大便日3次，余无不适。肝脏肿大到脐上两指，因而表面凹凸不平，表面有压痛，脾脏还是未触及。半年后患者死于全身衰竭。

病案三

再给大家介绍个病案，这个是胰腺癌肝转移。患者曹某，男，75岁。2011年8月22日初诊，主诉是腹痛、背痛伴体重减轻半个月，半个月前出现上症求治于本院，上腹部CT示胰腺癌肝转移，腹痛，常在仰卧和夜间加重，背痛剧烈，乏力，纳差，烦躁易怒，查体巩膜轻度黄染，剑突下可及包块，质坚固定，按之心下满痛，舌淡暗苔薄白，脉沉弦。

因患者年事已高，家属要求保守治疗，故西医止痛药用硫酸吗啡缓释片30mg，12小时1次，口服。中医予和解少阳，内泻恶结，缓急止痛，方宗大柴胡汤合大剂量的芍药甘草汤加味，白芍用250g，炙甘草用60g，上方给予5剂。家属代诉服药5剂后未诉有明显的头晕、恶心、呕吐、便秘、嗜睡等症状，疼痛锐减，硫酸吗啡缓释片已改为24小时1次，巩膜黄染减轻，上腹部包块缩小，家属又按上方取了5剂药以后要求调方。纵观本病，患者年事已高，宜减轻剂量常服，于是将上方剂量做了调整，改成柴胡65g，炙甘草30g，生姜45g，黄芩45g，清半夏45g，大枣12枚，白芍125g，大黄35g，枳实30g，同样以水2400ml，煮取1200ml，去滓再煎取600ml，温服200ml，日3服。

2011年9月14日患者家属告知疼痛减轻，已停用硫酸吗啡缓释片，只服中药，未诉明显不适，只是体重稍有减轻。嘱其加强营养，同时上方合当归补血汤，当归10g，黄芪60g，易大黄为熟大黄，以防止卧床引起的便秘，余无变动。

刚才就大柴胡汤治疗上腹部肿瘤介绍了3个病案，其实相关的病案还非常多，在这里不一一介绍了。我们大家都知道大柴胡汤这个方子应用是非常广泛的，现在常用于治疗消化系统的疾患，比如胆囊炎、胆结石、急性胰腺炎、急性单纯性肠梗阻等，再就是循环系统的疾病如高血压病、脑血管疾病，以及肺炎、哮喘、月经失调和产后高热等。我检索了中国知网近20年的相关文献，共有416篇，但鲜有用于上腹部肿瘤治疗的报道，这个情况当属于我个人的经验。那大柴胡汤的使用指征是什么呢，临床又应如何使用，是我们应该进行探讨的问题了。

我个人使用大柴胡汤的指征有这么几条：

第一，按之心下满痛，单纯就有这个指征就可以用大柴胡汤。

第二，小柴胡汤证兼见便秘者，实际小柴胡汤也可以治疗便秘，它是有特殊类型的。

第三，发热、汗出不解、心中痞硬、呕吐下利。

第四，呕吐、心下急、郁郁微烦。

第五，胸胁苦满、呕吐、日晡潮热、便秘。

第六，黄疸、腹痛、呕吐。

临证中遇到任意一条就可应用本方。上述我个人应用指征，实际上和《方剂学》（王绵之编）中大柴胡汤的主治是少阳阳明合病，往来寒热，胸胁苦满，呕不止，郁郁微烦，心下满痛或心下痞硬，大便不解或协热下利，苔黄，脉弦有力，相比多有不同，我们分述如下。

比如第一条，按之心下满痛，大家知道张仲景用大柴胡汤总共有四条腹征的描述，第一条是心下急，如《伤寒论》第103条说"太阳病，过经十余日，反二三下之，后四五日，柴胡证仍在者，先予小柴胡汤。心下急，呕不止，郁郁微烦者，为未解也，予大柴胡汤，下之则愈"；第二条是心中痞硬，《伤寒论》165条"伤寒发热，汗出不解，心中痞硬，呕吐而下利者，大柴胡汤主之"；第三条就是《金匮要略·腹满寒疝宿食病》里讲，"按之心下满痛者，此为实也，当下之宜大柴胡汤"；第四条腹痛，在《金匮要略·黄疸病脉证并治篇》说了，"诸黄腹痛而呕者，宜柴胡汤"。心下急实际上是胃脘部的胀满而有聚集疼痛的一种感觉，它是属于一种自觉症状；那么心中痞硬是指胃脘部按之有硬满的感觉，是他觉症状；而胃脘胀满按之疼痛者，当为按之心下满痛。上述我们可知本方的病位均不离心下，就是剑突下，结合我们解剖学的知识可知肝、胆、胰、胃、肠等胀气，均部分分布于剑突下两肋弓夹角区域，正为中医所谓心下，那么为大柴胡汤治疗上腹部肿瘤提供了一个解剖部位的依据。明代沈明宗说过这么一句话，"心下即胃之上脘，若按之心下满痛，乃胃中邪热食壅，则当下之，但邪居上脘，稍连于表，表里两持，攻发难施，故用大柴胡汤，使上邪还从表出，内邪从下而出。"尤在泾也说，"按之而满痛者，为有形之实邪，实则可下，而心下满痛，则结处尚高，与腹中满痛不同，故不宜大承气，而宜大柴胡。承气独主里实，柴胡兼通阳痹也。"可见心下满痛当为少阳阳明胆胃两经之症，而肝脏、胆囊、胃部、胰腺的病变都可影响胃肠的生理功能而形成少阳阳明合病，从而又为运用大柴胡汤治疗本病提供病理的依据。上面我们讲了大柴胡汤治疗上腹部肿瘤有解剖学依据又有病理学依据，而且我在前面曾说过，大柴胡汤是治疗少阳阳明的气滞血瘀证，那么就为我们大柴胡汤治疗上腹部肿瘤提供了非常有力的证据，而我上述3个病案也充分地证明了这一点。

刚才我们讲了"按之心下满痛者，此为实也，当下之，宜大柴胡汤"。那么关于这个条文，日本医家也有报道，在这里我给大家也做个简单的介绍。比如日本有个医家叫北尾春圃，他曾治一男患者，年35，发热10日，脉虚微，谬言乱语，耳聋，不食，大便时时泻下，思其脉当与人参，势在必死，然按其心下或挡之拒按，或面频似苦，察其眼目外观虽疲惫不堪，而其眼神睑上、睑下皆具光彩，予大柴胡汤数剂，知饥进食而得复原。我给这个医案写了个按语：从本案来看，医者竟投大柴胡汤，全在其按其心下，或挡之拒按，或面频似苦的细微诊察。那么北尾春圃还有另外一个医案，一男年30，大便数行，下利，耳聋，咳嗽，呕吐，中杂黑物，汗多脉弱，时时腹痛，日趋绝谷，卧床不起十七八日。前医用人参不效，愚察其心下痞硬，按之痛而不舒，故投大柴胡汤，泻止，汗止，自愈，后予服温胆汤调理而安。其妻又患同症，耳聋，谬言乱语，心下按之痛而不舒，大便秘结不通，初予大柴胡汤，后予枳壳、代赭石，再投知饥而愈。从北尾春圃这两则医案来看，都是依据按之心下满痛这个条文来使用大柴胡汤的。我们现在很多中医大夫临床很少采用中医的腹诊，致使我们这个条文不能被发扬光大。我曾看了某一中医学院的讲师写的一篇文章，大意是："按之心下满痛者，此为实也，当下之，宜大柴胡汤"，此条文过于简略，不宜指导临床。从我们个人经验来看，这位讲师可能是疏于临床，而且可能临床也很少在运用腹诊。今天我给大家肯定地讲"按之心下满痛者，此为实也，当下之，宜大柴胡汤"，仲景是言之有据的。

关于大柴胡汤的使用指征里，我们第二条曾经说过，小柴胡汤证兼见便秘者。小柴胡汤的指征，我个人认为有这么几条：①口苦、咽干、目眩；②胸胁苦满或胁下痞硬；③往来寒热；④默默不欲饮食；⑤心烦喜呕或不呕；⑥呕而发热。上述5条具备前4条就可以运用小柴胡汤，若具备1、3、4、5或1、3、4或第6条也可使用小柴胡汤。小柴胡汤也可治疗便秘，《伤寒论》148条讲"伤寒五六日，头汗出，微恶寒，手足冷，心下满，口不欲食，大便硬，脉细者，此为阳微结……今头汗出，故知非少阴也，可与小柴胡汤。设不了了者，得屎而解"。《伤寒论》230条也说"阳明病，胁下硬满，不大便而呕，舌上白苔者，可与小柴胡汤，上焦得通，津液得下，胃气因和，身濈然汗出而解"。《金匮要略》中也有"新产妇人有三病，一者病痉，二者郁冒，三者大便难……大便坚，呕不能食，小柴胡汤主之"的记载。

在这里提供一个案例，曾治一患者，杨某，50岁。2012年6月12日，因左肺癌化疗后2月余，左胁下疼痛1周为主诉入院。自诉今年1月在本院做胸部CT时左肺包块，多考虑肺癌可能，当时建议穿刺活检，2012年3月西京医院穿刺活检病理诊断为腺鳞癌。随后4月2日、23日先后行TC、ECF方案化疗各1周期，过程顺利。现在患者症见面色萎黄，神疲乏力，咳嗽，气促，多汗，左胁下痞硬疼痛，被动体位，每天靠硫酸吗啡缓释片60mg/次，每12小时1次度日，伴有往来寒热，口苦咽干，目眩，口渴，心烦，默默不欲饮食，大便干结、半月未行，舌暗红、少苔，脉弦。血象：白细胞11×10^9/L，中性粒细胞0.815，红细胞3.21×10^{12}/L，血小板328×10^9/L。心电图示窦性心动过速。这个辨证当是少阳枢转不利，予小柴胡汤，遵小柴胡汤方后注"若渴，去半夏，加人参合前成四两半、栝楼根四两……若胁下痞硬，去大枣，加牡蛎四两"。小柴胡汤组成：柴胡125g、黄芩45g、人参70g、花粉60g、炙甘草45g、牡蛎60g、大枣12枚、生姜45g，上8味以水2400ml，煮取1200ml，去滓再煎600ml，温服200ml，日3服。服上药2剂后，患者脘腹剧痛，后泻下8次，泻下物为干结块粪和黑水，腥臭异常，左胁下痞硬消除，疼痛大减，诸病告愈。

综合上述条文，我们就小柴胡汤治疗便秘适应证可以概括为：①临床表现：大便秘结兼食欲不振；心下满而呕，头汗出而手足冷，或兼表，有微恶寒；脉微弱或细或沉紧等。②病因：血虚亡津液。③病位：半表半里，这个病位的特点是不可误补也不可误通，是特殊的症候群。日本栗园氏讲：久不大便者也可用此方通之，这种经验值得借鉴。刚才杨某这个病案，从我们所用的方剂可以看出，"若渴，去半夏，加人参合前成四两半、栝楼根四两"，病机是病在少阳，气阴两虚证。他用人参70g、花粉60g，益气养阴清热，治疗便秘机制当是"上焦得通，津液得下，胃气因和，身濈然汗出而解"。刚才讲了小柴胡汤治疗便秘，大柴胡汤是用于上腹部肿瘤的治疗，临床上有是证用是方，它不但可以治疗上腹部肿瘤，还可以治疗胸部的肿瘤，比如肺癌，也可以治疗宫颈癌。

再给大家介绍两个案例，一个是用大柴胡汤治疗肺癌化疗后的，毛某，女，61岁。2010年5月，无明显诱因出现胸痛、气短等症，7月在塘路医院CT检查示右肺中心性肺癌，右侧胸膜转移可能性大，右侧胸腔积液。7月23日在该院穿刺活检病理示右下肺腺癌。后因气短右侧胸腔积液行右侧胸腔穿刺术，抽胸水3次，症状有所缓解，到2011年1月10日因胸闷、气短7天入住本院，11日B超示右侧胸腔大量积液，穿刺抽取了淡红色胸水1100ml，13~17日行闭式引流灌洗，加胸腔灌注化疗两次，药用顺铂加EPI 60mg，过程顺利，中医以益气养阴止咳，生脉散、千金苇茎汤合当归补血汤加味。到2011年7月12日再诊，患者右侧胸腔穿刺部位和后背疼痛，表现为口苦咽干，目眩，心下悸，郁郁微烦，默默不欲饮食，大便干结，小便黄赤。腹诊：全腹平软，腹力偏弱，右侧胸胁苦满，瘀血性腹征，舌边尖红，少苔，脉沉细数，当属少阳阳明合病而伤阴较重，用的是《外台秘要·卷一》中的范汪方，范汪方所载的大柴胡汤和千金苇茎汤加味，组成：柴胡65g，生姜45g，知母30g，炙甘草30g，大枣12g，桔梗10g，白芍125g，大黄15g，红参30g，乌骨藤15g，玉竹20g，蜈蚣3条，薏苡仁40g，全蝎15g，桃仁15g，芦根30g，当归15g，黄芪60g，生半夏45g，7剂。以水2400ml，煮取1200ml，去滓再煎取600ml，温服200ml，日3服。7月22日三诊，患者服上药后诉诸症锐减，饮食增加，二便正常，舌边尖红、少苔，脉沉细数。后用上方增减治疗6周，现患者能做家务，具体还在治疗之中。

给大家再讲一个案例，是大柴胡汤治疗宫颈癌术后化疗后的一个案例，乔某，女性，64岁。2012年6月15日，门诊以宫颈癌术后放、化疗后半月余为主诉入院。自诉2011年12月确诊为宫颈癌，其后行TP方案化疗1周期，就是用紫杉醇和顺铂，具体用药剂量不详，过程顺利。后在我院行子宫全切术，过程顺利，术后病理示宫颈隆起型鳞状细胞癌Ⅲ级，侵及肌壁1/2，术后以宫颈为靶点先普通放疗12次之后，因骨髓抑制而终止。2012年5月4日我科采用FP方案化疗，药用替加氟1000mg*d1~d5，顺铂20mg，为进一步治疗入住我科。现症：周身乏力，按之心下满痛，烦躁易怒，口苦咽干，默默不欲饮食，腹诊右侧少腹急结，两下肢腘窝处有瘀斑，舌质红、苔黄厚、舌中心无苔，脉弦细。血常规：白细胞 $1.7 \times 10^9/L$、中性粒细胞 0.74、红细胞 $2.79 \times 10^{12}/L$、血红蛋白 94g/L，血小板 $21 \times 10^9/L$。尿常规、便常规、心电图未见明显异常。钠 146.9mmol/L、氯 108.3mmol/L，自然杀伤细胞/淋巴细胞 <5%。B超提示子宫全切术后，右侧髂血管周围探及 2.95cm×1.33cm 低回声盲暗区，腹股沟淋巴结储留囊肿。

从患者血常规来看三系减少，自然杀伤细胞和淋巴细胞下降，周身乏力，不想吃饭，当是虚证，而按之心下满痛，烦躁易怒，少腹急结，舌质红、苔黄厚都属实，此乃虚实错杂，当虚实并进。这个患者按之心下满痛，故毫不犹豫予大柴胡汤，同时有少腹急结，《伤寒论》有云："太阳病不解，热结膀胱，其人如狂，血自下，下则愈。其外不解者，尚未可攻，当先解其外；外解已，但少腹急结者，乃可攻之，宜桃核承气汤。"这个患者白细胞已降低，西医予对症治疗外，中医给予和解少阳、泻下逐瘀，用大柴胡汤合桃核承气汤，组成：柴胡 125g，黄芩 45g，白芍 45g，生姜 75g，枳实 55g，大黄 60g，大枣 12 枚，桃仁 20g，桂枝 30g，芒硝 30g，炙甘草 30g，生半夏 65g，3 剂。上药以水 2400ml，煮取 1200ml，去滓再煎至 500ml，纳芒硝，更上火微沸，温服 100ml，日 3 服。

见上方，众人咋舌，问责之声不绝于耳，有人云柴胡劫肝阴，今柴胡用量 125g，其患者口干、舌中心无苔是否有伤阴之虑，有人说该患者为老年女性且三系减少，大黄 60g、芒硝 30g、黄芩 45g，如此大剂量攻下患者能否承受，有人云生半夏有毒，等等。

我回答说仲景用大黄，每谆谆只介于攻下，而于虚实错杂之剂，如柴胡加龙骨牡蛎汤、鳖甲煎丸、风引汤、大黄䗪虫丸等方反若顺应之，今之人则不然，予攻坚破击则投之不遗余力，而有虚者则畏之如敝旧，孰不知病有因实成虚，即一证之中，有虚有实，虚则宜补，实则宜攻下，乃侧其一面而移其一面，于是虚因实而难复，实以虚而易猖，可治之后变为不治，无怪乎医理之源今人不及古人，上方剂量虽大，但只是一剂量，而不是一次服药量。以桃核承气汤为例，桃仁是 50g，去皮尖折合成 20g，桂枝 2 两是 30g，大黄 4 两 60g，芒硝 30g，炙甘草 30g，方后注说"上五味以水 7 升，煮取 2 升半，去滓纳芒硝，更上火，微沸下火，先食温服五合，日三服，当微利"。为何治此，以此方乃桃核承气汤的一次量，其每次服药量当为一次量的五分之一，假设有效成分全部被煎出，这个每次服药量桃仁 4g，桂枝 6g，大黄 12g，芒硝 6g，炙甘草 6g，现大黄不后下，有何惧哉？日三服当微利，本方乃有是证用是方，且三剂之药又不是长服久服，何来劫肝阴之说，半夏生用古已有之，仲景更是老手，究其毒性乃是对黏膜的刺激，通过水洗和煎煮其毒性则荡然无存，众人听之顿开茅塞，无不点头称是。

二诊：上药 3 剂分 5 天服完，患者神志清，精神可，饮食可，心下按之满痛、上腹急结之症已无，两下肢腘窝处瘀斑消退，舌淡、胖大有齿痕、苔薄白，脉弦细。血常规示：白细胞 7.5×10^9/L，血红蛋白 100g/L，血小板 70×10^9/L，FP 方案化疗，中医予以六君子汤加味，后化疗顺利完成。

上述两个医案虽然不是上腹部肿瘤，但是在某个阶段我们都用大柴胡汤，可见临证中当有是证用是方还是非常重要的。我想给大家说的情况是中医看病剂量是重要的组成部分，所谓之中医不传之秘在于量，比如我们说半夏，半夏的止呕效果与剂量是成正比的，在柴胡桂枝汤中半夏用两合半，腹微呕；那么在小柴胡汤中治的是喜呕，用的是半升；在小半夏汤中称为呕家，增为一升了；对于胃反呕吐时候更增至两升。"胃反呕吐者，大半夏汤主之。"可见在治疗呕吐的时候微呕、喜呕、呕家、胃反，这四个阶段按照成都中医药大学陈玉勋副教授的测量结果 32g、65g、130g、260g。我们现在很多医生在用半夏的时候，仅仅就是常量，有悖仲景之旨，所以说难以取效就很正常了。

（整理：高启秀　校对：李波）

专题讨论

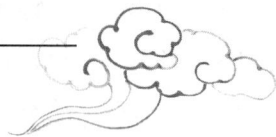

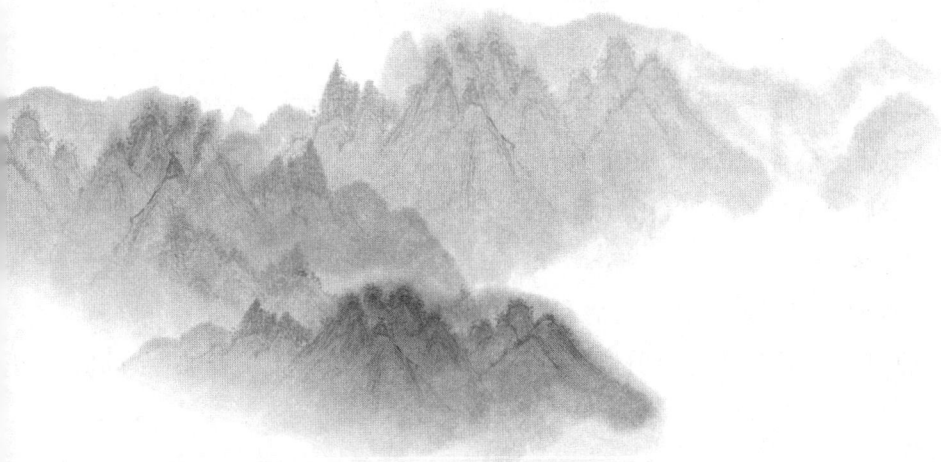

各家谈膀胱癌的治疗

徐苏　黄金昶　王三虎　马新童　李桂东　宋鲁成等

徐苏：

膀胱属于六腑之一，膀胱癌主要以出血为主，我考虑以阴虚夹湿多见，常以猪苓汤为主方，加鲜白茅根、鲜大小蓟、血余炭、牛膝、山慈菇、蒲黄、五灵脂、生地榆，配合丸药，丸药以麝香、三七、乳香、没药、血竭为主。综合应用，效果不错。特别强调的是鲜白茅根、鲜大小蓟经常用。曾治疗两例，先以猪苓汤为主治疗，后期继之以鲜白茅根、鲜大小蓟长期服用，每天能喝多少喝多少，控制的还不错。其中还有血竭这味药，专门除血痛，善祛瘀生新，为和血之圣品，能治内伤血聚，金疮伤口能够止痛生肌，血竭止血、止痛在膀胱癌的治疗中不容忽视。

黄金昶：

膀胱癌中药预防复发效果不错。膀胱是太阳腑病，即太阳蓄水和太阳蓄血。膀胱是一个很大的祛湿器官。湿邪下注的三个地方：一是直接从肛门排出，一个是膀胱，另一个是女性通过带下排出。

（1）膀胱癌中膀胱蓄水、蓄湿非常常见，用猪苓汤没问题。膀胱肿瘤较大时，血瘀较重，瘀血易成形，加活血药物。

（2）膀胱为州都之官，气化出焉。有气化作用才能排出尿液，所以应补肾助膀胱气化。

（3）少阴经络经过咽部，用清利咽喉的药物如百部、菊花等，可以减少肾脏的损害。所以肾病特别怕感冒，一旦感冒可以诱发或者加重肾脏病变。

膀胱癌的用药，腑病夹热较多，可以加清利湿热的药物，效果较好。曾遇一膀胱壁大的肿瘤，用斑蝥蒸鸡蛋口服治疗，肿瘤脱落，从尿道排出。

其实中医对膀胱癌的治疗办法很多。膀胱癌诱因有很多，平时应注意：第一，不能吃甜的；第二，不能吃凉的；第三，不能喝浓茶。

瘀血和什么有关？很多人喜欢吃咸的，《内经》云"咸伤血"，咸是心脑血管病的诱因，主要和瘀血有关，咸让血液浓度增加，咸是造成瘀血非常重要的因素。

治疗膀胱癌，常用的抗肿瘤药：土茯苓、红豆杉、壁虎，特别重的我一般用斑蝥。

斑蝥的用量用法：曾常用治骨肉瘤，泌尿系也多用。现在用的多为炮制品，拿出来闻闻，有盐味的多为炮制过的，如果为没炮制的拿出来放锅里用小米炒制一下再用。毒性主要在软组织里面，我们喜欢将其头、足、翅膀都去掉以减轻毒性。用法：一个鸡蛋打匀，将斑蝥（大一点的放两个，小一点的放四个）放在锅里一起蒸半个小时，将斑蝥取出，不吃斑蝥只吃鸡蛋，每天早晨起床后饭前服用，这样用是安全的。斑蝥的副反应：泌尿系的刺激，一般不强；腹痛，有患者有轻微的恶心；有患者还有心肌损害，但比较少见。斑蝥对尿道系的刺激可以考虑用绿豆汤或者甘草汤解毒，若重的话就暂停几天，一般停用七天后继续使用，若还有症状则不用。

王三虎：

膀胱癌的病机：湿热下注，血水互结。用方：小蓟饮子加琥珀、血竭、泽兰。血竭、琥珀、泽兰，既能活血又能利水。我认为肾癌阳虚多见，膀胱癌湿热多见，所以膀胱癌的治疗基本上以湿热理论。

常用的小蓟饮子加活血利水药是思路之一，还有一个思路是"燥湿相会治癌论"，用当归贝母苦参丸。张仲景治疗小便不利，实际上是阴虚和湿热并见，这在膀胱癌中非常常见。曾有一老妇，膀胱癌尿痛明显，用当归贝母苦参丸，润燥并用，效果不错。还有一个宫颈癌的患者，问题是小便不利、尿急、尿频、尿痛，我予瓜蒌瞿麦丸，瓜蒌瞿麦丸和当归贝母苦参丸都是润燥相会的，都可以用治小便不利。

马新童：

癌症相当于中医的什么病呢？桂林本：肾脏结，少腹硬，隐隐痛，按之如有核，小便乍（时）清乍（时）浊，脉沉细而结，宜茯苓桂枝甘草大枣汤（湘本：宜桂枝附子茯苓丹皮汤主之）；若小腹急痛，小便赤数，此为实，宜桂枝茯苓枳实芍药甘草汤（湘本：脉当沉紧而急，宜附子桂枝黄柏丹皮茯苓汤主之）。这是虚从寒化之病。曾有一患者自诉得膀胱癌、前列腺癌，骨转移，症状：少腹痛，小便不利，骨痛。予处方：苓桂枣甘汤，具体：茯苓（先煎）120g，桂枝60g，大枣45g（15枚），炙甘草30g，甘澜水2000ml，先煎茯苓，剩1600ml，放其他药，煎取600ml，温服200ml，日3次，3剂。服用3剂后可以下地走路，效果非常好。当时考虑"欲作奔豚，苓桂枣甘汤主之"。欲作奔豚，实质是膀胱气化不利，气化不利是命门之火的问题，命门之火得之于肾，通阳不在温，而在利小便。此方的剂量严格按照张仲景原方的剂量使用。前几日一患者，尺脉结，考虑有实质性病变，用瓜蒌瞿麦薯蓣丸和桂枝茯苓枳实芍药甘草汤，效果理想。

这些病到晚期没有纯寒、纯热，寒热是一个东西，是阴阳的两极，是水火。治病必求于本，本是阴阳。察色按脉，先别阴阳。水火者，阴阳之征兆也，水的特性是寒，火的特性是热，既有寒又有热，是水火分离之象。《内经》云"有者求之，无者求之，盛者责之，虚者责之"，表现出来的症状是有，它潜藏的症状是无。就以桂枝、附子、茯苓、丹皮四味药而言，桂枝、附子是热药，丹皮是寒药，此药方是寒热俱有，各针对的部位不一样，用药物的比例配伍组成一个方子，方子的方向。

附子桂枝黄柏丹皮茯苓汤：附子一枚，桂枝二两，黄柏二两，丹皮三两，茯苓三两。和上方共同的药物桂枝、附子、茯苓、丹皮都有，后面加了一个黄柏皮。当贝苦参丸，此方立意有相同的地方，用附子破结消癥瘕，黄柏相当于苦参，桂枝和茯苓达到通阳不在温而在利小便。

从咽喉论治，使用清肺的药物，从五脏的角度，抓住很关键的环节。从营气的流注，肺，从十二经的角度，肺和膀胱相通。从十二地支，膀胱的病可以从肺下手，肺病可以从膀胱下手，二者是相通的。同理，肾和大肠是对冲的，肾上很多病用大黄，就是从它的相对面进行治疗，即方中寓圆。"人之法地，地法天，天法道，道法自然，自然而然"。药物从地上而出，人法地，开的方子就是东南西北中方向。地法之天，天讲的是圆和气机的灵动。

经方的特点：是把时间和空间都固定了，针对天地人是合一的。做选择题即可，不要做简答题。抓住核心病机下手。看病的时候看的是当下的天地人，此刻的天地人就是合一的，不能离开空间和时间。中医的高境界是：以象解象。五脏六腑是后天形成的，先天是气化形，后天是形驭气。象、术、理、气缺一不可。

李桂东：

我说一点认识，我见到的膀胱癌多数是肾阳不足为本，湿热伤络为标，湿热蓄下焦，治法上分利活血治标，培补脾肾阳气为治本。三七和龙血树叶止血效果满意，抗癌抗复发阶段常用金匮肾气丸作为基础方。再加上抗肿瘤药使用。

宋鲁成：

我也有些许经历，不排斥西医膀胱灌注，我个人看预防复发效果不错，不像全身化疗。处方以三蛇汤加解毒祛湿中药，加生地、茅根凉血润燥，另外，我也用桔梗、枳壳、杏仁，考虑到肺为水之上源，有提壶揭盖之说。另外，我个人看法，止血一定不可留瘀，多用凉血活血止血之品，不主张用像白及之类。其中最为有效的个人经验：茜草30g，很有效。我就用马钱子、穿山甲止痛。另外肚脐八卦针止痛很快。

大家齐论卵巢癌

黄金昶　王三虎

黄金昶：

上学时不去妇科实习，这些年来猛读妇科书来补课研究妇科肿瘤的治法。读过刘奉五、田淑霄、夏桂成等前辈的妇科书，没有找到治疗妇科恶性肿瘤的思路，用四物汤、温经汤偶在防肿瘤复发有效，多数无效，治疗带瘤者几乎无效。近两年来，反复思考，终于找到治疗妇科肿瘤的思路与方法，临床不仅降肿瘤标记物，而且可以缩小肿瘤，甚或消失。卵巢癌有别于宫颈癌与子宫内膜癌，它们虽然都属于妇科肿瘤，但是有很多区别，治疗上也有很大的差异。下面我和大家谈谈治疗卵巢癌的点滴认识。

不管什么肿瘤，都有正虚和邪实的问题。

（一）先看正虚

肿瘤所长的地方，肯定存在正气不足。卵巢的正虚是肾气不足，就是肾元不足。理由有四：

（1）卵巢是产生卵子的地方，卵子跟精子一样，都属于肾精一类，属肾元。卵巢长肿瘤了，肾元自当不足。

（2）卵巢癌病因虽然没有排卵与卵巢癌相关的资料。当今社会上，人为地使生育出双胞胎、三胞胎，就要持续排卵，还有不停地堕胎、怀孕，这种情况下就会导致肾气不足。

（3）妇科肿瘤中，发病率居第一位的是宫颈癌，第二位是子宫内膜癌，卵巢癌排第三；但是死亡率，卵巢癌却排第一位。肿瘤什么时候死亡率高呢？就是元气大伤之时。从这个角度来看，卵巢癌患者伤及了元气，是元气大亏，主要是肾阳不足，中医认为"阳者寿"，阳气不足自然寿命短。宫颈癌及子宫内膜癌强调阴血不足，因为它们是孕育胎儿的，靠的是阴血；卵子靠的是肾元肾精，所以卵巢恶变，应当是肾气不足。

（4）卵巢癌患者切除卵巢后容易变胖，是因为阳虚则痰湿不化。

另外卵巢切除术后，有阵发性潮热，还有阴虚内热的情况。既存在阳虚的一面，也有阴虚，只有肾同时存在阴阳。

那怎么去治疗呢？补肾气，就要大补元阴元阳，用鹿角胶、鹿角、蜈蚣、肉桂、附片、阿胶、龟甲之类的药。正虚的问题理顺了，接下来是邪实的问题。

（二）再看邪实

卵巢癌的邪实归纳起来有四个方面。

1. 痰湿盛

何以见得？原因有四：

（1）从病理看，卵巢癌最多见上皮样癌，其中又多见浆液性、黏液性囊腺癌，这说明了痰湿重。

（2）卵巢易出现囊肿，卵巢癌易出现腹壁转移、腹水，都说明了痰湿比较重。

（3）卵巢癌手术肿物不容易切净，只能肉眼切除，而且特别容易复发，这符合湿的特点——黏腻。

（4）卵巢居于下焦，下焦偏湿。

什么原因导致痰湿比较盛呢？肯定是寒湿之邪。湿邪不用解释了。寒邪从何而来？怎么知道是寒邪呢？①大家不妨分析一下：男性跟女性卵巢对应的是睾丸，睾丸位于体外，喜冷恶热，治疗男性睾丸的病经常用二妙散、四妙散清利湿热；卵巢藏于体内，喜暖怕冷，自然最容易受寒。②肾阳不足，肾阴不化，也可导致痰湿。这两个理由说明了卵巢癌多寒湿，治疗寒湿当用温阳化痰的药，可选阳和汤、温经汤。

2. 气滞血瘀

（1）从生理来看，卵子从卵巢壁拼命地挤出来，然后游到输卵管，其间有一段距离，这需要气血推动，正所谓"气主煦之，血主濡之"，卵巢癌容易气滞血瘀。

（2）卵巢癌临床表现往往先出现消化道的症状，如腹胀、腹痛、腹水等，这些症状跟气滞血瘀有很大的关系。

（3）卵巢易出现囊肿，卵巢癌有腹水（多为寒湿证），同时腹壁转移（大陷胸汤痰热证），为什么会出现这种情况呢？这好比夏天山洞里阴冷湿闷，然而山洞外却是炎热的，什么状态导致山洞内外截然不同的状况，自然界是山体。类比于病理来考虑，就是血瘀重，严重时出现了阴阳相互格拒，所以说卵巢癌血瘀是很重的。

（4）卵巢是肝经循行部位，女子青年以后至老年肝气用事，月经和生育皆与肝有关。

3. 癌毒

癌瘤存在癌毒，当以毒攻毒，可选壁虎、红豆杉、沙苑子、急性子，前两者是主药。

4. 热

原因有二：

（1）"癥坚之下，必有伏阳"，凡是可见的肿瘤，里面就有火，有火就要清热。

（2）卵巢癌有阴虚的一面，阴虚可产生内热。治疗这种热应该用咸寒软坚之品，如知母、黄柏、芒硝等。

归纳起来，卵巢癌治疗方中应该有补元阳、化湿、行气破瘀、抗癌之药，兼以少量软坚清热之品，这是治疗卵巢癌的大法。临床常用乌梅丸或柴胡达原饮加补肾精，温经汤再加抗癌药。

我们的理论还可以用来帮助分析化疗药物的临床使用。临床中发现寒类药紫杉醇、诺维本、奥沙利铂等对卵巢癌有效；热类药伊立替康、培美曲塞、阿霉素、吉西他滨对卵巢癌也有效，化疗方案多是上述药物加铂类药物。但是目前治疗方案难以抵挡其容易耐药、容易复发的缺点，大家不解其惑，其实很简单，缘由目前化疗药物选药比较单一，只侧重一个方面，或寒或热，没有将寒热两类组合。治疗卵巢癌，中药应该寒热并举，化疗也应该寒热并用。当然这也必须要以脉症并参、辨证权衡为前提。

腹水，我们的离照散对卵巢癌效果很好，主要是它符合卵巢癌的病机。我们把腹水分为阳虚、阴虚、气滞、血瘀等，根据不同病机采用不同的针药，疗效满意。

王三虎：

黄教授讲得非常好，我也谈一点自己的看法。卵巢癌属于中医癥瘕积聚范畴，从病位上在少腹，从病因上寒邪是非常重要的一个方面，大家都可以从《金匮要略》中认识到，寒凝气滞、寒凝血瘀、寒凝以后水停，等等。寒邪是非常重要的一个方面，但是寒邪日久，或者说痞坚之下必有伏阳，往往化热，出现寒热错杂、寒热胶结的局面。在这种情况下，如果以疼痛为主的话，我想还是温经汤。对于温经汤，一般的理解就是温经散寒，张仲景在讲到温经汤时提出唇口干燥、手足发热，定位是寒，温经汤温经散寒不在话下，它反而强调的是热，说明寒热错杂、寒热胶结，所以该方是在卵巢癌以腹痛、寒邪为主、热邪为辅的时候用的。

膨胀晚期往往是阴虚水停，常用滋阴利水法，最常用的是天花粉，猪苓汤是猪苓和阿胶相配，天花粉、白芍是典型的滋阴利水药，白芍利水效果非常好，真武汤、小青龙汤都用白芍利水，阴虚水停，白芍必用。

我们认识卵巢癌基本相同，只能以复杂对复杂，单单一个真武汤是不够的。

什么药物活血利水呢？泽兰、益母草、水红花子等。

（整理：程培育　校对：李波）

各家谈乳腺癌治疗

王三虎　崔叶敏

王三虎：

我觉得肿瘤之所以难治，难治在病情病机比较复杂，表现各异，站的角度不同，阅历不同等等，导致不同的观点、不同的看法。但是，这也是我们提高的方法，那就是说，正因为观点不同，也给我们提供了很多思路。我想肿瘤之所以难治，是因为肿瘤病因病机复杂，要治疗肿瘤我们要用多种方法，不同形式，来对付这一种复杂的疾病，就像一团乱麻，我们要逐步地抽丝剥茧，从不同的角度把它解开。

乳腺癌看上去简单，实际上并不那么简单。我觉得乳腺癌是我们中医发现的比较早的癌症。最早的是噎膈，乳腺癌是宋代才出现的。乳腺癌在宋代已经说得比较清楚，甚至岩证这个名字就是从它这来的，因为它看起来比较直观。

关于怎么治，我这么多年定了一个方子：二贝母汤。二贝母，就是浙贝、土贝，还有山慈菇。另外，还有夏枯草，夏枯草是一个良好的疏肝解郁散结的药。首先，我对乳腺癌的认识，认为乳腺癌初期可能主要是寒、瘀，寒瘀交阻的一个病机。所以，我以化痰、散结、疏肝、通络为大法。那么疏肝的话，我用的是青皮，古人有个青皮甘草汤，那么我的二贝母汤，土贝母、浙贝母、山慈菇化痰、公英疏肝、理气、和胃。还有连翘，连翘是一个非常好的疏肝理气、软坚散结的药，值得提倡。

我以前确实是碰到过乳腺有寒的表现，曾治一位患者，刚开始没有考虑寒邪，是她疼的特点让我考虑到存在寒邪。她说她一洗热水澡马上不疼了，我才得出结论寒邪是存在的。但是现在看来过分强调寒、过分强调热都不一定对，它往往有寒有热，也可能这是我个人觉得，可能临床上，寒热离决的还多一点。我们看到的乳腺癌患者都是些争强好胜、事业心强的人。我觉得寒邪在初期是不可忽视的，寒邪或隐或现，或者是某个患者中间，或者是某个阶段。说到寒邪的时候，用什么药呢？肉桂、淫羊藿吴教授已经讲了，但我觉得应用远志，远志主要有温通经络化痰的作用，这在教科书上都强调了，我们却忽略了。还有呢，我在二贝母中间还加路路通和鹿茸，是用来通乳窍、通络的，这也是我从大量的古人论述中提炼出来的两味药。

我觉得呢，还有一味药，因为我最近在看马文贵老师的《三部六病》，刘绍武老先生，在他的古煎汤中有两味药值得我们学习。一共四味药，夏枯草、牡蛎，我们就不讲了，他的炒苏子 30g 和王不留行 100g，非常值得我们探讨。我个人认为理论不一定能说明实际，而有效的方药我们可以从不同角度理解。比如说，王不留行，这是我看了以后，至少是我自己，在临床上治乳腺癌，王不留行这味药，我即使用用量也很小。当然你说上肢肿也可以用，但用得少。刘绍武老先生用 100g，我们用的量小。现代药理证明，王不留行能抑制上皮血管内皮增生，我觉得非常有道理，王不留行这味药值得我们重视。在王不留行通络、通经脉的同时，它富含的滋质一类的营养成分，有滋润的作用，因为当我们化痰时间长的时候，痰湿未去，阴液先伤，我想大量的王不留行可能既有通络又有防止阴伤的意思。还有刘老先生用紫苏子 30g 也是这个意思，在化痰散结的时候，既能化痰又不伤阴，我觉得紫苏子也很重要。

崔叶敏：

我也谈谈我个人的看法。黄老师用针灸用得特别好，我老师（沈绍功教授）和他的爱人陈秀珍女士针灸也比较出名。关于乳腺癌的问题，我经常问她，她说针灸的辅助作用特别好，针灸可以增强人体的免疫功能和抵抗力，缓解患者的症状、止疼和促进患者的食欲、减轻放化疗的毒副反应。

乳腺癌患者容易出现脾胃胀痛和肢体疼痛的问题，她根据病症、辨证来取穴：气滞者取气海、肝俞、风市、风门、风池；血瘀取膈俞、血海、曲池；虚寒取中脘、关元；热毒取风池和内关；痰邪痰浊取丰隆、中渚；肝火重取太阳、侠溪；血虚取印堂、足三里；发热取曲池、外关、大椎、合谷等；声音嘶哑取合谷、大椎、劳宫、照海。

黄老师说得对，一般乳腺癌表现是单侧乳腺癌，对侧会出现多种多样乳腺小叶增生，可以取曲池和阳陵泉；淋巴结肿大选穴时可取阳陵泉、绝骨、臂臑、曲池、足三里；放、化疗出现胃肠道反应取中脘、天枢、足三里、内关；骨髓抑制、白细胞下降取大椎、内关、曲池、足三里，先针后灸；红细胞下降取大椎、膈俞、脾俞；口咽干燥取曲池、委中、廉泉、太溪；提高患者免疫力可以从大椎、身柱、神道、灵道、灵台、命门、脾俞、胃俞、中脘、关元、气海中选取 2~3 个穴位应用灸法；胃俞、合谷、内关、曲池、足三里、三阴交、肾俞、脾俞、太冲、太溪、太白、悬钟、阳陵泉、神门、内关进行针刺。她喜欢用华佗夹脊穴，用梅花针叩刺效果比较好，患者比较能够接受，但叩的穴不能太多，微微出血就行。

治疗乳腺癌，取重视扶正为主的思路，强调辨证论治的整体和综合优势，遣方用药必须以证为准，辨证用药是提高疗效的辅助方法，以病机为适宜。

第一种是痰浊阻滞：患者出现头重、胸闷、头晕、纳呆为主的，以痰饮为准，一锤定音，以渗湿镇肝汤为主方（竹茹 10g、云苓 10g、陈皮 10g、枳壳 10g、石菖蒲 10g、郁金 10g），治痰浊化热。竹茹清热化痰为主药，云苓、陈皮健脾祛痰，可以截断生痰之源，枳壳理气行滞，利于痰浊排出，为佐使药，石菖蒲与郁金开窍豁痰，畅行气血；可用于乳腺癌痰浊阻滞之证。

第二种是阴毒硬结：患者出现阵痛、舌质紫暗、有瘀斑，脉沉涩或是紧，用血府逐瘀汤，丹参 30g、丹皮 10g、赤芍 30g，瘀重用桃仁 10g、红花 10g；行气开郁用柴胡 5~10g、枳壳 10g、桔梗 10g、川牛膝 10g 引血下行；活血养血用生地、当归各 10g，活血不伤血、养阴生津；白扁豆、仙鹤草各 10g 可以补气健脾，扶助正气。

第三种是肾精不足：患者出现腰膝酸软，苔薄不腻，脉沉细，用渗湿调肾阴阳方为主方。生地 10g、黄精 10g 阴阳平补，生杜仲 10g、桑寄生 10g 阴阳双补，等等。

第四种是脾气亏虚：患者症见纳差便溏、神疲乏力、舌淡苔白、脉极缓，用香砂六君子汤为主方，党参 10~20g、白术 10~20g、云苓 10~20g、陈皮 10g、枳壳 10g、木香 10g、砂仁 5~10g、石菖蒲、郁金各 10g、生杜仲 10g、桑寄生 10~20g、芦根 10~20g。石菖蒲、郁金起到消导透行的作用，香砂六君子汤补而不滞，可至大脑皮层，稳定患者的情绪，患者情绪稳定后，药效才会融洽；生杜仲温润肾阳，补火生土，和桑寄生作为对药，阴阳双补；芦根生津养阴益气，防止其他药的温燥性。这一证型晚期患者多见。

阴液损伤的患者出现便秘口渴，舌红齿干，脉细数，用增液汤为主方，玄参 10~30g、麦冬 10~15g、生地 10~30g，多见于放、化疗以后耗伤津液出现舌红者。

祛邪扶正药的应用：抗肿瘤药多碍胃，破坏患者的身体平衡，影响消化吸收，所以要中病即止。并且选药的时候，以祛邪不伤正的药物为准，尽量选用补益气血之品。对于乳腺癌，沈绍功沈老常用的药物有仙鹤草 10g、生苡仁 10~30g、莱菔子 10g、瓜蒌 15~30g、白花蛇舌草 30g、丹参 30g。沈老认为白花蛇舌草和生苡仁都能渗湿解毒，可以把毒邪从小便引出来；莱菔子和瓜蒌祛痰通腑，引毒邪从大便而出；丹参养血活血，散瘀通滞；仙鹤草益气健脾，顾护正气。这几味药合用可以渗湿解毒，给邪以出路。我今天把沈老治疗乳腺肿瘤的方告诉大家，因为他说，可以公之于众，让大伙儿都知道这个方法，帮患者解决痛苦。医生的职责是治病救人，不能总藏着掖着。水煎剂：柴胡 10g、竹叶 30g、橘叶 30g、白芍 10g、路路通 10g、生牡蛎 30g、山慈菇 10g、仙鹤草 10g、香附 10g、公英 10g、生杜仲 10g、白花蛇舌草 30g；胶囊剂：麝香 5g、牛黄 5g、西洋参 30g、三七粉 70g、羚羊角粉 5g、海马粉 20g、冬虫夏草 10g、黄芪 70g、当归 60~100g、薏仁 100g、山药 100g、丹参 100g、白花蛇舌草 100g、山慈菇 60g、柴胡 60g。

任脉诊治大家谈

崔叶敏　徐苏　罗愚

崔叶敏：

我讲两个问题，一个是沈绍功沈老调理冲任的问题，一个是子宫癌的问题。

1. 调理冲任的问题

沈老认为：女性生理状态及其一般的生理活动和一定年龄范围内的生殖活动息息相关。女性的生理状态及其生理活动是指女性的脏腑能化生精气血津液，维持人的生命；并为肾－天癸－冲任－胞宫这个生殖轴功能成熟和稳定提供足够的物质基础。女性的生殖活动是指女性周期性的月经及妊娠、分娩哺乳的生理特点。保证这些生理功能的正常离不开肾的作用，即肾与冲任的关系。

《素问·上古天真论》："女子七岁，肾气盛，齿更发长；二七，天癸至，任脉通，太冲脉盛，月事以时下，故能有子……七七，任脉虚，太冲脉衰少，天癸竭，地道不通，故形坏而无子也。"肾为天癸之源，肾气的盛衰决定着天癸的至与竭。天癸的盛衰主宰着月经的来源与断绝，肾精化生的精气包含肾阴肾阳，阴阳平衡，天癸成熟，任通冲盛，月经至，故有冲任之本在肾之说。所以沈老在临床上治疗女性的月经病、肿瘤，根据"冲任之本在肾"的观点临床用药。他说肾在月经的产生与生理活动中起着主导作用，这与西医认为大脑皮层功能正常、内分泌调节有序正常的认识是一致的。

肾精不足在女性表现为：月经后期，月经过少，月经稀发，闭经，更年期综合征，不孕，包括妇科肿瘤子宫颈癌、子宫癌、乳腺癌，甲状腺癌。肾水不足则虚火妄动，出现月经先期、崩中漏下、经行发热等。肾阳不足，则气化失常，不能温运脾阳、胞宫，出现经行腹泻、经行浮肿、带下病、宫寒不孕等。可以说肾的阴阳失调是妇女病的根本所在，也即冲任失调是妇女病的根本所在。因此调理冲任，调理肾中阴阳是治疗妇女病的重要法则。通过调肾，使阳得阴生，阴得阳化，阴阳平衡，维持女性正常的生理活动。

沈老对肾阴虚出现五心烦热，腰膝酸软，舌质红，脉细数者，不论是月经不调还是相应妇科肿瘤，采用"壮水之主，以制阳光"的治法，以杞菊地黄丸为主方。肾阳虚出现形寒肢冷、腰酸、舌淡胖、脉沉细为主症者，治以"益火之源，以消阴翳"，以肾气丸为主方。同时根据"孤阴不生，独阳不长"的阴阳互根的理论，遵循张景岳的"善补阴者，必于阳中求阴"，选用菟丝子、补骨脂、仙灵脾等；"善补阳者，必于阴中求阳"，选加杜仲、枸杞、女贞子等。阴虚者多伴虚火上炎，过用苦寒泻火会导致阴虚更盛，治以壮水之品为主稍佐清降之品，阴阳平衡，肾阴不足，肾水不能递上，治疗选加知母、枣仁、远志、莲子心、肉桂、黄连等。阴不敛阳，阴虚阳亢，选用鳖甲、龟甲等。肝肾同司下焦，肝藏血，肾藏精，精血相生，肝肾同源，肝肾为冲任之本，肝肾同病可影响冲任，冲任损伤可涉及肝脏、肾脏。滋补肾脏的同时也要选用养肝之品如枸杞、白芍、女贞子、何首乌、当归等。温阳药药力宏，作用快，为防止其伤精动血，使用时反佐知母、黄柏、蒲公英、白花蛇舌草。使用温阳药选用温润的蛇床子、补骨脂、仙灵脾、巴戟天、肉苁蓉。

2. 子宫癌的治疗

子宫癌和冲任有很大的关系，我具体说一下子宫癌的临床治疗。中医认为子宫癌与以下因素有关：冲任损伤，外受寒湿，毒邪凝聚，阻塞胞宫；肝气郁结，疏泄失调，气血凝滞，瘀血蕴结；脾虚生湿，湿蕴化热，日久成毒，湿毒下注；身体虚弱，脉络虚损等。早中期子宫癌患者容易出现湿聚毒盛的临床表现，症见纳差，乏力，胸脘痞闷不舒，心烦乱，带下淋漓，带黄色臭，舌苔黄腻或微黄腻，脉滑数或弦数。治以清热利湿，化痰解毒，用温胆汤加减或加四妙丸、五苓散加减。冲任损伤多由肝气郁结所致，常见情志抑郁，脘腹胀满，月经不调，常用疏肝解郁的逍遥散、越鞠保和丸等。早中期患者邪气盛，攻邪为主，扶正为辅，临床常选用活血化瘀、解毒消肿的药物。患者容易出现下腹刺痛，阴道不规则出血，面色晦暗，或伴有血块，苔薄黄或是黄腻，舌质紫暗有瘀斑，脉弦涩，说明患者此时是痰瘀互结。治疗采用活血化瘀、祛痰散结，使用温胆汤和血府逐瘀汤加减。颜色不太重，瘀轻的用丹参 30g、丹皮 10g、赤芍 10g。血块重，颜色暗黑的加桃仁 10g、红花 10g。下腹疼重伴血块重的加三七 3g、地龙 10g、水蛭 3g。痰瘀往往伴气滞，气行则血行，治疗行气，选加柴胡 10g、枳壳 10g、枳实 10g 或是桔梗 10g。引血下行，导邪外出，选加牛膝 10g。患者虽然瘀血重，但是气滞息弱，要注意活血不伤新血，逐瘀生新不留邪。临床选用养血和血的生地 10~20g，当归 10~15g。

晚期子宫癌患者正气虚衰特别明显，容易出现阴道不规则出血，白带增多伴恶臭，疼痛加重，患者出现肝肾阴虚的征象，头晕耳鸣，腰膝酸软，五心烦热，口干便秘，苔薄脉细。此时应滋养肝肾，用调肾阴阳方、六味地黄丸、知柏地黄丸加减治疗。患者出现面色㿠白，倦怠乏力，腰膝肢冷，带多腥臭，大便溏薄，舌体胖大，苔薄腻脉细的脾肾阳虚的征象时，采用温补脾肾的原则，选用香砂六君子汤加减、参苓白术散、金匮肾气丸等。基本方以香砂六君子汤加减为主方，采用党参 10~30g，西洋参 10g（另煎兑服），炒白术 10~20g，云苓 10~20g，陈皮 10g，枳壳 10g，木香 10g，石菖蒲 10g，砂仁 5~10g，郁金 10g，生杜仲 10~15g，桑寄生 10~30g，芦根 20g。石菖蒲、郁金组成对药，两者配合之后，消导透行，可以使香砂六君子汤补而不滞的同时调整患者大脑皮层的功能，使患者放松心情，稳定情绪，有利于疾病的治疗。生杜仲、桑寄生组成对药，阴阳双补，生杜仲能温润肾阳，补火生土。芦根养阴液，固护脾阴，生津益气，还可以防止诸药温燥、伤脾阴。

徐苏：

今天主要是谈任脉。

任脉是起于会阴，止于承浆。从循行的路线来看，与前列腺、子宫、心脏、甲状腺这些脏腑关系比较密切。常见的是疝气、前列腺癌、前列腺炎、子宫癌、子宫肌瘤、不孕症、甲状腺癌、甲状腺囊肿、甲状腺结节，这些都和任脉密切有关。任脉的用药多是以龟甲为主，清代的叶天士把鳖甲和阿胶等列入任脉药，因为皆是入厥阴的药。再如知母、黄柏、生地、元参等降火药也归于任脉，紫石英、紫河车、艾叶也归于任脉。我们常用的成方有大补阴丸、大补元煎、温经汤、当归补血汤、当归生姜羊肉汤、胶艾汤等，临床可以灵活加减应用。

下面重点谈一下，慢性前列腺炎和前列腺癌的一些经验。

前列腺从走向来看，和任脉、肝经、肾经关系比较密切。

任脉主阴，督脉主阳，任督一周为气功家之小周天，督脉升举阳气于地中，任脉收降阴气于天上。天地之间的气化正常，可以无病。如果任督哪个出现问题，都会有影响。前列腺从肾经来论治的话，肾为先天，内寄水火，相火结痰为瘀，用知柏类参与化痰散结，通经之品可以治疗。从肝经来论治的话，肝络绕阴器一周，所以治疗慢性前列腺炎，肝络之治不可忽视。况且慢性前列腺炎多伴阳痿早泄的症状，肝络瘀滞方药选择四逆散加当归、桃仁、茜草、穿山甲，这个病就可以治愈。

前列腺癌的早中期以柴胡桂枝干姜汤配合当归芍药散来治疗，加重用天花粉、穿山甲、全蝎、蜈蚣。我治疗前列腺癌，前列腺肿大有三味药即三味消肿丹（泽兰、肉桂、皂刺）。泽兰能活血利水，皂刺能软坚散结、通经活络，肉桂能温补肾阳，加到方中效果较好。不过还是应该随证加减。

罗愚：

通过紫河车讲任脉是人体最原始的阴。

任脉不是一个可以简单说说的话题，一定很复杂。它不是经络图上的人体循行部位。目前的共识是任脉和其他经络都不是循行线本身，是一些复杂的人体作用的投影。它也不是简单、不确定女性生殖空间部位，它甚至包括了甲状腺等内分泌器官，而且有人常常把这些器官归入厥阴肝经，存在同部多属的现象。任脉是阴阳象数落实在人体的最原始的阴性实体及其作用。

任脉和奇经八脉不好分开去说，因为阴阳是不可分的。我拿紫河车举一点例子。紫河车从任脉角度来说，它是补先天肾阴的，其实肾阴肾阳它都补。恰好它是从先天的胎儿状态带过来的药，从这里入手讲大家好理解一点。胎盘是在婴儿没有完全成形的时候形成的组织，发挥的作用在婴儿没有完全成形的时候就存在。这个就容易导入先天的概念，那么最后的结论就是（从阴阳象数的角度）任脉是人体最原始的阴的层面，但是阴阳不可分。那么阴的作用，我们还是要沿着阴的方向把它发展开。阴最原始如果是任脉的话，那么任脉在生发的过程中就像胚胎的生发过程一样。周易很可能就出现了阴维脉、阴跷脉，阴维脉可能就是任脉生发出来的，紫河车就具备了既补任脉又补阴维脉的作用。从紫河车的作用上看，不光是补阴维脉，我们发现很多容易感冒、容易发生支气管哮喘等过敏性疾病的人群，服用了含有紫河车的制剂后，症状都有缓解。紫河车补肾阴，或者我们单独就是说它是补任脉的话，它从补任脉的环节开始发挥的作用就远远不限在任脉，到了阴维脉，不仅补了肾阴还补了肺气（因为抵抗力提高了）。实际上，有一些疑难的胃炎，就是胃和食管的上皮异常的慢性消化道疾病，我们有时候用紫河车会起到非常好的效果。那么这个上皮组织是什么东西呢，我们可以想到胚胎的问题。在双胚胎这个生物层面的时候，所有外胚胎大都长成类似我们督脉的组织，包括大脑、脑的中枢、视网膜，包括神经管分配的器官，如肌肉、韧带等，这些都和属阳的器官有关，都是属于和督脉生长出来的。反过来，内胚层为主的组织就化生出了以消化道和呼吸道上皮组织为主的部位。我们通过紫河车这个具有先天状态的一味药，理解到紫河车一味药治疗了先后天很多部位，但是在胚胎层面，它们都是由内胚层这个部位生发出来的。任脉是人体最原始的一个状态的核心作用点，任脉在中医象数里是阴。另外，熟地这味药也是类似的药，只不过不如紫河车这么典型。我想通过紫河车这一味药，提示说任脉是人体最原始的阴，衍生出其他阴性的作用。

（整理：崔紫慧　校对：李波）

关于癌性发热的讨论

王三虎　李自全　李桂东

王三虎：

癌性发热确实是肿瘤科医生面临的一个常见问题。让人头疼的问题，我想我们中医肿瘤界，对于许多恶性肿瘤疾病的诊断、用药都有了很多的经验，但是症状研究比较少。从某种意义上讲，中医治疗疾病有一大特点就是抓主症。就像发热来讲，它是主症、急症，能把发热解决，癌症患者才会相信你，才会让你治。所以我们能不能解决癌症疼痛、呕吐、腹泻等患者最痛苦、最急切的问题，就是鉴别中医肿瘤医生水平高低的标志。癌性发热虽然是多种多样的，但是在临床上我基本把它分为两大类，一类是阳，一类是阴。所谓阳者，多半是表证、实证，所谓阴者多半是虚寒、瘀血、内滞。所谓阳者一般来说多有外感，体质比较壮实，因有外邪一般伴有恶寒，特点就是发热中有恶寒。不管是恶寒发热、往来寒热，但是往往是只要有恶寒，但见一证便是，有一分恶寒便有一分表证。但是癌性发热复杂就复杂在患者体质虚，病邪容易长驱直入。对于阳性发热，我说阳性发热的特点就是我们在临床上见到的常常是三阳合病。所以阳性的实证多兼有表证，与风邪、外邪、寒邪有关，也与癌细胞增长过快、癌细胞坏死、毒素刺激有关，这种多见于早期、中期的患者，体质较强壮。那么常常是三阳合病，恶寒发热、往来寒热、但热不寒常常同时并见。那么对于这种以发热为主，体质壮实，恶寒发热、往来寒热、口渴、面赤的患者，我用的是小柴胡汤、白虎汤、桂枝汤，基本上是这三个方子，如果恶寒就用麻黄汤。我觉得临床上这种三阳合病，同时应用三阳的方子治疗的机会非常多，掌握了这一点能起到举一反三的作用。另一点就是晚期的、体质衰弱的，虽有发热但是热度不是很高，或者持续时间比较长，在这种情况下，或者在恶液质的情况下出现的发热，我认为它多属于里证、虚证。这个虚有气虚的成分，气虚的成分占的比例非常大。有血虚的成分、有阴虚的成分、有瘀血的成分，也就是说它虚证的里面不是单一的，那么在这种多种病机交叉的情况下，我们怎么能抓住主要病机呢？大家知道气虚发热我们用补中益气汤，甘温除热，是中医的一大亮点。恰恰就是这个补中益气汤，是我们癌性发热以虚证为主、以阴证为主的最常用、最实用的方剂。气虚发热可以理解，但是补中益气汤中的当归不是补气的，不好理解吧，为什么呢？因为气血很难分开，当气虚到发热的时候，它还血不虚的情况很少，但是得以气虚为主，那么补气的，当归本身就有养血利气的作用，或者是可使气有所属，也就是说有当归就能使补气的作用得到落实。那么当归在这里面就不仅仅是补血，而是使补气的作用得到落实，更重要的是它还有养血活血的作用。在这种情况下，比如说有瘀血，我们用大量的活血化瘀药不一定合适，那么用当归显然就比较合适。同时，我最看重的用于加减的一味药是十大功劳，或者说功劳叶。功劳叶是一味既能补中益气又能清热解毒的非常好的药，可以说它就是为治疗癌性发热出现的。在加了功劳叶以后，当然我一般用功劳叶 30g，补中益气汤加功劳叶 30g 再加青蒿、鳖甲。鳖甲滋阴软坚，青蒿透热、退热、散邪，使新入的邪气外出而解。我一般就是用这个思路治疗内伤发热的，也就是我所谓的偏于阴证发热的。我认为虽然我们不能用一两个方子、一两个思路解决问题，但是这样能起到执简驭繁的作用。

李自全：

有不少肿瘤患者到后期时发热主要是阳虚发热。阳虚发热在临床上相对比较多一点，据我统计，有百分之六十都是阳虚发热。这种午后发热的患者，在郑钦安的《医法圆通》中就提到过，说这种发热是阳虚发热，因为午后正是阳虚之时，不是阴盛之候，所以说都是采用白通汤来治疗。阳虚发热有一个特点，就是肿瘤患者发热，他不是 24 小时都发热，是有一个规律性的，就是每天在午后，也就是午后发热，大概就是两点左右开始出现发热，这种患者到晚上六七点钟的时候发热自然就退了。然后晚上到第二天早晨、上午他的体温都是正常的。我最开始遇到肿瘤发热的患者都是长期化疗以后的患者，因为这种患者都有一个特点：就是脉搏比较微弱、说话语音比较低弱、身体状况比较差。

我遇到过一个肺癌的患者，已经化疗 12 个周期了，出现了全血细胞都持续低下，采用了升白细胞的粒细胞集落刺激因子根本达不到理想的效果。使用粒细胞集落刺激因子，在用药的时候白细胞可以达到 4×10^9/L 以上，但是只要一停药，停药后白细胞就降到 1×10^9/L，然后就是持续的贫血，血红蛋白只有 60~70g/L，血小板也下降，患者出现一个状况就是抬不起头，很疲倦，脉搏确实是很弱。这种患者出现的一个状况就是脉搏弱，心率在 120 次 / 分左右，这种患者就是典型的白通汤的证候，使用白通汤治疗效果都比较好，但是有一点《伤寒论》中使用白通汤和四逆汤都有一个问题，都不是以补为主，而是以散寒为主。因为伤寒毕竟是风寒入少阴，所以这个方子在补方面还是有一些欠缺。因此采用白通汤治疗时，这个方子还要做一些改进，可以加一些人参，毕竟作为补药，人参的补益作用还是比较强的。还有在治疗方面最重要的一点就是要用煅牡蛎和龙骨，使补的作用更强一些，收敛作用也更强一些。另外，就是山茱萸，用到 30g，有时甚至用到 50g，这样可使附子的效果更持久。其实这类患者多少都出现了一些慢性心功能不全的表现，也就是说慢性心衰的表现。我在临床上也是发现了这个问题，就是使用了白通汤之后，患者在刚服下药物的半个小时到两个小时之间，患者心慌、气急的症状都会有明显的好转，但是过了两个小时之后，他的心慌、气急的症状又会加重。所以说患者服药的这个频率一般一天就不是三次了，可能就是五次了。还有就是不能单用白通汤，必须要加上山茱萸、龙骨和牡蛎，这样它的效果更持久、更稳定。这是针对阳虚发热我自己的一些经验。

　　但是也有一部分患者他是在下午六七点钟发热，这些患者除了有阳虚的症状外，他气虚的症状更明显一些。所以除了白通汤加人参、山茱萸、龙骨、牡蛎以外，补气的力量可以加强一些，另外还有一类发热的患者其实他是阴虚发热。为什么说他是阴虚发热呢？以肺癌为例，据我临床观察，它是一个热入营血的表现。所以这一类发热患者，他有一个特点，就是夜间发热，也就是晚上九点以后开始发热，延续到子时，有时到早上五六点钟的时候发热就缓解了。有一部分患者还伴有的一个情况就是咯血。对于咯血的治疗，我考虑这也是热入营血的表现。热入营血，热伤血络，肺络受伤导致了咯血。针对这种咯血的治疗，以前黄教授提到过使用合欢皮。我在临床中加入了桑叶，另外就是青蒿鳖甲汤。热入营血，用青蒿鳖甲汤来止血，这里面还加入生地。治疗发热，尤其是伴有咯血的患者，这类患者初治也没有做过化疗，脾胃比较好，多少都伴随些便秘的症状，这种情况下我用青蒿鳖甲汤治疗效果才比较好。采用青蒿鳖甲汤治疗热退同时咯血症状也就缓解了。但是青蒿鳖甲汤中必须要加入生地这类凉血止血又养阴的药物，当然还可加入桑叶，桑叶也是比较好的一味药。

肿瘤发热还有一种情况，尤其是女性的发热，就是肝经郁热，当然这种情况就比较少了，在肿瘤发热中也就占 1/10 吧。这种患者的脉是比较弦的，患者有胸胁胀满症状，这类患者比较小气，喜欢发脾气，也没有吸烟和接触二手烟的病史，就是性格问题比较突出。这类患者还伴有口渴、口苦、咽干，这个时候患者的舌苔一般都是比较厚的，常用小柴胡汤加减，把姜去掉，加上栀子、菊花这类清热凉血的药，再加上郁金，这样治疗效果要稍微好一点。

李桂东：

癌性发热，这个问题处理起来确实比较困难，现在普遍用西医的方法来处理为主，但是实际上我们中医治疗癌性发热效果是非常好的。

对于癌性发热，我把它分成三个阶段来看：一个就是早期，我记得有一次林根老师提到过一个患者，体质很好，一般情况非常好，主要症状就是发热。这种呢，我把它分为早期。早期发热，在我的理念上多数的肿瘤是寒积、伏寒，那么早期的发热我认为它是一个寒邪外出，寒邪外出它就会出现这种表证，就会出现少阴转太阳。这种患者往往有恶寒，有的甚至有流鼻涕，有寒战，而且发热的温度也比较高，有的可以达到 39℃。我在临床上基本不去考虑他是感染或是血象高不高或是坏死物质吸收，我还是平脉辨证，一个是脉象，一个是他的自我感受，他的症状。那么早期发热，它的治疗上就是一个"吐"字诀。常用的方剂是桂枝加石膏汤、白虎汤、青蒿鳖甲汤一类，刚才王老师提到的我们也都是常用的。但是桂枝加石膏、麻黄加石膏、麻杏甘石之类的我们用的多一点，但效果还是比较确切的。总之，对它的治疗就是吐邪外出，是以解表开表，以汗法为主。这个时候说明他的正气抗邪，还能够邪正相争，正气一般不会太差，不会太虚。即使他病程长，该用发表药的时候，该用麻黄汤、桂枝汤，该用石膏时没有必要犹豫。效果对于早期的癌性发热还是比较好的，有时候往往是一两剂就能够解决。

中期发热，刚才李自全医生说到 60% 以上是阳虚发热，但在中期发热的这个问题上我稍微有一点不同。因为中晚期的肿瘤患者，你截然地去分他是阳虚发热还是阴虚发热有一定的问题，有时候分得不是那么清楚，不能够截然去区分。我抓的病机就是一个阳不入阴。首先我认为绝大部分肿瘤是阴实，阴实发展到一定程度就阻碍阴阳的交融。在我看来，中期发热它主要是阳不入阴。所以说既然认为这个病机是阳不入阴，那么用药的时候我们主要考虑的是交通阴阳。所以在中期肿瘤发热当中，其实不执着于退热，不是执着于把这个热作为一个主要要去解决的问题，主要是要解决阳不入阴这个问题。这个发热的患者往往他有失眠，大家可以注意它是不是有关联性，可以结合一下考虑。这个时候用药方面，我自己常常会用到夏枯草交通阴阳，还有常常用到白通汤、交泰丸这一类的方剂。其实思想里面并没有想到阳虚阴虚，不是去补阳。主要想到的是改善阴阳不交的这个状态。所以我说到了用交泰丸、夏枯草、白通汤。实际上白通汤，李自全医生说得很好，它补阳的作用是不大的，它主要的目的是着眼于通，白通汤主要还是通，而且在我的理解中它是《伤寒论》中少有的几个纯阳无阴的方。为什么呢？它实际上就是专注。你不是阳不入阴吗，我加重你的力量，让你能够入阴、破阴。所以对于中期发热，着重的是交泰阴阳，让它从未济变成既济的状态，这个时候就可以退热。

最后晚期、终末期的这个发热，治疗时我一般不去退热。终末期的发热，从西医的生理学角度去看，我们会发现：①它的发热不是太高；②它的发热对人体是有益的。终末期患者他的低热或者中等程度的发热是利大于弊的。我是不主张给终末期、垂危期患者退热的。因为在病房经验多的老师就会观察到往往把患者的热退下来以后，患者的情况急转直下。这个从中医、西医的角度都是可以说得通的。所以我们的治疗出发点如果是为了延长患者的生存时间的话，对终末期低热的肿瘤患者我是不主张给他退热的。患者体温维持在 37.7~38℃，他维持的时间、他的生理功能的调动、他崩溃的时间实际上是往后推延的。不管中药、西药，下去退热剂以后，体温不升，然后是多系统的衰竭、崩溃。极晚期的患者往往是体温升上来以后他能安睡，疼痛也能缓解，反而是体温退下来以后他烦躁，在临床中观察多一点的医生是有这个经验的，这是非常普遍的现象。其实有些少阴病也是这样的，体温退至正常的时候患者很难受，发热起来后他反而舒服，这个不奇怪，这种临床现象是有的。

（整理：刘晓晨　校对：李波）

肿瘤患者食欲减退的治疗对策

集体讨论

黄金昶：

食欲减退，肿瘤科不是很常见，但治疗起来非常困惑。这是单纯性的食欲减退，既不恶心，也不呕吐，也不腹泻，也不便秘。不是半夏泻心汤，或者开胃的药就能解决的。

2000 年的时候，一乳腺癌患者，没有化疗，但食欲减退。我问她为什么不吃呢？她说她咽不下去，在嘴里打团。那么她就喝啤酒，就是吃不进去，这个患者很快就去世了。这个事情我请教了全国不下四五位个肿瘤专家，有人就说你用点西药，但大家知道这个临床效果并不是特别好。

西医的处理是，患者不吃饭那就给他静脉高营养，提高它的营养来帮助患者恢复。其实有很大一部分患者，食欲还是不能恢复。给我印象最深的是湖南中医药研究所的一位老师，我特别尊敬的一位老前辈，他说："小昶啊，要不你试试高糖吧，静脉高糖刺激刺激胰岛功能，也许食欲会好一点。"但是，我没敢刺激高糖。后来我在无意中琢磨到了一个促进患者食欲的方法。一位肺鳞癌老太太，吸烟，不吃饭。当时有一个治疗湿邪呕吐的方（金匮统元方），我将方子改了改给她用。我觉得吃饭喝水都呕吐的人，这个方能不能对她有效呢？没想到第二天她特别高兴地跟我说，喝了药后，早晨就吃了一个豆包、一个鸡蛋、一碗粥。然后，我就琢磨这是怎么把她的食欲转变过来的呢？这个证湿重，饥不欲食，可能与肾有关。看金匮统元方，既补肾又调脾也调肝，把三个与食欲有关的脏腑都调了。日久影响到肾，通过补肾，食欲就明显改善了。这个方子我用了很长时间，发现这个改善食欲太快了，有的时候吃了半剂食欲就改善了！但也有一些效果不好的情况。有个患者痰特别多，一吃饭就嘴里到处都是痰，这个食欲就改善不了。后来一位食管癌患者，不吃饭，给他开了金匮统元方也不好使。后来就用了一个治疗胃癌、食管癌的方子，这里边有很多化痰的药，像生赭石、旋覆花等。1周后这个患者跟我说，开始吃饭了。这样我治疗食欲减退有两个口服药，一个是金匮统元方，一个是化痰健脾方。痰多的就用化痰健脾方，痰不多的就用金匮统元方。金匮统元方，是我用的一个非常广泛的方子。一般不看脉，只要是说他不吃饭，痰不多就给他用上了。这个方子还治疗贫血，还能治疗胃瘫（补脾补肾）、皮革胃、食嗝呕吐（不是梗阻的）等。

我也喜欢用针，针灸科常用的东西我都用。用针灸来治疗食欲减退有三个方面，刺血拔罐、芒针或毫针、舌下静脉刺血。

先说刺血拔罐，2009年我在四川什邡援建时碰到一食管癌患者，术后放、化疗快6个月了，食欲慢慢减退，基本不吃东西，查胃镜无异常，予金匮统元方3剂，没什么效果。给他刺血拔罐吧，后来就考虑给他肝俞、胆俞、脾俞、胃俞、大肠俞、肾俞刺血拔罐。周五下午做的拔罐，周日他给我打电话说能吃饭了，这是比较慢的。我再介绍一个比较快的，也是在四川援建的时候，患者当时是在重庆做事，开车到什邡找我说，"我都1个月不吃东西了，瘦得皮包骨头了，有什么办法吗？"我给做了一个刺血拔罐后他就走了，开车上了高速。才半个小时她说饿了，赶紧从高速下来找点吃的。这是半个小时就愿意吃饭的。

再说说针灸，沿着胃的四周芒针或者毫针围刺就好了。靠近膈肌的我稍微扎得浅一点，靠近腹腔的我就扎得深一点，那就用芒针。靠近胸腔的就用毫针来扎。往往这针扎进去没两分钟患者就饿了。这是什么原因呢？你知道这个胃呀，它懒了，就都不蠕动了。而且那个胃呀，跟长了眼睛似的，针扎下去，会躲着针，一躲针，它就会蠕动，这样一动它食欲就有了，其实就这么简单。我给大家介绍一个例子。前几年我去武汉会诊，患者胃癌术后腹腔转移、淋巴结转移，吃饭很少，整个人瘦得皮包骨头了。他说特别饿，但是嘴里就吃不下去。让他斜靠在沙发上，扎进去，五分钟后，患者就觉得那个胃里是饥饿得特别难受的感觉。他爱人去熬了点粥，盛了粥，他就一口一口喝进去。他们就好奇怪，怎么就喝进去了？20分钟后取针，又喝了一碗粥。他说中医太神奇了！这就是毫针围刺。

现在我讲讲舌下静脉刺血。有个患者讲这食物放舌头上就是咽不下去，药也咽不下去。患者患肠癌，肺广泛转移，舌下静脉刺血。就那么一刺，患者呕

专题讨论

231

吐现象就消失了，食欲也改善了。从那以后再也没有出现过食欲减退的现象。

这是我治疗食欲减退的五种方法，这五种方法不是各自为战，要联合应用。其实是互相配合效果会更好一些。体质特别特别弱的，我联合六合针法补一下，结合艾灸效果会好一些。

徐苏：

我补充一味药，就是鸡矢藤 30~50g，在辨证中加用可以明显解决食欲问题。另外维生素 B_1 片也有特效，但剂量要大，一般成人一次 10~20 片，一日 2 次。

李贵明：

我碰到过一位患者胃 10 年不舒服，没有食欲，胃镜提示浅表性胃炎，吃了很多中药、西药，但是按胃治就是不管用。患者脉是沉弦，舌苔黄，这就是中医上说的肝气犯胃，我觉得就用那个疏肝理气药或疏肝和胃药很快就能好。我在临床上非常重视这个舌头的表现，有很多情况是上热下寒的表现。上热下寒这个表现，我个人看有两种情况，第一种情况是肾虚、肾阳不足导致水不涵木，导致肝郁、肝火上升。第二种情况不是肾的问题，是胃的问题，胃里寒，导致虚火上来了，也是上热下寒这个症状。在上部，就表现为舌苔发黄、口苦、口渴、口干。但这类患者喝水的时候呢喜欢喝温水，他不喜欢喝凉水。如果喜欢喝凉水的话那就不是下寒，是热，是阴虚，或阳明证那个情况了。我觉得看病就是四诊合参比较全面一些。

当然有的患者四诊表现得不是那么明显，有的患者就一个症状，就像某位老师说的"独处藏奸"，要用"抓独"的办法。比方说我治过的呕吐患者，没什么别的症状，就是吐。最近我就治了两个小儿患者，他们都呕吐，且没有其他什么症状，就吃饭吃下去了，能吃，但是吃了以后过几分钟，就呕吐，经常这样半年多。呕吐就是少阳病的一个典型特点，给他们用小柴胡汤一周就好了。

黄金昶：

肿瘤患者食欲减退很特殊，是引起衰竭的重要诱因之一。金匮统元方对痰少或无痰食欲减退效果很好，半数半剂起效。我用脏结方一段时间消瘤不明显，改善症状很快，这是我个人观点。

王三虎：

抓主症，是中医临床诊疗疾病非常显著的一个特点。肿瘤患者食欲不振，是排在乏力、头痛以后的第三位症状。要探讨肿瘤患者的食欲不振问题，首先要弄清楚肿瘤患者产生食欲不振的原因。肿瘤的产生在某种意义上来说是因劳致虚在先。没有脾胃之本的亏虚，怎么能够导致正气不足而产生邪气盘踞的肿瘤呢。其次，在肿瘤正邪抗争的过程中，大大加重了脾胃运化水湿的负担，使本已受损的胃气雪上加霜。当然肿瘤患者长期大量用药直接造成胃肠受伤，所以叶天士讲，当调进食与医药之间。

早年读叶天士，看似很普通的病，常常用六七味药，往往最后就是一味益智仁，我一直不得其解。从事肿瘤治疗工作以后我才注意到，益智仁，固护脾肾的靶向药。久病必及于肾，对肿瘤患者尤其是开始就要有固护其胃的持久战思想。在肿瘤中，人参是当之无愧的开胃药，不仅补元气，还补胃气。临床上百分之八十的处方，有人参的时候，食欲不振就不是主要问题了。对于肝胆脾胰病的患者来说，小柴胡汤用处多，小柴胡汤证"默默不欲饮食"。此外，早期肿瘤患者的食欲不振往往是三元汤证，以胸腹满闷、舌苔厚腻、布满舌面为主症。中期肿瘤患者，经多种治疗以后出现食欲不振，六君子汤最常用，以舌淡脉缓为主症。晚期肿瘤患者，一般出现的都是一些舌苔滑剥、口干不欲饮、脉细沉等情况。这种情况就是我说的燥湿相混。一方面其阴受伤，一方面湿浊未尽。在这种情况下，有时候大便干，有时候稀，怎么办呢？吃不下饭，口干还不想喝水。在这种情况下我们只能用燥湿相混的思路。我一般是用麦门冬汤合参苓白术散化湿。

我们尤其应该注意的是，肿瘤患者食欲不振的原因往往是药物伤胃造成的。所以多渠道用药，针灸外治的方法无疑是防止食欲不振的高招。黄教授在这里做出了很多贡献，值得我们学习。现在注射剂、外用剂、针灸、刺血、拔罐等等，为饮食增进多了一个渠道。如果真是到了一种茶饭不思的地步，我们就要学习张仲景的用大半夏汤的经验，也就是说用药要少之又少，给疲惫不堪的胃气留一线生路吧！有病不药，常得中医，此之谓乎？我想可能就是说的这

专
题
讨
论

种情况。我们不要把药用到底，停药就是治病。要有这个观念，如果他还能吃进去一点食物，那么就从他最少吃进的那点米汤、面汤开始吃。总要比光吃药吃得胃气衰退要好得多。

（整理：李亚俊　校对：齐春华）

中医治疗腹水大讨论

集体讨论

黄金昶：

为什么腹水单独列出来呢？腹水相对于胸水、心包积液、脑积液治疗而言，难度非常大。我现在治疗腹水 80% 左右有效，完全消失也就 20%~30%，很大一部分能明显缩小，但完全消失还是有很大难度。

腹腔里弥漫性腹水和单纯的腹水（肝周、脾周腹水）形成与湿邪和饮邪有关系。痰、湿、饮是重要的致病因素，三者的表现是不一样的。湿邪的表现是腹腔弥漫的腹水，饮邪是局限性的水。之前也在想，为什么肺癌会出现胸水，腹腔的手术会出现胸水而不是腹水？下面我从 7 个方面来讲腹水的治疗心得。

1. 哪种腹水比较好治呢

一个比较一致的认识：卵巢癌引起的腹水最好治，其次是肠癌、胃癌，最后是肝癌。导致肝癌腹水的原因太复杂，临床治疗肝癌腹水比较困难。

2. 治疗腹水应该注意什么呢

首先考虑低蛋白血症。低蛋白时虽然也可以将腹水消下去，但比较困难，应将蛋白补足。其次看有没有门静脉高压。胃肠道的血液是通过门静脉回到肝脏进行解毒，门静脉高压很容易出现腹水。我们大多关注门静脉高压引起的消化道出血，很少关注门静脉高压引起的腹水。如果病在肝，出现门静脉高压引起的腹水，一定要积极治疗门静脉高压，这对腹水的治疗是比较有意义的。

3. 治疗腹水的小窍门

有的患者出现腹水胀满不明显，有些患者腹水胀满特别明显。两个小窍门：

（1）腹水腹胀明显，在患者的足内侧血管扩张的部位针刺放血，腹胀缓解明显。曾治一乳腺癌出现腹水的患者，腹胀明显，日久未进食，点刺足内侧怒张的血管，临时效果明显，长期效果不好。

（2）腹水是通过大小便排出来的。小便少时在肾脏腰部体表对应部位用针围刺，小便量明显增多。当小便量少不够透析时可以用这种办法，其原理是通过围刺使供应肾脏的血液增多，则小便量增加。这个治疗小便量少是非常有意义的。

4. 中药治疗腹水

癌症的腹水比较特殊，较肝硬化腹水难治许多。如何去辨证？腹腔里的水液代谢，与肺关系不大而主要关乎肝脾肾。从肝脾肾脏来论治，效果不是特别明显。我一般分为四个类型：阴虚、阳虚、气滞、血瘀，四者非独立性，而是相互影响。阴虚者，一般可出现低蛋白血症，多用猪苓汤加减，此种患者左尺部脉滑或者有弦象。阳虚者用陈修园的消水胜瘀汤（桂枝去芍加麻黄附子细辛汤加知母），其脉弦细。气滞者用柴胡达原饮加减。膜原，膜是通达元气的，把原加上，要加补肾精达膜原的药物可能会好一些，其脉关尺出现滑脉或者有数象。血瘀者，很少单独出现，多与其他几种情况夹杂出现，用少腹逐瘀汤加益母草有一定疗效。

5. 针灸消腹水

肾主水液代谢，脾运化水湿，肝调理水液代谢，三者有什么关系呢？消腹水有时利小便，有时通大便。腹水通过大小便排出，肾主二关，所以要重视肾脏的作用。弥漫性腹水和湿有关。脾主升清降浊，主运化水湿，脾有斡旋中州的作用。到底是用哪一点来治疗腹水呢？中医的祛湿之法，有淡渗利湿、芳香化湿、祛风胜湿、温化寒湿。我最早治疗腹水是通过药灸神阙穴治疗腹水。有一鼻咽癌肝转移出现大量腹水的患者，当时用细辛、胡芦巴捣碎灸肚脐；一卵巢癌腹水患者，用药灸肚脐，很快腹水消失。后来我们用黄芪、细辛、桂枝、龙葵、川椒目、甘遂打成粉贴敷肚脐，效果就出来了。第一次敷20分钟左右，以皮肤耐受为度，实在热的受不了再换一个地方贴敷。这个主要用于偏阳虚的腹水，即自觉肚子里凉或者有凉气或者肚子里有哗啦哗啦的水声。一般我们不看舌脉，直接灸，效果还是不错的，主要根据局部辨证。中医太多地强调全身辨证，我们加强了局部辨证，治疗相当多的腹水，效果比较满意。

患者自觉腹部热，这时我们通过针刺来治疗腹水。我们主要取肾经和脾经上的穴位。胃经主要是水道和归来，肾经在任脉旁边，腹壁上肾经没什么穴位，我们扎任脉。肚脐以上和脾有关系，肚脐以下和阴阳有关系即和肾有关系。水分穴，《针灸甲乙经》中强调水分和神阙有治疗腹水的作用；石门穴，三焦的募穴，也是祛湿的；同时加上气海、关元、中极。

肚子很大者，普通针效果不好。有时我们也用盲针、火针。盲针，就是大长针，肚皮有结节，几根针同时进针，激发它的经络之气，这样效果相对会好一些。

6. 治疗腹水需不需要抗肿瘤中药

用抗肿瘤药物有的患者腹水可以消下去，但相当多患者消不下去。所以，治疗腹水时不一定过多地强调治疗肿瘤，需要专门治疗腹水，腹水才可以消下去。

7. 有没有专门治疗腹水的神药

我也用过一些药物，比如龙葵、半枝莲治疗腹水，其实这两味药没有那么神。我们治疗腹水的药物有龙葵、半枝莲、川椒目、甘遂、芫花等。单纯靠一味药治疗腹水，从理论上讲应该不可能。

以上是我和大家讲的治疗腹水的一点看法，仅供大家参考。我更强调，针和灸治疗腹水的效果远远优于药物。针灸的效果快于中药、强于中药。

崔叶敏：

腹水患者药用祛痰散瘀、清热通腑；加以针刺内关行气散瘀，止吐；足三里上下通调，引邪下行，导邪外出；灸三脘，顾护胃气，温胃散寒，可以使患者胃气复，肠腹通，气下行，患者愈。患者需要忌口一段时间，不能饮生冷、过食油腻滋补之品，最忌吃肉类（尤其羊肉最关键）、鱼虾、海鲜、韭菜，可以服用大枣银耳汤代茶饮。

1. 腹水分型

（1）实证：表现为苔黄腻，舌有瘀斑点，喜冷饮，便秘尿黄，胃脘胀满，恶心呕吐。治则：祛痰散瘀，清热通腑。方药：温胆汤加减。竹茹10g、云苓

20g、陈皮 10g、枳实 10g、升麻 10g、葛根 20g、白花蛇舌草 30g、公英 20g、山药 10g、苡仁 20g、芦根 20g、白扁豆 10g、仙鹤草 10g、牛膝 20g、丹参 30g、制大黄 10g、大腹皮 30g 为主方，根据辨证加减。日 1 剂，水煎服，第三煎加花椒数粒，水煎放温后泡足。

（2）虚证：表现为苔薄，舌有瘀斑点，胃腹隐隐作痛，便溏，恶心欲吐，倦怠乏力。调肾阴阳方合香砂六君子汤加减治疗。常用药物：枸杞子 10g、野菊 20g、生地 10g、黄精 10g、生杜仲 15g、桑寄生 30g、党参 15g、云苓 20g、陈皮 10g、枳壳 10g、木香 10g、砂仁 10g。根据辨证加减治疗。

2. 关于针灸消腹水的问题

先针内关，再针足三里；先灸上、中、下脘，再灸水道。

（1）先针内关。《高式国针灸穴名解》:"《灵枢·终始》云：溢阴为内关，内关不通，死不治。本穴为手厥阴之络穴，与手少阳之脉相互沟通，为开胸胁郁闷之主穴，可以治疗胸腹胁肋诸般胀痛，如焦痰积块、面热目昏诸症。"

我认为内关可以疏通患者气滞、气郁、痰邪、瘀血，所以患者治疗首要是行气，气行则血行，血行则瘀去，同样，痰邪也可随之而去。

（2）再针足三里。《高式国针灸穴名解》:"《灵枢·海论》：胃者，水谷之海，其输在气街，下至三里。依文义推之，气街以下，至于三里，统为胃之俞穴。华元化谓三里主治五劳、亡阳、虚乏、胸有瘀血等症。"

由此可以看出胸腹部疾病足三里可以治疗，同时可以兼顾全身上下。我认为足三里不仅可以调节胃肠功能，同时可以引邪下行，导邪外出。

（3）灸上、中、下脘。先灸上脘，上脘内应贲门，主治满闷、吐逆；再灸中脘，内应胃中，近胃小弯处；最后灸下脘，内应胃大弯，下脘能治厥寒、痞痛、宿积、寒滞之证。

先灸上脘，促进气向下行，建立正常胃肠蠕动；再灸中脘，温胃散郁结；最后灸下脘，可以使气下行进入肠道。胃以降为顺，患者饮食不节后出现上述症状，不排除过饮生冷所致，所以灸上、中、下脘可以起到温阳散寒之功效，同时可以顾护胃气，使患者胃气复，肠腹通，气下行，患者愈。

（4）最后灸水道（在下腹部，当脐中下 3 寸，距前正中线 2 寸）。《高式国针灸穴名解》:"《素问·灵兰秘典》又言：'三焦者，决渎之官，水道出焉。'余因补充言之，周身之膜，三焦之属也。故治水液之病须兼顾三焦，不可专责脾肾。"

王朝晖：

肺主气，通调水道，下输膀胱，给水以出路。肺癌出现腹水跟肺气郁闭，不能通调水道有关。所以治疗腹水在辨证的基础上加几味宣肺药，以提壶揭盖，可以明显增加疗效。我们一般用杏仁、紫菀、桔梗、枇杷叶四味药同用。肺可通调水道，三焦亦为水道，所以宣肺就可以调畅三焦。

王三虎：

我个人的理解，肿瘤的腹水从实证方面来看，有一部分属于大结胸证，用大陷胸汤。我也介绍过病例，大陷胸汤可以用甘遂，也可以用牵牛子，尤其是偏热实、体质壮实、早期的。大多数腹水，我用的是柴苓汤，即小柴胡汤加五苓散，取小柴胡汤疏利三焦水道、寒热并用、补泻兼施、升降气机的作用，取五苓散化气行水的作用。这个适用面比较广，脾、肝、膀胱、小肠气化都牵扯到了。当疾病进一步发展，阴虚水停，不仅仅是猪苓汤，猪苓汤是个示范，瓜蒌瞿麦丸、牡蛎泽泻散，这些经方都是有案可借鉴的。阴虚水停，基本上就是我说的燥湿相会。那么利湿、利小便容易想到，那么滋阴利水用什么药？我一般用天花粉、麦冬、白芍，尤其是天花粉是瓜蒌瞿麦丸、牡蛎泽泻散中用的，天花粉不仅是止渴的，而且还是利水的。大量的麦门冬，单味药大量就是成方，就是治水的方子。白芍在真武汤和小青龙汤中都是利水的药物，白芍本身就是通利二便、养阴利水的。更值得注意的是大枣，在十枣汤中我们基本上认为是护胃的，这是捡了芝麻丢了西瓜。大枣实际上是养阴利水的，就是针对这种非常复杂的情况下，既要利水养阴又要护胃。久病必及肾，肾阳虚导致阳虚水停。肿瘤晚期腹水的一个证型，真武汤运用于此证。有一位肝癌晚期的老人，治疗 2 个多月后，脉微细、但欲寐，病入心肾、危在旦夕。他的女婿非常坚信中医，我开四逆汤加减，病越重药越少，考虑患者吃得少，附子 15g、干姜 12g、生姜 18g、人参 15g。第二天，再见到患者不仅能坐起来，而且一晚上小便排出很多。有些患者阳虚解决了阴虚又出现了，阴虚解决了脾虚又出现了。我们在一开始的时候就像射击，单射，一个真武汤治疗什么、一个五苓散治疗什么。到了现在，我们需要的是链式，需要随着病证的变化而变化，步步为营。还有就是肺，我的理解是，在某些肿瘤引起的情况下，尤其是有表证的情况下，小青龙汤就是非常实用的方子，因为小青龙汤"伤寒表不解，心下有水气，干呕，发热而咳，或渴，或利，或噎，或小便不利、少腹满，或喘者，小青龙汤主之"。张仲景在小青龙汤的或然症中明确说少腹满。当然现在肿瘤引起的腹水不单是少腹满，但是它从少腹满开始。当患者舌质淡胖、发热恶寒、气喘时，当用别的方法效果不好时，我想小青龙汤就是值得我们应用的好方法。

外用的方法，我们用500g莱菔子烤热反复熨敷，虽然不能达到多好的利水效果，但是消胀效果还是可以的。当然我还强调活血利水，用半边莲30g，活血利水用蝼蛄，虽不常用但也用，柳州也用螺蛳（古书上也讲它能养阴利水、活血利水），我平时主要用的是泽兰、益母草、茺蔚子、楮实子等。除小青龙汤以外，麻黄也是一个非常好的提壶揭盖、宣肺利水的药物。

程培育：

我治疗腹水一般用麻黄配通草，刘渡舟老师讲通草利水效果不错但用量不能太多，因为它特别轻。另外，可以用芒硝和莱菔子，把芒硝外敷神阙穴，也可以冲服，一般用芒硝加滑石冲服，滑石量不能大，因为滑石量大可以引起呕吐。灸神阙穴，有的患者仰卧的时候不舒服，侧位会好些，所以我就想了个办法，像隔姜灸一样，做成湿的灸条，灸腰阳关。患者能感觉到热气从中间向两边散发，然后，大椎穴、后背就开始慢慢出汗，这时候小便就会多起来。有的老师教我从长强穴针刺以利水，由于个人针刺功底薄弱，不敢刺。有些腹水患者吃不了太多药，中药喝的时候只能小量频服，药味多、药量大的时候一般浓煎，方子药量大的时候一般熬药浓一些。猪苓汤利水，个人认为用鳖甲要比阿胶会好一些，因为阿胶化出了汤比较稠，患者饮用时会恶心呕吐。生半夏利水效果比较好，多生半夏和生姜同熬，用姜半夏反而不好。

荣震：

癌性腹水的发生机制与肺、肝、脾、肾几脏关系密切，我认为这几个脏腑中最为关键的是脾。癌性腹水基本的病机是痞卦，上面是一个乾卦，下面是一个坤卦，乾卦代表的是阳，坤卦代表的是阴，阳的作用趋势是往上的，阴的作用趋势是往下的，阳在上，阴在下，永远不能交通，所以就成了一个闭塞之象、天地不交之象。要想让腹水消退快，不容易复发，我觉得关键还是把握住脾，恢复脾的升清降浊的功能，才能很好地将癌性腹水控制。朱丹溪对癌性腹水的病机认识："津液七情内伤、六淫外侵、饮食不节、房劳自虚，脾土之阴受伤，转输之关失职，胃虽受谷，不能运化，故阳自升阴自降，而成天地不交之痞，于湿是也，清浊相混，隧道壅塞，气化浊，血瘀郁而为热，热流而久，气化成湿，湿热相生，成胀满，今曰臌胀是也。"我觉得治疗癌性腹水补脾是治本的方法，让邪有出路这是治标的方法，只有标本兼顾、注意标本缓急才能解决癌性腹水的问题。对于治疗癌性腹水，肺、肝和肾应该采取什么样的治疗方法呢？我也遵循朱丹溪提出的原则，对于肺，应该养肺气以制木；对于肾，应该滋肾水以制火，再结合补脾的方法，我在临床中应用，也取得了一定的效果。阴虚水停，我辨证选穴，选用液门和中渚。

赵秀明：

商陆 4.5g，泽泻 15g，连翘 6g，猪苓 9g，桑皮 9g。商陆：通二便、泻水、散结，目的增强三焦代谢。

（整理：刘维丽　校对：齐春华）

中药化腻苔

集体讨论

黄金昶：

腻苔是肿瘤科临床常见的苔象，也不容易化，我们通过几个方面来讲：

首先，湿邪是弥漫的，是《金匮要略》里的"雾露之邪"，这个时候要考虑温阳。比如我们上高速路，高速路上大雾天，这时当太阳出来时，湿邪就会化掉，所以说对于湿邪要用温化药。湿邪在什么时候最盛呢？三伏天最热的时候，湿邪与热邪往往是混在一起的，湿靠热能温化，所以说以温化药温通化湿是有意义的。治疗湿邪用的药都是偏辛温的，例如半夏、草豆蔻、肉豆蔻之类的祛湿药。那么，什么时候用温化的药呢？要看齿痕，齿痕舌阳气虚，或者久治不退的腻苔可以用温化药。

其次，还有浊邪，对于浊邪，要化浊，化浊要以泻浊为主，用理气通腑药为主，用厚朴、槟榔之类的药，这些对于腻苔是有意义的。

再次，根据不同的病因，可以采取针对性的处理。比如：食积的因素，像积粉苔、厚腻苔之类的，有点类似腐苔，用平胃散、保和丸之类的有一定疗效；痰引起的腻苔，苔象比较光滑，致密均匀的都是痰引起的，要化痰为主，这时用海浮石、皂角刺之类的，如果这时腻苔依然不化，用一些咸寒药物来软坚化痰，偏阴的药物，如海藻、生龙骨、生牡蛎这一类的药物化舌苔有可能将舌苔化掉，所以有一些顽固的舌苔，要从祛痰、软坚化痰的角度来去掉。

同时，用药上要结合脏腑的特点。肺上的要用祛痰的药、祛湿的药，我们用海浮石、大戟、甘遂等；肝上的用厚朴、茵陈一类的；膀胱内湿邪用土茯苓、滑石这一类的；卵巢上的，用独活、羌活、土茯苓这一类要多一些。

最后，强调的是在祛腻苔时不忘温阳，当舌苔依然不化，注意用一些咸寒、软坚祛痰的药物。当舌根比较腻，往往下焦有湿，或夹有湿热。有一次，我上大学的时候，去看高中数学老师，老师让我给他摸摸脉，脉象尺脉有点儿浮，问症状无腰痛，问主要症状，诉饭后腹胀不适，需要松腰带。总结舌脉，尺脉浮，舌根苔厚腻，用己椒苈黄丸效果佳。对于舌质不均匀者，有淡舌、粉舌混合不均，属于痰瘀互结的舌苔。对于类似棉絮状舌苔，往往是痰浊作祟，这时要加祛痰药。

李忠：

对于腻苔，临床上主要讲的是湿浊、痰饮、食积，三者完全辨证清楚也是不容易的。往往腻苔形成的病机，实际上指的是湿浊内蕴、阳气被遏。消化系统食管癌患者的舌象，经过相应治疗后舌质淡、黯，有瘀斑，边有齿痕，舌苔腻。临床上腻苔和腐苔只是程度的差异，很多时候可以兼夹出现。临床上怎样用药化腻苔呢？方法还是比较多，例如淡渗利湿法、温化法、化痰除湿法等都是常用方法。

不同疾病出现腻苔的特点及偏重点也不同。例如肺癌以痰湿为主，所以我们化痰除湿；消化系统肿瘤重点在于兼有食积，所以以芳香化浊加以消导为主；下焦膀胱、肾等泌尿系统肿瘤，在临床上以清热利湿为主，这时我们往往将养阴与利湿结合在一起，注重点在于以阴虚为主还是以湿浊为主来偏重药物剂量使用。

肿瘤患者大多数是寒性体质，大多数是以寒湿为主，所以我们治疗肿瘤的重点在于温阳化湿。然而，还有一种患者需要特别注意，舌质红，苔黄腻的，这种黄腻苔有一种类似水滑苔的表现，这个时候往往误作为一种湿热处理，临床上这其实是一种阳气不足的表现，阳气被湿邪所困，所以虽然表现出一种热盛的状态，但是还是一种虚损的状态，这时如果出现了舌质红，苔黄腻，水滑，应以温阳化湿为主，温阳化湿重点要注意如何使用附子等温阳的药物。

临床上，我治疗腻苔常以六和汤为主，即以四君子汤为基础加减变化而来的，六和汤健脾除湿为基础，配合以保和丸、加味保和丸来治疗相应的腻苔、食欲不振等症状。另外除了温阳化湿之外，临床上我还用一些祛风除湿药物，例如羌活、独活等，也可以在腻苔也就是所谓的湿浊中起到很好的作用。

崔叶敏：

我把我临床治疗腻苔的思路简单跟大家分享一下，沈绍功沈老临床治疗疾病要求诊断简单化，不要太复杂，否则影响治疗思路。沈老根据舌苔厚薄分为实证和虚证两种。舌苔厚腻或黄腻属实证，苔薄属虚。今天主要说苔腻，也就是实证。运用沈氏温胆汤治疗痰浊化热证、痰邪作祟的疾病取得明显效果，尤其是肿瘤患者放、化疗后出现的苔厚腻，消化吸收不好。温胆汤主要用于实证。

临床上我使用温胆汤掌握 6 个主症：头重、胸满、口黏、纳呆、苔腻或黄腻、脉滑。其中尤以苔腻为主，苔腻可一锤定音。我临床只要看到患者苔腻或苔黄腻，尤其苔黄腻，就会选用温胆汤。主要有 6 味药组成：竹茹 10g、云苓 10g、陈皮 10g、枳壳 10g、石菖蒲 10g、郁金 10g。其中，竹茹为主药，清热化痰；云苓、陈皮健脾祛痰，截断生痰之源，为辅药；枳壳理气行滞祛痰作为使药；痰浊容易引起窍闭，故而配石菖蒲透窍豁痰，郁金畅行气血，利于痰浊排出。

1. 祛痰须贯穿四步

第一步：三竹轮换：竹茹 10g、天竺黄 10g、竹沥水 20~40ml。

第二步：佐以化湿：用茵陈（后下）10~15g、泽泻 10g、金钱草 15~30g。

第三步：佐以散结：用海藻 10g、昆布 10g、浙贝粉 5g。

第四步：佐以软坚：用生龙骨 30g、生牡蛎 30g、海蛤壳 15~20g。

2. 取效技巧

（1）辨寒热：痰黄痰黏，舌红，苔黄腻，属热痰，加黄连 5~10g、生栀子 10~15g、公英 10~20g、黄芩 10~15g、白花蛇舌草 30g、生苡仁 20~30g；痰稀苔白属寒痰，选加白芥子 5~10g、半夏 10g、桂枝 10g；狭义之痰重在消导，选加焦三仙各 15~30g、生内金 15~30g、莱菔子 10~15g、生山楂 10~15g；广义之痰重在透豁，选加桔梗 10g、柴胡 5~10g。

（2）辨证加减：气虚痰浊选加补气的白扁豆 10g、仙鹤草 10g、黄芪 10~20g；气滞痰浊选加木香 10g、柴胡 5~10g、香附 10g；痰瘀互结选加牛膝 10~15g、丹参 30g、苏木 10g、泽兰 10g、地龙 10g、水蛭 3~5g、三七粉 3~5g。

（3）给痰以出路：分利二便祛痰邪，利小便选加车前草 30g、泽兰 10g、白花蛇舌草 30g、公英 10~20g、萹蓄 10g、竹叶 5~10g、白茅根 10~20g、芦根 10~20g、冬瓜皮 10~20g；润肠选加白菊花 10g、当归 10~20g、草决明 10~30g、桃仁 10g，制大黄 10g、荷叶 5~10g、莱菔子 10g。

（4）重视脾为生痰之源：脾主运化水湿，脾失健运，水湿聚而为痰，故祛痰同时配以健脾醒脾之品。寒痰配伍健脾的半夏 10g、化橘红 5~10g、木香 10g、白扁豆 10g、白术 10~15g；热痰配伍醒脾的竹茹 10g、云苓 10g、陈皮 10g、生苡仁 20g、连翘 15g。

（5）重视痰瘀互根：在临床往往容易出现痰瘀互结证，患者出现舌质紫暗有瘀斑点，舌下络脉紫粗曲张，或有瘀斑点，这些都说明患者属痰瘀互结，故而治疗痰邪作祟的疾病时配合化瘀药往往能起到事半功倍的效果。化瘀从两个方面入手，一是清肝，疏肝理气，选加生栀子 10g、菊花 10g、薄荷 5g、夏枯草 10~15g、蝉衣 5g、地龙 10g 等；二是活血化瘀，选加丹参 30g、三七粉 3~5g、川芎 10g、苏木 10g、桃仁 10g、红花 5~10g、泽兰 10g 等。

徐苏：

我简单讲一下我对腻苔的认识，腻苔在临床当中最常见，多种慢性病都可出现，肿瘤患者更为常见。腻苔主要分清脏腑，即分清在肺、在脾还是在肾，分清寒热虚实。

在肺，常用麻杏苡甘汤、清震汤。3 年前，一位肺癌患者，舌苔比较厚腻，未放疗、化疗，我坚持用麻杏苡甘汤、清震汤，未加抗癌药，患者存活 3 年。

在脾，一般常用厚朴夏苓汤加草果，在中焦比较重视用草果这味药，用 10~15g，效果不错。

在肾，考虑用真武汤温阳化湿。水湿潴留，阳气不能温化水湿，气机不畅，水湿沉积，在化湿基础上常用"温阳三味药"，茯苓、白术、附子这三味药是胡老的经验，特别是肚脐以下的湿浊比较明显，特殊情况时，舌苔厚腻，大便干，双下肢怕冷的，这种情况下重用熟地黄，用 60~90g，退腻苔效果比较好。

李忠：

我再补充一下，对于腻苔，使用芳香燥湿药物对于肿瘤患者一定要注意，因为过度用燥湿药物确实容易损伤肿瘤患者的气阴。对于肿瘤患者的腻苔一般用温阳化湿或者利湿、祛风除湿或者消导除湿为主，这里谈的祛风除湿主要是肝的一个特性，利用肝的升发，用风药助肝气的升发，有助于气机的调畅，对于水湿的顺利代谢效果佳。对于健脾利湿在肿瘤患者中是常用的，我们知道，脾运化水湿，如果脾虚，则水湿不利，所以出现脾虚湿重时要健脾利湿，以六和汤为主，温阳化湿也是非常重要的，除湿的时候要避免过度使用寒凉性的药物。

王三虎：

前面几个专家所讲的基本涵盖了腻苔的几个方面。我觉得现在中医强调望舌，腻苔有特色，值得探讨，这里主要讲一下花剥苔。

花剥苔主要是腻苔的一种，腻苔往往包括花剥苔，事实上腻苔不一定是舌苔厚腻布满舌面的，如果舌苔滑腻布满舌面的是典型的三仁汤证了，而我们所谓的腻苔是部分腻苔部分无苔。教材上花剥苔属痰浊内盛，事实上忽略了另一方面，如果说腻苔表现下深层次还有阴虚的话，那么花剥苔是痰湿阴虚并见，但教材忽略了。

李教授发的图片我认为是痰浊阴虚互见，瘀血的一种表现，就舌象足以辨证，这就是望诊的好处，那么这也是我"燥湿相混致癌论"舌象的支撑点，主要是部分腻苔部分无苔相混的局面。对于这种燥湿相混的局面用什么药，从下焦来说用当归贝母苦参丸，从中焦来说用砂仁、熟地相配伍，或者用藿香、佩兰的时候与石斛相配伍。

总的来说，花剥苔是腻苔的一种，是燥湿相混的表现，要润燥并用。

（整理：王营营　校对：程培育）

活血药在肿瘤临床中的应用

集体讨论

崔叶敏：

我先说说我自己在临床治疗肿瘤的时候，对血瘀证与肿瘤关系的认识。我的老师中国中医科学院韩学杰教授，也是我们沈门大师姐，她和她领导的团队已经连续十余年研究血瘀证，通过十余年跟踪研究，发现现在的疾病谱已经发生了变化，血瘀证和痰瘀互结证比较多见。

我们在临床诊断治疗疾病时需要简洁明了。因为我们在基层，许多检查技术不能运用，所以只能靠直观的诊断技术来诊断疾病，这是我们中医的短处，也是我们中医的长处和可取之处。而我们最直观最直接的也就是通过舌诊来判断血瘀证和指导血瘀证的治疗，同时可以通过舌诊判断病情的进展及治疗的效果和预后。

痰和瘀是肿瘤发生发展的两大致病因素，也是人体的主要病理产物。痰瘀互为因果，互相关联，有痰必有瘀，患者会出现舌质紫暗或有瘀斑，舌下络脉紫粗等瘀血表现，因此治疗肿瘤或其他疾病祛痰化瘀活血，可以明显提高临床疗效。

痰和瘀既是病理产物又是致病因素，在某种特定条件下，有分有合，相互转化。脂质沉着为痰浊，血细胞黏附为瘀血，痰瘀互结证可致血管内皮损伤，随着病情进一步发展，导致血脉痹阻更严重，而产生瘀血证更明显。这是由痰致瘀的主要病理特征，也说明了由痰浊引发瘀血的演变过程。脾为生痰之源，历来为中医所共识，但血脉瘀阻，瘀血生痰，在临床中也屡见不鲜。因瘀生于血，痰生于津，而津血同源，故血瘀可导致津变，这是瘀血生痰的关键病机。历代医家临床中也证实，瘀血内阻可影响津液输布，而出现津凝为痰之患。肿瘤的发生是由痰致瘀，最终发生痰瘀互结证。

观察舌瘀斑点的变化可以反映病情的严重程度和顺逆及部位。舌尖部，肺部肿瘤患者可在此处出现瘀斑点；中部脾胃，胃肠在中部，脾在中部靠外周，舌中部出现瘀斑，舌中部前部对应胃部肿瘤，中部靠后多对应肠道肿瘤，中部两侧对应脾和胰腺肿瘤；舌两侧为肝胆；舌根部为肾，对应的是肾部肿瘤，或见于肿瘤骨转移或其他转移者。

舌上瘀斑点颜色由深变浅或范围缩小，舌下络脉紫粗曲张逐渐颜色变浅变细，说明病情减轻，诊断思路正确；舌下络脉逐渐增粗颜色加重变深，舌体上瘀斑点颜色由淡变深或范围扩大，说明病情加重，病灶转移，预后凶险。

舌下络脉可两侧同样异常，也可单侧有变化。舌下络脉紫，或有细小络脉分布舌下，但颜色红，说明有瘀血、癌毒；粗而曲张说明病情危重，癌肿转移，晚期可表现为紫葡萄珠样改变，甚至呈串珠样改变，舌下细小络脉增粗变暗黑。舌下络脉左侧紫粗曲张多见于肝胆肿瘤，右侧紫粗曲张或舌下前部有瘀斑，多见于肺部肿瘤。舌下中部有瘀斑点多为胃肠肿瘤，两侧瘀斑多见于肝胆肿瘤。舌下瘀斑紫暗，病情危重，瘀斑颜色红，说明有血热，或有外感之象。

临床治疗必须重视痰瘀互根。故而治疗血瘀的疾病时配合祛痰药往往能起到事半功倍的效果。治疗血瘀证同样需要辨证论治。根据瘀血的部位选择相应的药物，化瘀取效从两个方面入手，一是理气行气化瘀，气行则血行，选加生栀子10g、菊花10g、薄荷5g、夏枯草10~15g、蝉衣5g、地龙10g、柴胡5~10g、香附10g等；二是活血化瘀选加丹参30g、三七粉3~5g、川芎10g、苏木10g、桃仁10g、红花5~10g、泽兰10g等。

1.化瘀取效须贯穿四步

第一步：活血养血选加当归10g、丹参30g、生地10~15g、鸡血藤10~20g、三七粉（冲服）3~5g。

第二步：活血化瘀选加赤芍10g、丹皮10g、桃仁10g、红花5~10g、苏木10g。

第三步：活血通络选加鸡血藤10~20g、桑枝10~20g、伸筋草10g、路路通10g。

第四步：活血破瘀选加地龙10g、水蛭3~5g、土鳖虫5~10g、甲珠3~5g。

活血化瘀药具有通行血脉、促进血行、消散瘀血、改善血液循环、抑制肿瘤生长以及消除肿块等作用。

常用药物：当归、赤芍、川芎、丹参、桃仁、红花、郁金、三七、元胡、炮山甲、三棱、莪术、泽兰、水蛭、刘寄奴、石见穿。

临床治疗肿瘤一定要辨证论治，不能以活血化瘀为主，而是在辨证用药基础上适当配合活血化瘀药。

2.各种肿瘤常用药

肝癌：三棱、莪术、龙葵、丹参。

胆囊癌：郁金、姜黄、虎杖、三棱、莪术。

食管癌：代赭石、半夏、山慈菇、野葡萄藤、藤梨根、壁虎、蟾皮。

胃癌：三棱、莪术、壁虎、蟾皮、石见穿、野葡萄藤、藤梨根。

肠癌：败酱草、苦参、生苡仁、地榆、藤梨根、肿节风。

胰腺癌：三棱、莪术、白英、半枝莲、三七、制大黄、肿节风。

肺癌：全瓜蒌、白英、海浮石、半枝莲、鱼腥草、杏仁、贝母、百合、芦根、花粉。

鼻咽癌：蛇莓、露蜂房、苍耳子、龙葵、鹅不食草、半边莲、马勃。

甲状腺癌：山慈菇、浙贝、夏枯草头、海藻、生牡蛎、海蛤壳、三棱、莪术。

膀胱癌：白花蛇舌草、公英、萹蓄、萆薢、龙葵、蛇莓、土茯苓、白英。

乳腺癌：山慈菇、浙贝、露蜂房、穿山甲、夏枯草头、八月札、柴胡、香附。

宫颈癌：莪术、白英、白花蛇舌草、公英、知母、黄柏、蛇床子、生苡仁。

淋巴癌：长春碱、夏枯草头、鳖甲、半枝莲、白花蛇舌草、三七、贝母、紫杉醇、红豆杉、土贝母。

白血病：水牛角丝、紫草、赤芍、丹皮、生地、玄参、青黛、白花蛇舌草、公英、银花、连翘、白茅根、藕节、紫杉醇、红豆杉。

我认为活血化瘀药，既可通行血脉、促进血行、消散瘀血、改善血液循环，同时也可抑制肿瘤的生长，以及消除肿块的增殖，不要单纯考虑这个活血化瘀的药是不是促进这个肿瘤转移啊，在临床上没发现特别明显的。可能现在活血化瘀的药争论特别大，我觉得是根据辨证用药，可以适当加上这个活血化瘀药，并没有多少问题。这个问题，我也和黄教授探讨过，黄教授也是说，适当加点活血化瘀的药并不一定是促进肿瘤的转移。

李忠:

这个关于瘀血、血瘀证和肿瘤和活血化瘀药在肿瘤中的应用,我也谈谈自己的一些想法。

血瘀对于肿瘤病来说,可以说是一个非常常见的病因,那么现在活血化瘀药在肿瘤临床中的应用呢,确实也是目前来说争论最多的一个治法,不同的学者对于这个问题有着不同的认识。那么当然一部分学者认为活血化瘀药对于癌症来说呢,能够抗癌,能够通过活血化瘀来达到抗癌的目的;那么还有一部分学者认为活血化瘀药能促进肿瘤的转移,甚至导致肿瘤复发或转移事件的发生。

关于肿瘤与血瘀证的相互关系,肿瘤多有形,历代医家多认为癥积、石瘕、痞癖及肚腹结块等皆与瘀血有关。《医林改错》曰:"肚腹结块,必有形之血。"说明腹内有形的包块肿物多由瘀血所致。临床观察证明:几乎所有肿瘤患者普遍存在有瘀血见证。如:体内或体表肿块经久不消,坚硬如石或凹凸不平;唇舌青紫或舌体、舌边及舌下有青紫点或静脉粗张;皮肤黧黑、有斑块、粗糙、肌肤甲错;局部疼痛,痛有定处,日轻夜重,脉涩等。瘀血是肿瘤的病因之一。针对瘀血而采用的活血化瘀法是肿瘤临床常用治法。活血化瘀法不但能祛邪消瘤治疗肿瘤,亦可配伍他法对瘀血引起的发热、瘀血阻络引起的出血、血瘀经络所致的疼痛等症起到一定效果。临床上对肿瘤患者施用活血化瘀法,可以起到多方面作用。

常用的活血化瘀药物:丹参、赤芍、红花、郁金、元胡、乳香、没药、五灵脂、王不留行、水蛭、全虫、蜈蚣、斑蝥、水红花子、石见穿、血竭等。

实验证明:活血化瘀类中药抗肿瘤的作用主要表现在以下几方面:

(1)对抗肿瘤的增效作用。如:丹参、鸡血藤等活血化瘀药与喜树碱合并用药,治疗小鼠白血病L65瘤株实验,增加生命延长率60%,这样相对地降低了喜树碱的毒性,是由于改善了血液循环,增加血流量,充分发挥了喜树碱杀灭白血病细胞的作用。

(2)调整机体免疫功能。

(3)调整神经和内分泌功能。

(4)预防放射性纤维化,减少副反应。

（5）对肿瘤细胞的直接破坏作用。据动物实验筛选及临床实验证实：活血化瘀药中具有杀灭癌细胞和抑癌作用的中药有：三棱、莪术、三七、川芎、当归、丹参、喜树、降香、元胡、乳香、没药、穿山甲、土大黄、全蝎、蜈蚣、僵蚕、丹皮、石见穿、五灵脂等。莪术不仅对癌细胞有直接抑制和破坏作用，而且可提高机体免疫力，使肿瘤消退。

（6）对抗肿瘤细胞引起的血小板聚集及瘤栓的形成。如桂枝、丹皮、赤芍、桃仁、红花在体外均有较强的抑制血小板聚集作用，减少血栓对瘤细胞的保护，有利于免疫系统对癌细胞的清除。

临床中，应用活血化瘀法，使用活血化瘀类药物时应根据辨证与辨病相结合的原则，同时参考实验研究结果，分别肿瘤性质和部位选择适当的药物。

消化道肿瘤，一般常用穿山甲、土鳖虫、郁金、延胡索、平地木等。

食管癌，加王不留行、急性子。

胃癌、结肠癌，加丹参、乳香、没药、水红花子、凌霄花等。

肝癌，加丹皮、五灵脂、姜黄等。

胰腺癌，加红花、赤芍等。

呼吸系统恶性肿瘤，加桃仁、红花、丹参、赤芍、泽兰、石见穿。

骨肿瘤，加自然铜、红梅梢、虎杖、牛膝、土鳖虫等。

乳房、子宫及卵巢肿瘤，加丹参、益母草、月季花、凌霄花、姜黄、泽兰、红花等。

软组织肿瘤，加三棱、莪术、穿山甲、水蛭等。

淋巴系统恶性肿瘤，加丹皮、桃仁、皂角刺等。

鳞状细胞癌，加王不留行、急性子、石见穿、丹皮等。

腺癌，加丹参、赤芍、穿山甲、土鳖虫。

分化不良（或未分化）癌，加桃仁、红花、凌霄花、水蛭等。

单发原发灶，加穿山甲、土鳖虫、石见穿、王不留行、急性子。

转移灶或伴有转移灶者，加丹参、赤芍、桃仁、三棱、红花、莪术、水蛭等。

活血化瘀药的应用中，往往应注意活血化瘀药的剂量，正确掌握其剂量是使用活血化瘀药物发挥最大效用而避免或减少其副作用的一个重要手段。一般而言，活血化瘀药常用剂量的使用是针对初次用中药治疗的恶性肿瘤患者。

活血化瘀类药物大剂量使用时，有以下几个指征：①恶性肿瘤增大迅速，其他方法缺乏效果，不能抑制其发展者；②晚期肿瘤患者疼痛剧烈，用其他止痛药无效者；③转移灶的患者，转移灶不能稳定而迅速增大者；④肿瘤患者肿瘤虽然不能在极短时间内迅速增大，但经长时间中药或中西医治疗，病情不能控制者；⑤考虑中西医结合治疗，期望化疗杀伤（控制）肿瘤的效果更好者。

活血化瘀药小剂量应用指征：①有明显出血倾向或已有出血者；②对某些活血化瘀药物不能耐受者；③多种活血化瘀药配合应用时；④小剂量化瘀药物入复方能起作用者。

当然，临床应用活血化瘀法治疗肿瘤时，亦非单独使用，通常依辨证，结合其他法则，如健脾益气、软坚散结等共同发挥协同作用。此外，在应用活血化瘀药物的同时，涉及是否能促进血行转移的问题，其结论不一，在临床中应引起我们的注意，但也不能因噎废食而放弃应用活血化瘀药。只要恰当用药，合理配伍，还是能够避免的。

还有一个问题，我想跟大家一起来探讨一下，那么就是血瘀证和现在的高凝状态是否是一回事。我们临床科研啊，有时候会刻意地把西医的一些指标跟中医的指标扣在一起，实际上这两个指标可能有很大的差异性。去年我有个研究生做了这方面的研究，发现很多血瘀证的患者并不是高凝状态，而晚期出现高凝状态的这种患者，未必是血瘀证的患者。所以我们选择活血化瘀药物的时候，并不见得他是高凝状态，而是出现了中医认为的血瘀证的时候我们选择运用。如果是单纯的高凝状态，而没有血瘀证的时候，其实我建议大家还是不要选择这种活血化瘀药物，因为中医毕竟还是一个辨证论治的过程。如果高凝状态，出现气虚的状态，或者是肾虚的状态，我们用补肾或者补气的方法，同样可以解决这种高凝状态，所以我们不能把高凝状态简单地跟中医的血瘀证相互勾连起来。

在临床中，有人说我们用活血化瘀药而出现了转移。我想可能有一点是出现了高凝状态选用活血破血的药物，而恰恰这个高凝状态是人体一个很虚弱的阶段，他可能是由于我们的气血虚、体质虚弱到一定时候运血无力而并非真正的一个血瘀状态，所以这时候如果我们用大剂量的活血化瘀药物，就可能损伤我们的正气，也就有可能导致肿瘤的转移。所以我们一定要注意到高凝状态不是要使用活血化瘀药的指征，而是中医血瘀证。像刚才崔教授讲的是由于通过症状、舌象、舌下脉络辨证为血瘀证的这种患者，才能真正地使用活血化瘀药，才能够对患者的治疗起到非常好的作用。

这是我在临床中对于血瘀证、高凝状态和活血化瘀药物的一些想法，仅供给大家参考。

（整理：王英超　校对：程培育）

中医外治在癌性疼痛中的应用

集体讨论

李忠:

癌性疼痛是影响癌症患者生活质量的一个非常重要的因素。目前如何控制癌性疼痛是一个非常重要的研究课题和方向。关于西医方面的和关于中医内服药方面,我就不说了。今天我简单谈一下中药外用缓解癌性疼痛的一些思考。那么,为什么要选择外用的方法呢?中医外治法是中医学中一个特色的治疗方法。著名的清代医家吴师机在《理瀹骈文》中就已经提出了"外治之理即内治之理,外治之药亦内治之药,所异者法尔,医药药理无二,而法则神奇变幻"的观点。临床上我们发现中药外治在癌症疼痛方面确实起到非常重要的作用。

中药外治是在中医的整体观念和辨证论治思想指导下运用各种方法,将药物作用于皮肤、孔窍、腧穴等部位,发挥其疏通经络、解毒化瘀、调理气血、扶正祛邪的作用,使失去平衡的阴阳重新恢复和改善,从而促进机体功能的恢复,达到治病的目的。那么,这个只是中药外治的一个定义。之前朱庆文教授已经提到,中医外治的范围是非常广的。我今天重点讨论的是癌性疼痛的中医药物外治经皮给药方面的一些问题。现在临床上经皮给药方式主要包括膏剂、散剂、酊剂、巴布剂,另外还有鲜药直接贴敷、脐疗等等。

(一) 剂型

膏剂是我们临床上最常用的剂型。它可以直接贴敷于体表局部肿瘤或者深部肿瘤对应的体表部位,通过药物的吸收达到消肿止痛、抑癌缩瘤的目的。吴师机在《理瀹骈文》中论述膏药的时候把它的作用概括为两个方面:一个是拔,一个是截。拔是把毒气拔出，截是把疾病传播的途径截断。这两个方向很多医学专家都在研究。比如我们非常著名的肿瘤大家刘嘉湘教授采用活血化瘀、消肿止痛的中药配制的蟾酥膏治疗癌性疼痛，临床收到了很好的效果。还有的专家通过其他中药配伍，如阿魏、五味子、木鳖子等，加工成消癥膏外用治疗癌性疼痛也获得良好效果。这样的报道很多。

散剂的应用在临床上也非常多见。比如我们用如意金黄散外敷治疗疼痛就是典型的例子。散剂配伍的药物多种多样，成剂简便易用。著名的肿瘤专家段凤舞先生的肝癌 1 号药方就是用的散剂，研末用醋和胆汁调敷即可，外敷治疗癌性疼痛疗效显著。

另外还有酊剂，就如同用酒精来炮制药物，常用的如冰片、莪术酊用来治疗晚期癌性疼痛。或者用川乌、莪术这些药物浸泡也可以对癌性疼痛起到很好的治疗作用。这方面也有很多医家在研究。

近些年出现了巴布剂的技术。现在我们将传统的一些膏药制成巴布剂的形式，在临床上广泛使用。本人曾经制作过一块镇痛的巴布剂，临床上取得了不错的效果。现在临床上常用的中药外用治疗癌性疼痛的剂型就是这些。

（二）药物的选择

在谈论药物选择之前，我们要谈论一下癌性疼痛的病因病机。关于疼痛的机制在中医方面有很多的阐述。比如说"不通则痛""不荣则痛"等。治则上都强调以通利之法来缓解疼痛。所以我们从癌症的角度出发，癌性疼痛的病机是整体为虚，局部为实，包括瘀滞不通、不荣则痛两方面的原因，既有"不通"的一面，也有经脉缺氧"不荣"的情况存在。所以我临床上既要注意到"通"，又要注意到"养"。这是治疗癌性疼痛的一个关键点。

根据癌性疼痛的这个临床特点，我提出了癌性疼痛的中药外用的一个基本原则，即温通行气、活血化瘀。重点在攻，兼有补益。

基本原则确定了，我们再说药物的选择。

首先，我们在药物选择方面，一定要选择辛温走窜的药物，比如川椒、川乌、草乌、细辛等。

第二个是要重点选用虫类药物。虫类药物临床中广泛应用于治疗癌性疼痛。常用的虫类药物，如蟾酥、蜈蚣、全蝎、麝香、壁虎（守宫）、水蛭、土鳖虫、炮山甲、五灵脂等，还有一个常用的药物叫鼠妇，单味鼠妇 60g 熬水内服能够起到非常好的镇痛作用，它外用也能起到很好的止痛、镇痛作用。我们经常用的虫类药物还有活的蛤蟆，用鲜蛤蟆皮贴敷治疗癌症疼痛有很多报道。此外，在很多的配方中我们都使用到了蟾酥，它可以起到局部的镇痛作用。

第三个是活血化瘀药物。这里主要指植物药中的活血化瘀止痛药，如姜黄、莪术、乳香、没药、川芎，等等。

第四个是行气药。我们常常选用像丁香、木香、元胡等这一类行气止痛的药物。

我们除了选用以上几类药物外，中药外用另一个要解决的是透皮吸收的问题。所以在外用透皮给药方面，我们要选用一些能够促进药物吸收的药物作为引药。常用的如麝香、肉桂、冰片等。一般来说，凡是辛温走窜的药物，都具有透皮、促渗剂的作用。另外在中药的制剂里添加一些氮酮，这些现代制剂的应用，也可以增加疗效。

以上是我对癌性疼痛的一些认识，主要涉及制剂的选择和药物的选择两个方面。中医外用治疗癌症疼痛有很多很多的方法。比如传统针刺、艾灸、针刀等，一些疼痛用局部的穴位给药，也可以起到很好的缓解疼痛的作用。

尹燕：

癌症晚期的疼痛是十分麻烦的，曾有过患者家属只要求止痛，不求其他，开始先用针刺止痛，效果不错，就是人太累了，针扎上患者睡了，取了针又疼醒了，实在是麻烦。源于幼年摔伤后，祖奶奶给吃过火麻油炸油饼后就昏昏睡去，一觉醒来痛就止住了，加上对火麻仁的了解，让其家人如法炮制，果然能好些，再后来加重附子用量，疼痛倒是止住了，但没出 1 个月患者就西去了。现在火麻油依然常用，但附子除非是没有希望治好的，不然轻易不敢用。火麻仁含大麻酚，高温下作用更大，止痛不错。

2010 年接诊一位 27 岁的甲状腺癌淋巴转移的患者，左右颈项淋巴多发性转移，腹股沟也有少量转移，中西医都治过，无法控制肿瘤生长。治疗这样的患者有压力，但也有好处，就是在求治无门的时候会变得特别听话，配合治疗也是不遗余力，看着那张年轻的脸，真不想她有事。唯有迅速克制其生长转移，才能为下步治疗争取到时间。

之前也有过一些外治经验，不算成熟，摸索一段时间后也就比较能够把握了。古语有云用药如用兵，又言兵者诡道。癌既然会转移，那就利用其善于游走的特性来一招引蛇出洞，诱而歼之。治疗方法是，先用汤药加针灸引度 3 天后，用药在肩井穴破皮引流，用药点破皮肤，大小如一元硬币，用有特殊而持久气味的药物引其就范，早晚换药各 1 次，换药前拔罐取毒，内服药依脉辨治，以清热解毒为主，每日早晨电针 1 次，选穴在胆肺两经。前 3 天多是一些黄色黏液，质胶着，味腥臭；3 天后拔取出的物质浓稠，颜色白中带粉，气味更加难闻。每回换药要拔两次罐，脓水外溢，流出的量很多，原定 1 周收伤口，因为这种治疗耗人正气。但患者及其家属一再要求坚持取毒，经协商小两口自己把内服药和外用药及后期收疮口的药一起带上回家自行取毒。第一次破皮取毒的时间用了整整 2 周，我也没留下图像资料，收了疮口后检查显示，最大的瘤体直径缩小了 2mm，之前的一些点状物消失，也就是说治疗有效。3 个月后又进行了一次破皮取毒，期间内服药一直在吃。这一次因为我的原因，3 天的针灸做完，破皮后又是患者家属自己换药拔罐，也是没留下影像资料。经过治疗，家属反映患者像换了个人似的，生活完全自理。检查显示，腹股沟淋巴肿块完全消失，颈左部余下 1 个，其他的均已消失。内服药又服了半年，应患者要求做了第三次破皮取毒的治疗。

以前治疗手段不成熟时曾见证过肿瘤的成长速度，就这样的几个肉芽，不出 1 周长成拳头大一片，密密麻麻，层层叠加。至今想起都让人悚然，情急之下配出了能克制的药，总算没闹出祸事。在好奇心的驱使下用镊子夹起肉芽，没想到里面有东西，乳白色的小粒，比芝麻小些，用手捏着还有些回弹力，我不知道这是什么，想想会不会像是蚂蚁有蚁后，蜜蜂有蜂王，这玩意不会是什么癌的母体吧，有待科学认定，我搞不定的。整个治疗过程全部使用中药。2011 年 10 月份患者再次全面复查，一切指标恢复正常。从接治到现在 4 年有余，没有复发过。

李忠：

其实很多毒性药物，我们在外用药方面可以大胆地去使用。而一些剧毒药，像川乌、草乌、生半夏、狼毒、藤黄这些药，做成外用药后也都可以使用。我以前用狼毒油炸了以后做成油膏，配伍一些活血化瘀的药物，效果很好。

黄金昶：

我觉得治疗疼痛就是减压。比如我们遇到牙髓炎、牙龈炎引起的牙痛该怎么办呢？就是吃点儿消炎药，肿痛一下就缓解了。一般的情况下，牙齿里面不堵东西就不会引起疼痛，堵了东西就会疼，那怎么办呢？把东西掏出来，疼痛就减轻了。所以，我就觉得治疗疼痛，最主要的办法就减压。

关于减压的方法，我觉得李忠教授已经说了很多了。中医中药在外治疼痛方面，许多同道做了许多非常有意义的工作。但这些方法中，我认为起效最快的当属针刺疗法。针刺用起来很方便，不用熬药，扎上疼痛就缓解了。

还有一个减压比较好的方法就是找疼痛点做刺血拔罐。另外还有好多疼痛，比如带状疱疹的疼痛，刚起时拿火针点它一下，疼痛就能缓解。

治疗乳痛症可以从两个方面入手，第一个我在讲乳腺癌的时候说了，乳腺结节、乳痛症，在健侧的髂后上棘处会有一个明显的压痛点，从这里进针可以散结止痛。第二个我们可以选择刮痧，就是女性的乳罩在两胁后面靠腋后线处有一个卡子，这一块因为长期压迫会有明显的压痛，在这一块刮痧可以减轻乳痛症，或者在乳罩后面那个位置找结节、找痛点，然后做刺血拔罐，治疗乳痛症效果也非常好，操作也简单。

再有就是肿瘤破溃出现的疼痛。其实，我在2006年出了一本《恶性肿瘤中西医结合内科治疗精要》，在书中介绍过一个方，这是一个民间方，用蜈蚣、百草霜等药外敷。如果身体可以的话有些瘤子会缩一些，疼痛也会缓解一些。大家可以参考。

还有些疼痛，比如鼻腔部位的疼痛，通过鼻腔给药效果就非常快，而腹腔部位的疼痛可以靠肚脐给药。

前段时间马新童老师讲解了脏结方。用于止痛的话，可以看看肺脏结中偏实证的那个方，可以减压。马新童老师说它的主要作用也是减压。他的方中有瓜蒌、葶苈子就是用来减压的。如果一个肺癌的患者，寸脉比较浮滑，可以用脏结方。肺脏结方我用过一段时间以后，发现这类方考虑问题我觉得还不是太全面，所以我还是会结合我原先的肺癌基本方思路来看问题。其实脾结方中的枳实、白术我认为也都是通过减压来起效。所以说减压对于止疼，我看肯定是非常有用的，不管它的病机是"不通则痛"还是"不荣则痛"，因为不通会引起局部组织失荣养，所以对于疼痛，不通是矛盾的主要方面。

那门脉高压有什么办法可以解决呢？其实也很简单。比如说门脉压力特别高，血液都聚集在那个地方了，我们就人为地把它引开，原来我就用很浅很浅的针，哪怕针扎进去两分都行，对肝脏进行围刺，就可以达到减压止痛的效果。

对于胸膜转移引起的疼痛，有人说它不宜扎针，不敢扎我就用复元活血汤合活络效灵丹，同样效果不错。

有一原则是，哪个地儿疼，在哪里治，就应该有效，而且效果还会非常快、非常好。

蟾皮外敷是我们早期的时候用来止疼，原来我消瘤子也是用蟾皮。但是临床发现蟾皮它有一个问题是容易发泡，所以后来就改用蟾酥，蟾酥里边放了很多阿胶，这种蟾酥也不是特别纯，不是特别纯就还是容易起泡，现在我已经不怎么用蟾皮了。蟾皮、蟾酥外敷在20世纪70年代非常风靡。当时是用活的蟾皮，把皮撕下来，敷在肝癌体表部位来止疼是有疗效的，好多大夫都尝试过这种疗法。但是我很谨慎，他们说我用药特别狠，其实不是的。我认为卵巢癌大网膜转移术后，大网膜切了不知道多少，有好多人往里面放垫片，不知道有多厚。所以这种情况我一般就不敢用中药外敷，而是选择用火针。蟾皮、蟾酥这类药外敷我现在是能避开就避开，怕他外敷破溃后肉长不上，这是很危险的，所以我现在一般不用蟾酥来止痛。

李浩明：

我讲一个蓖麻籽外治癌性疼痛的病例。

有一位80岁的老太太得肺癌已经6年了，没有做过手术也没有放疗、化疗过，因为家住农村比较穷。可能是因为到晚期了，胸闷、胸痛非常难忍，痛苦不堪。已经半个月没吃东西了。她的女儿看着她那么痛苦，就找到我问我有没有什么办法。我就跟她说用蓖麻籽打碎敷在疼痛的部位，然后又给她开了一个中药方。她首先将蓖麻籽捶碎敷上去，不到20分钟她的疼痛感就减轻了。经过3天，疼痛就基本上消失了。等到1周的时候，她就跟她女儿说她想吃点炖肉了。后来又敷了1个月。后来就一直没疼，也没什么症状。但是过了两个半月，他们家里人打电话跟我说她又疼了。这时她已经很晚期了，没过多久这位患者就去世了。

这个蓖麻籽，是我从江西黄宫绣的《本草求真》上面看到的。用了之后没想到这个药效果这么好。后来我又治了 12 例，只有 1 例无效，其他 11 例多少有点效果。效果比较好的大概占到一半。蓖麻籽的用法是：捶碎之后，敷在痛的地方，用纱布固定住就可以。

但需要注意两点：第一点，如果皮肤外部有伤口的话不能外敷；第二点，不能 24 小时全敷在上面，必须得给皮肤一个呼吸的机会，以免引起皮肤的溃烂。

莫艳芳：

我们科里治疗癌痛主要是雷火灸阿是穴后，再贴自制的瑶药止痛贴（草乌、川乌、洋金花、鸡矢藤等），疗效不错。

黄金昶：

刚才莫艳芳老师说她们用雷火灸，另外再敷上药止痛效果好，我再补充两句。我说疼痛就是压力高了，压力高了就要减压。在针刺和艾灸方面，应该先做针刺，如果能放血让他出点血更好，也可以做拔罐刺血，这样血出得更多一点。

压力减轻了，可以做艾灸，这里艾灸的作用有两个：第一个是让他的局部血液循环好了，那么压力就缓解了；第二个是我们做完针刺、刺血拔罐之后这个局部是虚的，容易被风寒湿邪侵犯，艾灸可以祛局部的寒湿，也可以帮助止痛。

莫艳芳老师先用雷火灸促进局部的血液循环，皮肤汗毛孔打开，然后再用药敷，这样药物就容易吸收了，所以效果就好。我们在用外用药之前可以先用酒精把皮肤局部去脂之后，药就容易吸收。药吸进去之后再将药敷上，然后我们再做艾灸。所以我觉得先做雷火灸后敷药，或是先敷药后再做雷火灸都应该有很好的效果。用洋金花泡酒，止痛作用比川乌、草乌强。

莫艳芳：

我想再跟大家分享一点就是针灸止痛。我们科里经常有做介入的患者，就是术后疼痛非常剧烈。我选用太冲、中都、阳陵泉、足三里等穴，针完以后当天晚上患者就感觉非常舒服，睡得也比较好。

带状疱疹的疼痛我们经验也非常好，只要有疱疹的地方我都要给他做刺血拔罐。做完以后就用季德胜蛇药，基本上是 3 天全部结痂皮肤完好如初，疼痛也会明显减轻。

崔叶敏：

中药可以预防疼痛发作。我在临床发现肿瘤患者应用中药的疼痛发生率明显低于不用中药者，即使疼痛，疼痛程度也明显小于不服用中药者。

研究认为，中药对疼痛的预防机制在于两个方面：一是机体内某些不平衡因素可使疼痛加剧，而中药具有平衡患者体内疼痛的功能；二是中医有"不通则痛"之说，活血化瘀、理气通络之药能起到"通则不痛"的作用。对肿瘤患者来说，及早服中药可防患于未然。

中药的止痛效果明显。中药外用及口服对已发生的癌痛有止痛作用，且效果持久而缓和，副作用小。

常用止痛中药如：元胡、细辛、米壳、白芍、徐长卿和白屈菜等。

一般实质性脏器：元胡 10~20g、米壳 5~10g、乳香 10g、没药 10g、白芍 20~30g。

肢体肌肉：徐长卿 15~20g、白芍 20~30g。

胃癌患者疼痛：白屈菜 20~25g、元胡 15~20g。

肝癌：元胡 20g、白芍 15~20g、川楝子 10g、三棱 10g、莪术 10g。

肺癌疼痛：白英 20~30g、海浮石 20~30g，加白芷 10~15g。

脑部肿瘤及肺癌脑转移用升麻 10g、葛根 20~40g、川芎 10~20g、泽泻 10g。

乳香、没药、血竭、红花、姜黄和冰片，现代研究证实是易溶于酒精、易于配制的外用止痛药。中药涂擦剂药物多用元胡、丹参、乌药、蚤休、土元、白芷、血竭和冰片及麝香等，疼痛缓解持续时间较西医止痛药长。癌痛时可均匀喷涂于癌痛处的体表，对胸痛和胁肋痛效果最佳，而对脊柱、四肢等处的骨肿瘤疼痛效果较差。一般 2~3 小时喷一次，喷后半小时避免热敷。

有一位民间医生告诉我的一种穴位敷贴法。药物主要用三奈 3g、乳香 5g、没药 5g、大黄 5g、姜黄 5g、白芷 10g、小茴香 3g、丁香 3g、赤芍 7g、木香

6g、麝香 1.5g、黄柏 10g、蓖麻仁 4g。上药共研细末，取鸡蛋清适量，混合拌匀成糊状。肺癌敷乳根穴、天突穴、大椎穴，肝癌敷期门穴、肿块对应部位。痛剧者 6 小时换药 1 次，痛轻者 12 小时更换 1 次。可持续使用至疼痛缓解或消失。

中药与西药止痛药配合，既可增强其疗效，又可减少西药副作用。元胡加米壳水煎服对腹部癌痛有效，并可增加阿片类镇痛效果。穿山龙 20g、透骨草 15~20g、骨碎补 20~30g 和补骨脂 15~20g、徐长卿 15~20g 对骨痛有效，也可增强解热镇痛药及放射治疗骨转移癌的镇痛效果。肝癌剧痛用盐酸哌替啶止痛，可配合用蟾酥、元胡、山甲、白芍和青皮煎浓汁外敷肝区，有止痛效果。

中药治癌性疼痛另一特色为镇痛持久、副反应少等多重功效。故中药应用于癌痛，既可定位于癌痛止痛的第一、二阶梯，尤其对于西医抗癌药效果差的癌痛第三阶梯联合用药的优选，可以减缓阿片类药物的剂量增加，避免阿片的过量危险。

在临床治疗肿瘤疼痛是需要注意理气药、活血化瘀药、软坚散结药物的配合。疼痛大多因为气滞、血瘀、寒凝、结聚，气血不通为之根本。所以我在临床治疗肿瘤疼痛患者经常根据辨证加理气行血、软坚散结、温通经脉的药物，常用木香 10g、檀香 2~6g、降香 2~6g、三棱 10g、莪术 10g、路路通 10~15g、地龙 10g、乳香 5~10g、没药 5~10g、桂枝 10g、肉桂 3~5g、三七 2~10g 等药物。

（整理：李亚俊　校对：王碧玉）

化疗所致手足综合征的中医外治探讨

集体讨论

洪月光：

1. 什么是手足综合征?

手足综合征是以掌趾感觉丧失性红斑为主的特异性皮肤综合征，常见临床表现为皮肤粗糙，感觉麻木迟钝甚至出现湿性的脱屑、溃疡、水疱等等，是化疗后常见的不良反应，症状的加重会影响化疗的进程和化疗用量，从而影响化疗疗效。根据加拿大国立癌症研究所标准分级：1级：以下列任一现象为特征：手和（或）足的麻木 / 感觉迟钝 / 感觉异常、无痛性肿胀或红斑和（或）不影响正常活动的不适；2级：手和（或）足的疼痛性红斑和肿胀和（或）影响患者日常活动的不适；3级：手和（或）足湿性脱屑、溃疡、水疱或严重的疼痛和（或）使患者不能工作或进行日常活动的严重不适。痛感强烈，皮肤功能丧失，比较少见。

2. 中医怎么认识手足综合征?

中医痹证泛指病邪痹阻肢体经络脏腑所致的多种疾病，《素问·五脏生成》：血凝于肤者为痹。《中藏经》：痹者，闭也，五脏六腑感于邪气，乱于真气，痹而不仁，故曰痹。包括气痹、厥痹、经痹、脉痹。《诸病源候论》：血痹者，由体虚，邪气入于阴经故也，血为阴，邪入于血，故曰血痹。《金匮要略》：血痹，阴阳俱微，外症身体不仁。肿瘤患者或气虚，或血虚，或阴虚，或阳虚，或阴阳俱虚，日久瘀血内阻，痰湿内停，雍而为癌毒，化疗药属邪毒，服用化疗药可认为邪毒内侵，血痹主要病机为气血阴阳内虚，邪入阴经，寒凝络阻。

3. 如何运用中医外治方治疗手足综合征?

（1）中药熏洗的治疗适合 1、2 级的患者，自拟血痹外洗组方：老鹳草 50g、黄芪 15g、黑顺片 10g、络石藤 15g、当归 15g、川乌 15g、路路通 10g、红花 15g、芍药 15g、丹参 15g 外洗用。

（2）中药热敷包适合 1、2 级的患者：上方中药煎后制成小包热敷于穴位，使局部毛细血管扩张，血行加速，利用温热达到消肿止痛、活血化瘀、利湿通络的作用。

（3）他治：适合于痛性肿胀、无水疱、无溃疡的患者，方用黄芪、黄柏、桂枝、当归等分研成细末加入冰片、硼砂各 10g，用醋或蜂蜜调匀外敷于患者患处，达到止痛消肿的目的。

（4）生肌玉红膏外涂：3 级患者适用，促进伤口愈合。

莫艳芳：

针对比较严重的患者，一般在 3 级或以上，大多表现麻木、感觉迟钝、感觉异常、麻刺感，由奥沙利铂引起的这些表现，我考虑为血虚寒凝证，红外热像检查的结果比较符合该证，主要是温度降低缺血出现的一系列表现，采用雷火灸联合针刺。雷火灸采用芳香走窜的药物作为引经药起活血行气、温经止痛的作用，主要灸足三里、涌泉两穴；涌泉为足少阴之穴，灸之可引火归元、补肾壮阳、温通血脉、引热下行；灸足三里可促进气血的运行、温中散寒、活血通脉。针刺主要选择肾俞、关元俞、梁丘、阳陵泉、督脉、足三里来振奋阳气、驱散寒邪、疏通血脉。广西为肝癌的高发区，应用索拉非尼做分子靶向药治疗肝癌，一般在 10 天左右就出现了严重的手足综合征，主要表现为皮肤的肿胀、红斑、脱屑、水疱、严重的疼痛等，中医常辨证为湿热瘀阻经络，常用外洗自拟方：金银花 30g、连翘 14g、苦参 30g、芦根 30g、丹皮 15g、败酱草 15g、蒲公英 15g、紫草 15g、夏枯草 15g。

黄金昶：

我在很早就关注手足麻木，2003 年在《中医药学刊》发表"经方在肿瘤并发症中的应用探要"就谈到这个问题。为什么发生在手足？手足往往是微循环和血运比较少的地方，同时是阴阳经交汇的地方，容易瘀阻，这样血虚、血瘀容易形成，故称"血痹"。另外手足末梢神经较为丰富，中医认为神经是供应阳气，促进循环的。因此，手足综合征有血虚、血瘀、阳虚的因素，所以常用黄芪桂枝五物汤；同时容易形成湿邪，所以有水疱，常加用川乌、草乌、豨莶草、鸡血藤、土鳖虫等，一般的手足麻木会缓解。手足痒的可加首乌 30~40g，防风 30g；红斑水疱，常用清热祛湿通络，用吴鞠通治疗湿热阻络之方：地龙、苍耳子、防己、滑石、秦艽、丝瓜络、蚕沙、黄连、威灵仙、海风藤、苍术、薏米、艾叶。手足皲裂的，是表皮角化层增长慢，更深组织生长快，将外部组织挤裂，我们治疗应该营养组织、促进局部血液循环让组织一同生长，用养阴之药以及养肺之药如百合，桂枝促进细胞增殖，白及、赤芍促进局部血液循环，也常用生地、百合、白及、桂枝、紫草、赤芍促进裂口尽快愈合。

（整理：柯应水　校对：王碧玉）

中医外治手术后胃肠麻痹

集体讨论

一耕：

胃肠麻痹呢，一般是由于手术后以下几个方面的原因导致的：

（1）自主神经系统平衡的失调。

（2）局部神经传导异常。

（3）胃肠平滑肌收缩减弱，导致胃肠的蠕动消失。

这样引起的胃肠排空延缓或者消失的一类功能性的疾病；或者是一个手术的并发症，这就是胃肠麻痹；可以说是有两个方面的问题，一个是胃瘫，一个是肠梗阻。

胃肠麻痹的主要症状有以下几个方面：①胃引流量的增多；②胃肠的排空延迟；③恶心、呕吐、早饱、餐后饱胀感以及腹部的膨隆，有的是不能进食而没有排便、排气，这是比较重的。④全身的表现有精神紧张，或者萎靡不振的情况。

胃肠麻痹的中医外治方法有以下几个方面：

首先，用重要的贴敷，就是包括穴位、局部（胃肠局部的皮肤）。

第二，胃管注药，肠道注入中药。

第三，针灸，包括穴位注射，还有一个灸法。

第四，就是捏脊按摩或者拔罐等等这些方法。

中药贴敷呢，一般选择一些芳香类的中药及一些理气能够导滞的中药，进行贴敷。

由于患者不能够进食或者有引流管，胃肠减压的引流管，所以用胃管注药或肠道注入中药，一般选择承气汤以及泻心汤类的药物，还有一些旋覆代赭汤加减为主的药物。

针刺主要是选用毫针，对足三里、公孙、中脘、上巨虚、下巨虚等这些穴位，进行一个平补平泻的刺法，还有用注射器进行穴位注射，一般用甲氧氯普胺20ml进行穴位注射。灸法主要选用艾条对阿是穴、神阙穴局部进行，也可以灸足三里理气疏通，从而达到温通的作用。

捏脊和按摩，一般选用背部和腹部的一些穴位，这个可以促进胃蛋白酶的分泌，促进血清淀粉酶和尿淀粉酶活性的提升，促使吸收功能的改善，拔罐可以选用膀胱经的一些穴位，进行走罐，这个方法可以促进胃肠的蠕动。

常用中药的外治选择一般是：中药外敷选用一个固定的方剂加减，主要是选用木香10g、丁香10g、枳壳10g、厚朴10g、干姜15g、肉桂10g、穿山甲15g、全蝎6g，再根据一些病的个体情况，加减一些抗肿瘤的药或者温通芳香的止疼类药物。

进行肠道中药滴入或者胃管注入这些药物，一般选择承气类为主加减，一般选用生大黄10g、芒硝9g、枳实12g、厚朴15g，另外可以根据情况选用生半夏、全蝎、蜈蚣、白花蛇舌草、半枝莲、土茯苓等。尽量保持的时间久一些，1个小时以上吧，以利于药液的充分吸收，并发挥它的作用。

有关直肠滴入、肠道给药方法呢，我们一般称为灌肠，但它不是简单的一个灌肠。我们用输液器来进行肠道滴入，效果比较好，一般灌入方剂需水煎两次，浓缩液200~300ml，作灌肠用，一般每日灌两次，每次100~150ml，药液的温度以39~40℃为宜，插入肛管深度以15~30cm为宜，插入后快速将药液滴入。灌肠后嘱患者先左侧卧，再右侧卧，再平卧30分钟以上，使药液均匀地分布在肠腔内。

还有，我们也会选择温阳理气的一些药物。温和外敷或者灌肠、足浴泡脚，经常加些丁香、细辛、桂枝、干姜、薤白等温通药物，能取得好的疗效。

这几年我们做了一些胃瘫和肠梗阻的中药治疗。一般临床上单一的这种方法，效果不是很明显，一般这种症状缓解短的话需要3天左右，长的话大概在1周。我们一般将这几种方法同时联合使用，穴位贴敷加上直肠给药或者胃管注药，加上针刺穴位、推拿等，这样综合使用，可以使大部分胃瘫和肠梗阻患者症状有所缓解。

许多这样胃肠麻痹的患者，西药没有什么特别好的办法，推荐到我们这来以后或者是我们本院这些术后的，在我们科这几年有 300~500 例，确实取得了很好的效果。他们来的时候都非常痛苦，觉得这可能是个绝症，甚至他们的肿瘤还很严重，很痛苦，不能进食。中医有一句话呢：上下不通就是绝症！所以我们运用这四种方法，我们经常也使用一些心理疏导的方法，增强患者及家属的信心，能够取得很好的疗效。多跟患者沟通，多鼓励他，从饮食起居方面多鼓励他，还可以示范些推拿的手法，指导家属来进行推拿能取得很好地疗效，或者用一些温通芳香的药物来泡脚。

近年来我们观察了 100 例左右的这个肠梗阻患者，患者运用外治法以后，大概取得了这样的一个疗效：能够完全缓解的达到 37.7%，好转达到 40%，总的有效率达到 78%。但也有无效的，有 23 例，占 21.7%。

有时候患者如果能进食，不是完全梗阻，可以喝些萝卜汤、香油等，能够起到缓解的作用。

李忠：

其实在手术后康复期，使用中药确实有中医独到的优势。

对于手术后的胃肠道的麻痹，中医可以从内服和外用几个角度来讨论，那么我们今天呢重点是讨论中药外用对胃肠麻痹的作用。我们在使用中药，特别是脐疗方面，对于改善促进胃肠蠕动，改善胃瘫状态，是有一定作用的。我们在既往曾经设定一个处方，它就是以这个生白术、枳实、沉香为主，研粉以后进行脐疗，取得很好的疗效。实际上在临床中，我们也在这个基础上加入了生大黄，像蜣螂虫，虫类药物，在外用方面确实有一定的作用。那么除了脐疗以外，我们还有灌肠的方法来治疗胃肠麻痹的状态，那么灌肠大部分还是以承气汤加减为基础来改善胃肠功能。除了药物外治以外，还有针灸治疗，包括艾灸，在选择对应的穴位艾灸，在临床上也有一定的疗效。

（整理：官昌　校对：王碧玉）

各家谈中医学习方法和噎膈治疗

李　晶　王三虎　黄金昶　郭红飞

李晶:

1. 谈谈在中医学习中的一些心得和经验

第一个方面，先谈谈学习中医的成长之路或者说如何学好中医。我大概总结成：肯读书，勤临床，善思考，跟名师。

先说肯读书：肯读书，就是让我们肯读经典著作。从经典中提高我们的临床水平，从而提高临床疗效。给大家举一个例子，就是治疗临床常见的疾病之一——"头晕"，之前我们治疗时，可能会首先想到"诸风掉眩，皆属于肝"，从肝论治。我们应用"天麻钩藤饮""镇肝息风汤"最多。如果我们多读书的话，会看到《脾胃论》里讲"脾虚清阳不升"，也会导致头晕。这样我们就会扩展到用"升阳益胃汤""益气聪明汤"来治疗头晕。我们会看到"半夏天麻汤"可治疗"风痰上扰"之头晕；我们还会看到王清任的《医林改错》中，"通窍活血汤"亦可以治疗头晕；吴鞠通的《温病条辨》中，"翘荷汤"依然可以治疗"少火上干清窍"的头晕……在阅读大量经典、各家学说的过程中，不断地丰富了自己的治疗思路。所以，书读得越多，在临床上治疗疾病的思路就会越来越宽阔。

那我们再接着说"勤临床"，大家都知道，"纸上得来终觉浅，绝知此事要躬行"，在读完经典之后，我们才能真正地把书中学到的东西应用于临床，才能提高临床疗效。比如说，"肝阳上亢"的头晕，我们如何来通过望神、望形体、问患者的情况、切诊等来与"脾虚清阳不升"之头晕作辨别。这种情况只有自己在临床中亲自去摸索，亲自去观察，才能发现其中的不同。这样才能更好地分辨不同的头晕，从而选择不同的治疗方案，疗效才有可能提高。

　　第三个方面是"善思考"，我们肯读书，勤临床，还要善思考。临床上遇到一些问题要怎么灵活地从经典中找答案。举个例子，我们在肿瘤医院，妇科肿瘤手术后经常会出现发热不退，但是却找不到明显的感染灶，然后我们去做B超，会看到盆腔内有一些积液，这个时候就请我们中医科会诊。我们见到患者，患者有"身热不扬，午后发热，汗出，脘腹胀满，饥不欲食，舌苔厚腻，脉滑数"这种情况，这是典型的一个"湿温病""湿热病"，我们当时就选择了"甘露消毒饮"来治疗这种妇科没有明显感染灶却长期发热不退的情况，收到了非常好的疗效。当时我们为什么这么考虑问题？因为从证候上来看，它是一个湿热病；我们还进一步思考了宫颈癌的术后发热为什么和湿热有关系，最后发现和宫颈癌本身的病因、病机是有关系的。中医将宫颈癌归属为"带下病""崩漏"的范畴。从带下讲，宫颈癌这个病它本身就离不开湿热，手术过程只是把这个恶果切掉了，但是下焦湿热蕴结还是会存在。手术对下焦的干扰可能影响到了肾和膀胱的气化，所以说湿热蕴结于下焦。对此，我们选择了治疗湿热并重的"甘露消毒饮"，获得了一个非常好的疗效。这就是我们从临床中发现问题并且得到的一个很好疗效的一个例子。然后大家再看大建中汤，条文中讲："呕不能饮食，腹中寒，上冲皮起，出见有头足，上下痛不可触近"。这是什么呢？我们去思考，肠梗阻，特别是不完全梗阻的情况下，它不就是描述的大建中汤证吗？吃了就吐，不能吃，然后肠蠕动亢进有疼痛，比较消瘦的患者可以看到腹壁的肠型，这不就是"冲皮起，出见头足"吗？所以我们用大建中汤治疗不完全的梗阻，就会收到非常好的疗效。所以，我们要会思考，我们在临床中发现一些问题，要从经典中去找它的答案。

　　最后一个方面，是"跟名师"。大家都知道，中医是一个经验性非常强的学科，所以我感觉如果有名师指引，能找到学习的道路，这样，再通过自己的努力、自己的实践，就可能会成为一个好大夫。我师承于全国名老中医刘亚娴教授，刘老师是我中医的领路人。在他那里，我主要是学习他的辨证思维。在临床上，他一定是要抓主证。辨出主证后，法随证立，方从法出，而且他的思维也非常灵活。刘老师对我的中医思维的影响是非常大的。我觉得如果有名师带，可以让我们走一个捷径。再就是中医的经验性很强，而且好多的临床应用是老师自己的一些经验，在书上是学不到的。我在论坛里也听到，咱们的徐苏老师用巴豆、黄金昶老师用斑蝥这些有毒性的药物，如果我不跟他们去看，只是听他们讲的话，我可能在临床上依然把握不好，也不敢使用。以上这就是我第一点谈的学习中医之路——肯读书，勤临床，善思考，跟名师。

第二个方面，我想谈一下经方与时方结合应用于临床。我在论坛里了解到有好多经方派的老师，经方用得非常好，经典也用得非常好。《伤寒论》是一部不朽的中医典籍著作，它确立了中医六经辨证的体系，且奠定了中医辨证论治的基础。所以我认为一定是要读好《伤寒论》，这是一个基础的基础。但是我又觉得大家不应该完全束缚在《伤寒论》里面。通过经典，更多的是给我们一些提示，如何辨证，如何去学习这种辨证的方法。比如说："太阳之为病，脉浮，头项强痛而恶寒"，"头项强痛而恶寒"我们就说它是太阳病了；汗出恶风是太阳中风，恶寒无汗是太阳伤寒；太阳中风选桂枝汤，太阳伤寒选麻黄汤。这样，在伤寒六经的学习中，我觉得是辨主证，主证出来后，这个辨证就出来了，是学习它这种辨证的方法。大家都知道，《伤寒论》中有112个方子，它能涵盖全部的疾病吗？疾病的复杂性完全用这些方子就都能涵盖吗？在我来看，我是不认同所有的疾病都用经方来治疗的。大家知道，《伤寒论》只是整理了汉代之前的医学成就，从晋唐、宋元到明清，中医学派繁荣发展，得到了不断的充实。众所周知，金元时期，刘完素提出了火热论，创立了寒凉派；张元素的脏腑病机学说，创立了易水派；李东垣的《脾胃论》，创立了补土派；朱丹溪的"阳常有余阴常不足"，创立了滋阴派。到明代之后，我们探讨四诊并重，重视先后二天，创立了温补派，代表人物有孙一奎、薛己、赵献可等。到明末清初，因为瘟疫流行，温病学派又得到了长足的发展，大量地丰富了我们流派的内容。大家应该知道，还有一些医家在学术上也有很大的贡献，但是没有明显的学派倾向性。比如，王清任、喻嘉言、唐容川等。这样看来，各家学说、各个流派，给我们留下了很多宝贵的经验和很多有效的方剂。我们应怎样应用这些时方去治疗疾病？怎样应用这些经方去治疗疾病？我在临床上一直提倡经方与时方结合运用于临床，而不赞同单用经方去治疗所有的疾病。我在这里引用一下《通俗伤寒论》的作者俞根初先生的一句话："专读仲景书，不读后贤书，譬之井田对建，周礼周官，不可以治汉唐之天下也。仅读后贤书，不读仲景书，譬之五言七律，宫体宫词，不可以代三百之雅颂也。"在此也可以看到，俞老先生也是提倡经方、时方是同时应用的。湖南中医药大学的熊继柏教授也说过："我们要掌握五百方，才能把基本的临床病证涵盖。"

第三个方面，我要谈的是：寻求每一种肿瘤的核心病机来指导临床。前一段，论坛里大家谈的也非常多了，而且有一些非常可贵的观点，像某些老师说的"合邪致瘤",等等。但是我觉得是这样：肿瘤这个疾病，不同的肿瘤，不同部位的肿瘤，同一肿瘤的不同阶段，这里面都有非常复杂的东西。所以，我觉得完全用一个病机来涵盖所有的肿瘤，用一种方法治，在临床上可能还是不足的。那么我们针对每一个肿瘤下功夫去看历代医家对它的认识，结合我们自己的临床，去寻求它的核心病机。核心病机确定后，用核心病机来指导临床，这是我这些年一直在探索的问题。核心病机如果被探求到了，又经过了一些临床验证，以及大规模临床试验的验证，这样再去指导临床，我觉得就可以给大家一个好的指导。很多老师们也是赞同这个方法的，这样我们年轻大夫学起来也会更容易一些，因为我们之前也说过，一个学科一定是有它的规律性可循的。中医虽然辨证很灵活，但是它一定有自己的规律性可循。因此，我们应该共同去寻找这个规律。如果针对每个肿瘤我们都找到它的核心病机和一个基础方子，这样，年轻大夫去治疗肿瘤就会相对更容易一些。黄教授和王教授对这个核心病机，也是赞同这个观点的。我在这里提出，大家还是应该下苦功去寻求每个肿瘤的核心病机，去指导临床。

第四个方面，我要谈的，就是坚持走中西医结合的道路。一说这个，大家可能觉得就是一个老生常谈的问题。但是我觉得如何，走中西医结合道路是重点。我大体理解了一下，我觉得中西医结合道路应该这样：第一，吸纳西医学的优秀的成果，无论是在诊断上还是治疗上；西医这个学科发展很迅速，它日新月异地一直在不断进步和变化。为什么呢？我觉得它融入了很多现代文明的科学技术在里面。而且我现在依然认为，在诊断上，如 CT、核磁、PET-CT、包括一些生化检查，我觉得不能完全归属于是西医的东西。它们是现代科学技术进步以后作为西医的一些附属产品了。记得我在实习的时候，那会儿没有CT，大家对脑出血和脑梗死判断的时候是非常难的，而现在有了 CT，一个片子马上就能判断出来是出血还是其他疾病。这样大大提高了诊断水平。所以我觉得作为一个现代中医来说，不能只是望、闻、问、切，结合现代的这些诊断方法我认为是非常必要的。在我们科里，所有的年轻大夫都要求他们去轮转影像科，所以片子我们是一点都不会比西医大夫看得差的，这些现代诊断技术我们完全可以掌握。而且我们也不能认为这些都是西医的东西，我们中医是不会看片子的。在治疗上，胡凯文教授是我非常敬佩的一位专家，他把现代技术和中医一些理论去做融合了。如肿瘤用的这些消融技术，冷消融、射频消融的热消融、超声热消融等等，这些技术，它们只是一些技术。最早说的火针，包括我们黄教授还在用火针治疗，当然，黄教授用火针的技艺跟消融不是完全一样的。但我们看射频消融不就是把探针在 CT 引导下扎在肿瘤上，然后经外面的设备让它瞬间高温，使肿瘤高温溶解坏死。所以它完全就是一种新技术，跟我们的火针有很类似的地方。

怎么去把这些优秀的成果纳入到我们这个体系，怎么去用它们呢？就算我们不能完全纳入也一定要学会去用它，这样你才会是一个现代的医生。再有就是，①我们要吸收它的优秀成果；②我想，西医的一些理化检查的指标，能不能纳入我们的辨证体系。结合一些例子我们来谈，如：头晕，到底是肝阳上亢，还是清阳不升呢？我们会列出一系列的症状。但是有些年轻大夫说，我在临床上看得差不多了啊，但还是很难区分呀。那么我觉得一个小小的检查可能会对我们有些影响。就是：肝阳上亢患者会不会血压高，而清阳不升患者会不会血压偏低？这种情况的话是不是也可以纳入到我们的辨证体系中来。再谈一个例子，临床上有一次碰到一个崩漏的患者，这个患者已经出血 20 多天了，她的出血量现在是淋漓不断，肚子痛不是特别明显但血色是暗的。当时我考虑是通还是塞？有些拿捏不定。我让她做了一个 B 超，超声显示在宫腔有一个高的回声团。这个检查就坚定了我用"通因通用"的方法。接着我用生化汤，这个崩漏就止住了。这就让我产生了一个想法：这种理化检查、这种超声影像检查能不能纳入到我们的辨证体系来呢？再有，就是乳腺癌的治疗，手术切除之后，都要做一个免疫组化的检查，看受体是阳性还是阴性。那这个检查结果对我们的治疗，对我们的辨证立法有没有作用呢？看看各专家对乳腺癌的认识，我记得王洪绪在《外科全生集》中是用阳和汤的，但是另一位医家则坚决不让用阳和汤，他认为阳和汤用完必死无疑。那么两位医家都是知名医家，而且他们的观点都有自己的临床经验和一些实践基础，那我们该去听谁的呢？临床上，西医看乳腺癌有两种不同的证型，那么用中医看是不是也存在一些不同的证型呢？是内分泌依赖型者适合用阳和汤还是受体阳性者适合用阳和汤呢？针对这个问题，我也是做了一些思索。我们的研究生也做了一些初步的研究探索。这个理化检查能不能作为临床辨证标准去指导我们的临床呢？

2. 谈谈在治疗食管癌中的一些经验和体会

我国是食管癌的一个高发国家，也是食管癌死亡率最高的国家，我国的发病率基本上占到全球的一半以上，食管癌的病死率也占到全球的一半以上。河北省的涉县、磁县是全国的高发区，所以河北省肿瘤医院的食管癌患者非常多。我国的食管癌主要发病类型与国外是不同的。我国的食管癌是以鳞癌为主，国外主要是以腺癌为主。中医治疗食管癌，我们一定要从历代医家经典文献中，去寻找各家对食管癌的论述，去找理论支持。下面谈谈历代医家对于噎膈的认识。最早在《内经》中提到："三阳结，谓之膈，饮食不下，膈噎不通，食则吐"。最早在《内经》中提出"三阳结，谓之膈"。明代李中梓在《医宗必读》中解释为，三阳者，是大小肠、膀胱；结则明确提出是热结。在《诸病源候论》中对食管癌有一些描述："饮食入则噎塞不通，疼痛不得喘息，食不下，是故噎也"。朱丹溪在《丹溪心法》中也有关于食管癌的一些描述："近咽之下，水饮可行，食物难入，间或可入，入亦不多，名之曰噎。其槁在下，与胃为近，食虽可入，难尽入胃，良久复出，名之曰膈，亦曰反胃。"这里就把噎和膈做了一个明确的区分。张景岳在《景岳全书》中提到："反胃者，食犹能入，入而反出，故曰反胃，噎膈者，隔塞不通，食不能下，故曰噎膈。"《诸病源候论》提出："噎膈者，饥欲得食，但噎塞迎逆于咽喉胸膈之间，在胃口之上，未曾入胃，即带痰吐而出。"历代医家对噎膈的描述，可以得出：噎膈的病位在咽喉之下，胃口之上。那包含了食管和贲门。病名的话，噎膈涵盖了现在所说的食管癌和贲门癌这两个病。有关这两个病，我们可以从噎膈的相关的论述中找它的病因病机和治疗方法。

病因上，我们认为：①与情志有关，《素问》中记载"膈则闭绝，上下不通，则暴忧之病也。"《景岳全书·噎膈篇》提出"噎膈一证，必以忧愁思虑、积劳积郁，或酒色过度损伤而成。"张鸡峰云：此证乃神思间病，法当内观静养。这里都提出了噎膈的发病跟情志有关。②与饮热酒有关。清代何梦瑶说："好热饮者，多患膈证""酒客多噎膈，食热酒者尤多。"喻嘉言说："过饮滚酒，多成膈证人皆知之。"③与年老体衰有关。《医贯》中提出"唯男子年高者多有之，少无噎膈。"《景岳全书·噎膈篇》："唯中衰耗伤者多有之。"因此，我们总结从病因上来说，它是与酒食不节、忧思暴怒、年老体衰三个方面原因有关。这跟西医学食管癌的病因有类似的地方，比如说过食热饭、热酒和高龄男性多发。

接着我们从文献中去寻找它的病理机制也就是我们中医所说的病机。在朱丹溪的《局方发挥》中提到："夫气之初病也，其端甚微，或饮食不谨，或内感七情，积成灼热，郁而久也，血液俱耗，胃脘干槁。"大家注意看说是积成灼热，最后是血液衰耗，胃脘干槁。《景岳全书》曰："盖忧思过度则气结，气结则施化不行；酒色过度则伤阴，阴伤则精血枯涸。气不行则噎膈病于上，精血枯涸则燥结病于下。"这里面提到阴伤而精血枯涸。《医贯》中论述"少壮之人无病，多见于高年衰老之人，老人天真已绝，只有孤阳，只宜养阴为主。"大家注意这里提到，"只有孤阳，只宜养阴为主。"接着看《医宗金鉴》中提到："三阳热结伤津液，干枯贲幽魄不通，贲门不纳为噎膈，幽门不放反胃成。"叶天士《临证指南医案》中提到"夫噎膈一证，或纵情嗜欲，或恣意酒食，以致阳气内结，阴血内枯而成。"根据历代医家对噎膈的认识，我们总结一下它的病因病机，就是因为酒色不节，或者是郁怒忧思，或者是年老体衰，酒色不节导致热伤津液耗伤了真阴，忧思郁怒导致了气机郁结、津液不固，年老体衰是天真已绝，只有孤阳。这样所有的病因病机最终都指向一点那就是血液衰耗，胃脘干槁。同时因为这些津液的不固，气机的郁结，胃脘的干槁，可以出现兼夹顽痰、瘀血和郁气。大家注意这个顽痰、瘀血、郁气都是标，我们核心的本的病机还是血液衰耗，胃脘干槁。这样核心病机出来之后我们的立法就方便了，因此我们就提出了甘润濡养、化痰解郁。方剂我们选的是《医学心悟》里的启膈散化裁。程国彭在《医学心悟》中也提到噎膈是胃脘的干槁，所以说应该润养，而不应该用大、小半夏汤这些燥烈之剂，这里面他用到了启膈散。我们以启膈散为基本方做了化裁，这就是我们大体的一个思路，噎膈的基本病机是血液衰耗，胃脘干槁，那么我们在临床治疗上是以甘润濡养、化痰解郁为主，方剂上以启膈散为主方进行化裁。

接下来我想谈一谈噎膈的科研基础。我是这样想的，如果我们在古典文献中找到了我们要找的东西，立法、主方也出来之后，我们就要验证它的科学性和正确性。验证方法可能还是要借助一些实验研究或者是一些临床研究。围绕这个方剂我们做了四个方面的研究。

第一个方面比较早了，是十几年前，我们做了化裁启膈方抗肿瘤的机制研究。这个做的是比较简单也是比较粗糙的，是对体外的胃癌和食管癌的细胞株做了实验增殖方面的研究，我们看到它对体外细胞的增殖是有一个抑制作用的。我们还做了启膈方对小鼠免疫功能的研究，它对小鼠 T 细胞的增殖是有一个促进作用的。

第二个方面的研究也是一个基础研究，我们做了启膈方对抗食管癌机制方面的研究。原发肿瘤有很多的肿瘤细胞组成，肿瘤要想转移，第一步必须是要脱离母体，从肿瘤母体大的细胞上脱离下来。脱离下来后到机体当中通过分泌一些降解酶降解基质。降解完之后，肿瘤细胞通过运动进入血液循环，在血液循环中肿瘤细胞也很难存活下来，要避免免疫细胞对它的杀伤和冲击，所以它必须在血液循环中形成瘤栓，通过血小板对它的包绕来抵抗这种杀伤。形成瘤栓后，达到适应的土壤时，跟血管内皮细胞黏附后，突破血管壁，到达新的适合生长的地方进行生长，这样的话转移灶就形成了。这个方面的研究就是针对西医学对肿瘤转移几个大的方面做了一个初步的探讨。我们对 Eca109 这个常见的食管癌株，看对它黏附的影响，肿瘤细胞转移的第一步一定是从母体上脱离下来，细胞与细胞之间存在一个很好的连接和黏附，这个黏附降低之后就有利于肿瘤细胞从母体上脱离下来。我们通过对黏附蛋白和黏附率的检测，证明启膈方对肿瘤的黏附有促进作用。我们对肿瘤细胞的运动和分泌基质降解酶也做了一个研究，发现它对肿瘤细胞的运动是有一个抑制作用的，对于酶的分泌也有抑制作用。这是都是体外实验，然后我们又做了一些深入的体内实验。我们做了小鼠食管癌肺转移模型，然后为小鼠灌启膈方，灌完之后肿瘤肺转移的抑制率降了下来，肺转移的程度也有一个明显的下降。

第三个方面我们做了一些临床研究。我们从经典里去寻找答案，然后去临床进行验证，临床上看到疗效以后我们又回归到实验的基础研究。基础研究之后我们又要回归临床做大量的临床研究，所以我们第三个方面的研究做的是启膈方对 Ⅰ~Ⅲ 期食管癌根治术后患者生存质量和无病生存时间的影响。我们的设计就是看启膈方对食管癌 DFS（无病生存期）的影响。就是手术过的这些患者，怎么能将这个无病生存期延长，怎么来降低他的复发转移率，统计他的 DFS 时间。因为我们医院的食管癌患者比较多，发现食管癌患者术后生存质量是很差的，患者胃肠功能非常差。因为他要把胃提到胸腔内，我们同时要观察生活质量方面的改善。我们用了国际通用的 QLQ-C30 量表，这个量表是一个整体功能的量表。它的具体内容大家可以找一下看，这是针对食管癌的一个量表，比如能不能吃固体食物、下咽东西有无困难等，里面设计的非常详细。总的来说这些量表都是国际上公认的量表，这样可使我们疗效的客观化有一个很好的评价，这个临床研究是 2015 年 4 月份启动，是联合了我们胸外科的几个专家、主任，因为我们胸外科的食管癌患者非常多，然后我们去做比较，术后按分期，Ⅱ 期以上要进行化疗，做完辅助化疗之后，一组要用中药继续治疗，另一组只是做定期的随访观察，我们设计的是要看整个三年之后，复发率、无病生存时间和生活质量改善的情况。

第四个方面的研究是一个国家自然基金的研究，是以甘润濡养法干预食管癌细胞同质黏附探讨启膈方抑制食管癌转移的机制，这也是一个实验研究。目前这项研究还在进行中，待有结果后再与大家一起交流。

为什么谈这些问题？我总是觉得中医好的东西一定要得到大家共同的认可。所以我们就要提供一些证据，一些实验研究或者临床研究结果，这样才能得到认可。

最后，我想谈一谈中西医结合规范化治疗食管癌。为什么要谈这个规范化的问题？因为大家都知道中医的辨证思维是非常灵活的，但是灵活并不代表它就没有规律可循，那么应怎样从中西医结合规范化治疗食管癌呢。对于癌症这个难治的病，对于首诊的患者要知道自己能治到哪一步，有怎样的预后。因为患者第一步治疗方案的选择，对整体的治疗和预后都有非常大的影响。对于每一个肿瘤患者我们怎样做一个整体的、规范的、合理的、最佳的治疗方案是一个势在必行的问题。而我们中医治疗的有效率能到多少，因为患者治疗方案的选择只有一次，所以我们应该要把先进有效的办法都用上，融合形成一个有效的治疗方案。

最近看到国家卫计委关于食管癌诊断治疗规范的流程，我觉得只要搞肿瘤专业的都应该去学习，对于食管癌，通过肿瘤标志物、影像学、内镜诊断并不困难，基本上我们是可以确定诊断或者排除诊断的。那么在确定诊断之后要做评估，分为可切除和不可切除两种。对于可切除的做评估，早期的黏膜内的可以做一个切除。对于不可切除的要放到放化疗综合治疗里面了，这是我们国家卫计委的一个指南。作为一个肿瘤科大夫，这个基本的肿瘤科指南应该是清楚的。我是这样执行的：对于Ⅰ期手术后的患者我是不建议做放化疗的，并且食管癌的鳞癌化疗效果也很差，直接就进行中医治疗了。对于Ⅱ、Ⅲ期需不需要进行术后的辅助化疗大家是有争议的，在美国的指南里，对于腺癌是要进行化疗的，对于鳞癌它写的是观察。在我国大部分都是鳞癌，但是术后的辅助化疗对于Ⅱ期以上我们的现状是还在做辅助治疗。其实对于化疗Ⅱ期以上是否做我们这边还是有争议，现状是辅助化疗做四个周期，不会做太多，做完之后我们就要转到中药的治疗上。对于不可切除的患者，Ⅳ期，评分＞60分的我们会让他去做放疗，大家知道放疗对食管鳞癌的效果是很好的，放疗期间我们可以用中药减轻放疗的毒副反应，放疗结束后我们就会转到整个中药的治疗上。如果Ⅳ期评分又比较低的，我们就直接进行单纯的中药治疗了。

下面给大家分享一个病例。袁某某，女，71 岁。2009 年 7 月于我院诊断为贲门癌，胃镜示在贲门小弯，侵蚀胃底。病理示：腺癌侵蚀周围软组织可见脉管癌栓。淋巴结清扫了 3 枚，是没有腺癌转移的。而后出现锁骨上淋巴结转移再次到我院治疗，外科进行淋巴结切除，病理示转移的腺癌。刚刚切完有 1 个多月，淋巴结再次出现，患者当时比较瘦弱，术后未化疗，切除术后 1 个多月锁骨上淋巴结再次出现，这时患者前来找中医治疗。当时患者的症状是，咽东西下咽不顺，咽东西有梗塞感，口干、烧心、反酸、呕吐痰涎，特别重要的症状就是大便干结如球，10 天左右才有一次大便，舌红少苔，脉沉细。所以当时我们选择大的法则就是甘润濡养，佐以一些软坚散结还有化痰的药物。用启膈散加了消瘰丸，再加上山慈菇、急性子、威灵仙进行治疗。患者坚持服药不到 3 个月，锁骨上淋巴结就小了一半，大便改善明显，2~3 天一次，已经没有那么干结，口干、烧心的症状也有了明显好转。然后我们依然以这个法则进行治疗，后期患者的治疗没有太大的变化，始终贯穿甘润濡养的启膈方。前两天患者前来，一般状况尚良好。患者开玩笑说："做手术比我晚的许多患者都已经没了，我还活着，所以说非常高兴。"

淋巴结转移晚期，单纯用中药治疗效果非常好的还是不太多，这是我选的一个病例。临床上，一些年龄较大的、一般状况不好、没有手术机会的坚持服用中药的病例还是能见得到的。启膈方化裁对于临床症状的改善，如咽东西不顺等还是有着明显的疗效，但想完全控制肿瘤我觉得还是有一定难度的。我们治疗时除了用启膈散原方之外，还要加上石见穿、急性子、威灵仙、山慈菇、全蝎，同时我们会选用守宫（壁虎）。这些动物蛋白用在汤剂里高温会有一些影响，对于有钱的患者我们推荐使用金龙胶囊，金龙胶囊中含有壁虎。对于没钱的患者用虎七散，壁虎跟三七以二比一的比例研成粉，每天服 2g。这样对肿瘤发展有一定的控制作用，对于短期改善症状非常明显，吞咽不顺、大便干结能得到明显缓解。用手术和放疗将肿瘤的生长趋势打住后再用这个启膈方，用甘润濡养的方法在预防复发转移方面能收到更好的疗效。对于晚期没有手术机会不能耐受放化疗者可以进行单纯中药治疗。但对于首诊的患者我们应该给予综合治疗，综合治疗后患者能够整体受益，生存率能够延长。

对于噎、吐的问题，如果核心病机是胃脘干槁的话，已经造成了肿瘤这种恶果，还是要以痰瘀、气结为主。对于下咽不顺等症状我们会加几个关键的药物对改善下咽不顺有明显的作用。一个是威灵仙，威灵仙这个药辛、温，可以消散痰结、下骨鲠，所以它有治噎膈、停痰宿饮的功效。并且大家看它的药理作用，它可以直接作用于食管的平滑肌，使它的蠕动增强，并且可以缓解平滑肌痉挛。对于肿瘤不完全阻塞的患者用上以后就可以缓解这种阻塞。同样还有一个比较重要的药物就是急性子。急性子可以破血软坚、消积块，它的破血散瘀的作用是非常强的，所以在有关急性子的记载中，它是可以治疗噎膈的。《本草纲目》中对急性子的记载：治噎食不下，治骨鲠。在烹肉煮鱼的时候放几粒急性子可以使之软化、变烂，由此可见急性子的软坚作用是非常强的。还有一个药物就是石见穿，我们看了许多药物学的记载，都有关于石见穿治疗食管癌的记载，石见穿本身散结消肿的作用就非常强。加上这几味药以后肿瘤患者咽东西时的哽噎感会有一个明显的缓解。对于食管气管瘘这个问题，最早的时候我们也用一些白及、山药糊之类的，试图用这些黏腻的东西把这个瘘给堵一堵，让患者可以短暂地进一点食。但现在已经有了非常良好的技术，就是支架，网状支架放上以后就可以解决这个问题。对于放射线，中医认为它是一种毒热，引起的是干涩疼痛，咽东西疼痛比较严重，这种情况我们用养阴清热佐以一些活血化瘀的药物。常用是沙参麦冬汤、益胃汤、血府逐瘀汤。

王三虎：

李晶主任讲得太好了，让我回味无穷，我也听了大家的讨论，关于黄金昶教授让大家讨论的原则，我也谈谈我的观点。

首先，我觉得李主任这种中西兼顾、突出中医特色的思路非常好，而且在对噎膈的治疗上确实做了很多工作，抓住了核心病机，我觉得应该向李主任学习。我结合李主任讲的，就这个问题也谈谈我的看法。启膈散是中医人皆知治疗噎膈的代表方剂，但这样直接指明治疗癌症的方子太少，所以它名气很大。

我认为噎膈的基本病机是燥湿相混、升降失常。燥湿相混，燥是胃和食管干燥，湿是痰湿阻滞，燥湿相混的病机在食管癌中反应非常明显。正是因为燥湿相混，滋阴则影响痰湿，祛痰湿则影响阴伤，所以才造成了两难措手的局面。

我们看看启膈散这个方子，我做一下深入的探讨。启膈散是用沙参、川贝养肺胃之阴，茯苓、砂仁燥湿化痰，两两相对就是针对燥湿相混的主要病机。

值得一提的是启膈散中的杵头糠，杵头糠的运用非常讲究，我多年久思不得其解，为什么在噎膈这种最需要滋润，最需要顺利通过的处方中却用了杵头糠这种表面粗糙的药物，好像是非常矛盾。所以我在燥湿相混致癌论提出以后，以杵头糠作为深入点，经过我对文献的整理发现。米糠本身的燥湿作用很强，在燥湿作用的基础上，米糠含有米糠多糖，也就是含有米油，含有滋润的成分，所以杵头糠是既能滋润也能燥湿的药物，这也是这个方子用杵头糠的一个非常重要的原因，这也是中药的一个特点，就像既能活血又能止血的中药一样。如果说沙参、川贝养肺胃之阴，茯苓、砂仁燥湿化痰，两两相对，加入杵头糠就起到了调和作用。还有气滞用郁金，血瘀用丹参，非常有道理。至于荷叶皮为什么在这个方子中是什么作用呢，是因为荷叶起到了升清阳的作用。升降失常是食管癌的核心病机，荷叶一味升清阳，看似没有降浊阴的药相提并论，但是我们说升降失常的时候要以升为主，当清阳升上去了浊阴就自然降下来了，所以一味荷叶起到了这个作用。

尽管启膈散如此完美，但是事实上也并不能解决很多问题，诸如夹虫夹血夹痰夹湿等。所以在启膈散的加减中，虚者加人参，虫积加胡连，有毒用雄黄，血瘀用桃仁、红花等等。李主任说的很客观，李主任说得他们在方子中加了石见穿、急性子、威灵仙、山慈菇、全蝎、壁虎等都是非常有道理的。我治疗食管癌的一个新方叫全通汤，全通汤中威灵仙、石见穿、壁虎的应用和李主任所讲的有异曲同工之妙。

说到这里，我觉得噎膈的病机问题还没摸清，这个核心病机还缺两条，第一是寒热交替。李主任讲了三阳结谓之膈，这个问题知道啊，但是中医也有说它是寒的，比如说巢元方强调气机以外，这个孙思邈就认为是寒的，朱丹溪强调的是虚以外，张子和就认为是寒的。或者说我们治疗噎膈时往往有黄连、生姜相配伍，辛开苦降、寒热并用。第二个病机是痰毒阻塞，痰毒阻塞食管也是核心病机，化痰我们常用瓜蒌、半夏。毒呢？李主任讲应用山慈菇、急性子、壁虎。所以我认为噎膈的病机是燥湿相混、气滞血瘀、升降失常、寒热交结、痰毒阻塞。我觉得它更能代表噎膈这个病的核心病机，也有利于我们辨证、立法、处方、用药。

至于浮小麦是否可以代替杵头糠？我认为不能。因为古人治疗食管癌时用的米油，是小米熬成汤的时候上面飘着的一层油，单纯的米油滋润太过，所以真正要治疗的话，古人用的杵头糠。我解释一下杵头糠是什么，杵头糠是古人杵米的时候黏在杵头上的糠，换而言之就是细糠，我们说吃糠咽菜，它比较粗糙，细糠的话相对来说就比较符合本意，所以杵头糠是细糠。谢谢大家。

黄金昶：

太精彩了，我听了大家的演讲以后，我觉得很受鼓舞，刚才姜欣把我们的观点说了一部分，那我就补充一下。食管癌在肿瘤治疗里面虽然中医的办法很多，我们也做了很多研究，但是的的确确我们都知道不是那么有效果。其实我们也对食管癌做了一些研究，一致认为三阳结谓之膈。三阳是什么呢？什么是结呢？三阳，少阳、阳明和太阳，那么少阳，肯定是火。那么阳明偏燥，太阳偏痰。西医治食道哽噎的时候用654-2、庆大霉素，原来也用五氟尿嘧啶，那么654-2抑制腺体分泌，庆大霉素去火，抑制腺体分泌就减少痰液，加上五氟抗癌，它里面缺个什么呢，缺个养阴的东西。所以要改善哽噎的状况还是差一些。我们再看一下食道，食道在阳明，阳明主降，所以要一点降逆的药物，用小陷胸汤、旋覆代赭汤都可以降胃气、降胃逆。我现在用的是柴胡加龙骨牡蛎汤，《伤寒论》里面能够治三阳合并的就是柴胡加龙骨牡蛎汤。我在此基础上加上麻黄附子细辛汤，再加上大剂养阴，我喜欢用熟地，再加上抗癌的，抗癌药里我喜欢用的是巴戟天加蜈蚣，当然了威灵仙、石见穿也常用，还有壁虎，这些有一定的效果。在此基础上我们也做了一些研究，在这里针对有些患者哽噎的症状西医治疗是放支架，放支架的效果比较好，服用中药还是慢一些。另外我们进行了一些食管癌理论上的探讨，比如说气滞血瘀，气滞血瘀可以用血府逐瘀汤调节，但是效果还是不太理想，就像王三虎老师所说的真正的中药效果并不是像我们想象得那么好。

我们曾经组织了学生和进修大夫讨论了一次，食道在人的督脉和任脉之间有很长的一段，那么食道和督脉还有任脉有没有关系呢，后来好多人说没有关系。但是有一天我值班的时候，姜欣就说：老师，这应该有关系啊，你看督脉和任脉通过口部交汇，通过手足阳明经交汇，在下阳明经也是通过督脉、任脉交汇，食道是在阳明经上，所以应该有关系，但是具体关系不知道。后来我们就看食道，食道是个管子。如果管子里面有了脏东西我们怎么处理，肯定是先往里面滋滋水，然后拿铁丝往里面掏。那么食道上面和下面有没有穴位呢，上面有穴位就是天突，天突可以祛痰，下面有巨阙，巨阙也可以祛痰。然后再看膻中，膻中是一个理气活血非常好用的穴位，膻中刺的时候不会说向上向下，我们像合谷刺一样这样它理气活血的作用就出来了。而且我们在巨阙下面再加上、中、下三脘来治疗。现在有理气活血了，天突能祛热、巨阙能祛痰，还缺一个养阴的，当时我们想养阴的穴在什么地方，我们在手上看有液门，通过它能不能养阴呢，事实上还是不能的。那怎么办，我们就从经络往上找，有廉泉，廉泉是廉价的泉水啊，所以我们就去针廉泉，针完廉泉以后津液马上就出来了，嘴里满是津液，我们用来治疗口干。再加上金津、玉液，那么口干的症状很快就缓解了。所以我们可以通过针廉泉来润食道。还有一个去火的，刚才姜欣说了可以从我们后背的大椎、脊中的至阳，大椎能祛火，脊中能祛痰，把痰和火、养阴、理气活血都用上了，所以我们效果非常好。有的患者头一天喝粥都噎的时候，第二天早上就能吃包子，效果就是这么快。

再一个就是王老师说的米油，在20世纪80年代以前肺结核的发病率是非常高的，民间治肺结核用什么药物呢，就用米油，它的养阴作用非常强，所以在这就可以用，我们用米油来养阴效果还是不错的。

所以我常用来治食管癌的药物就是柴胡加龙骨牡蛎汤加麻黄附子细辛汤再加上血府逐瘀汤，再加一些抗癌药物，再加大剂量的养阴药物。

郭红飞：

大家好，听了大家的讨论，我谈谈自己的体会。风、痨、鼓、膈是中医的四大证，从现在来讲呢，中风现在的机制已经搞清楚了，痨病现在也不成问题，鼓，鼓胀现在也是很清楚，膈相对来讲它的发病率小一些。我认为膈就是气机升降失常造成的。膈有几个阶段，第一个阶段就是刚发生膈的时候，并不是有很多症状，主要症状是患者的感觉，就是在胸背部和食管的地方有一点不通畅的感觉。这个时候从食管癌方面来说是非常早期的。病变部位非常浅，也就是食管壁稍微有一点增厚。这个时候从中医来讲就是气机了，痰瘀是一个病机，它是气机不畅造成的痰瘀。这个时候我认为可以用苓桂术甘汤为主方进行加减。苓桂术甘汤可以疏肝利胆。比如台湾的张步桃，他用此方来降眼压，主要以苓桂术甘汤加怀牛膝治疗。苓桂术甘汤加枳实、威灵仙，服用后有的患者感觉背部这个地方会发热，就像痰饮在化。你说这个是热吗？我认为食管癌还是一个偏寒的东西。寒郁才有热，寒是主，热是结果。

如果膈再往前发展就会出现疼痛，吞咽会出现问题，这说明食管壁增厚情况严重了。这个时候单纯地加大攻击的力量，可能会出现分泌物增多，蠕动不了，它就会反向蠕动，出现呕吐。这个时候我们就应该以疏肝理气为主，小柴胡汤加上去，再加上一些养阴的像麦冬、天冬、海浮石这些化痰的药。另外，前面有的医生也说过，在临县食管癌高发的时候，通过很多调查，包括孙燕院士他们也有过调查，原来我也看过这个资料，就是说六味地黄丸可以减少细胞突变，那它的机制在哪里。我认为里面的地黄是作用于脑垂体的，因为脑垂体失常了，所以造成了下面很多靶点的调节功能出现问题。在早期食道癌可能会发生的时候，吃上这个六味地黄丸，它可以延缓甚至让食管癌不会发生。

其实我们大家都有很多治疗失败的例子，这些例子我们应该要去总结，为什么这条路走不通，走不通的道理在哪里？有的患者为什么就可以，有的患者为什么就不行？我们要从失败中吸取教训，因为失败是成功之母。这个食管癌今天我就插两句话讲一讲我的感觉跟体会。

引用浙江大学校长郑强的一些讲话：不要讲以前有的或者权威人士讲的话作为自己思路的标准，如果赞成你观点的人很少，你的观点可能很正确。我们中医倾向于从古籍中或权威中寻找答案，其实我们一定要去突破权威、突破古人的想法。自己先去否定权威，否定古籍，只有这样我们自己才会有新发展。所以很多大医家在前人的基础上，从前人相反的观点上找到自我思考的新思路。我在临床上，不是很迷信专家，也不迷信权威，专家们的治疗方法只有我自己去实践才会认同。我是参考了很多医家和同僚，从字里行间中找到了一些灵感，然后将这些灵感应用到临床中，从临床实践中评判自己是否找到了正确的路。西医的指南年年在更换，指南就没有根本解决临床的所有问题，指南只是告诉临床问题的一些路，这条路其实并不是一条很通畅的路。我曾经治疗过恶性葡萄胎的，中医对这个记载很少，这个时候要参照西医学的一些知识，考虑到垂体、生殖系统跟脑是沟通的，所以我用六味地黄丸合四逆散加半枝莲、白花蛇舌草等一些抗肿瘤的药，很快 2~3 天 hCG 恢复正常，我们不能局限于古老中医，要学会借用现代医学知识。现代中医不仅仅要包含古人的中医学知识更要包含西医学知识，其实中西医不矛盾，中医是宏观的，西医是微观的，两者是相通的，如果能用中医知识把西医解释清楚了，或者用西医知识把中医解释清楚了，你就融会贯通了。举个高血压的例子，大家都知道高血压是因为血管收缩造成的，中医的解释是高血压就是人体虚了，相当于人体的重心上升了，我们的重心就不稳了，血管各个方面都要收紧，好比走独木桥，我们都要抓紧了，重心不稳，人体很多血管都会收缩，血压升高就很正常了。

肿瘤为什么会发生，为什么发生的部位不一样，西医目前是没法解释的，我们中医可以解释《内经》讲"阴平阳秘，精神乃治"。阴阳平衡就不会产生疾病，肿瘤其实是邪，人体受邪，经络不平衡，长久以往，肿瘤就发生了。我问过很多学西医的朋友，肿瘤为什么会发生，都不清楚，只知道然不知道所以然。每当我们发现肿瘤时都已经三期、四期了，要提前发现不容易。要提前发现的话，我认为要从中医的经络中发现。黄金昶、胡凯文等，我非常敬佩他们的治学精神，要反复去研读和思考他们是怎么思考的、他们的一些新想法。现在很多年轻中医生想找一招能治百病的，这哪里有呢？应该从基础开始，然后博览群书，视野要宽阔。西医先学会用放疗然后学习化疗，化疗本不是西医的，西医学会用就成自己的。我推荐的是《治癌验方》《中医治癌经验精华》，以及黄金昶写的《黄金昶中医肿瘤辨治十讲》《黄金昶肿瘤专科 20 年心得》《黄金昶中医肿瘤外治心悟》《黄金昶肿瘤科临床查房实录》。

我们中医肿瘤任重而道远，希望每位同僚共勉。

（整理：刘晓晨　李志明　柯应水　校对：贾博宜）

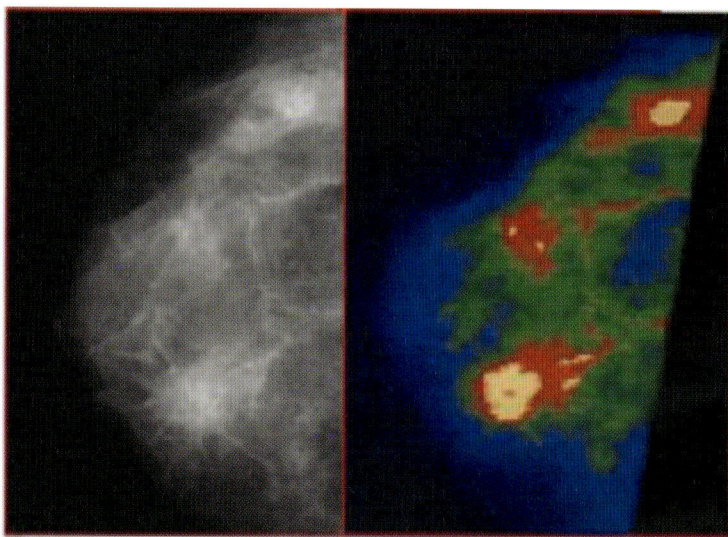

彩图 1

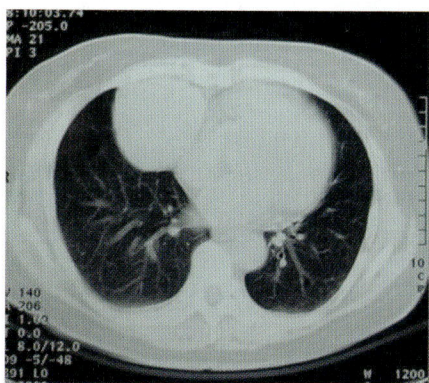

彩图 2

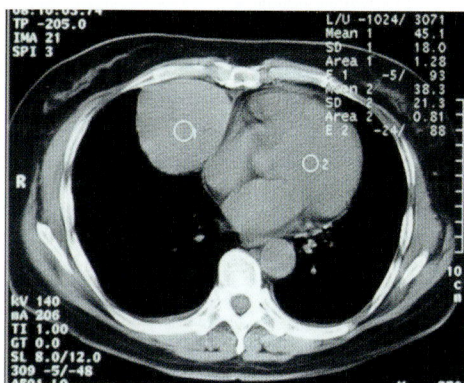

彩图 3

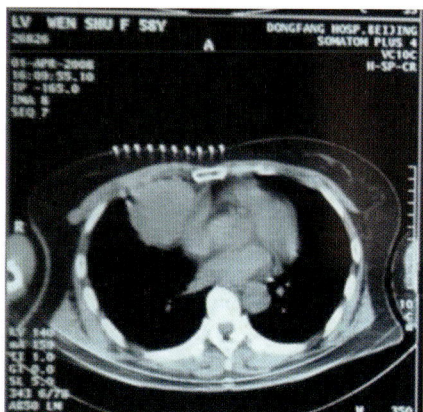

彩图 4

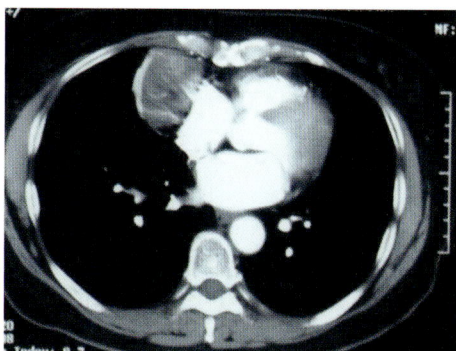

彩图 5

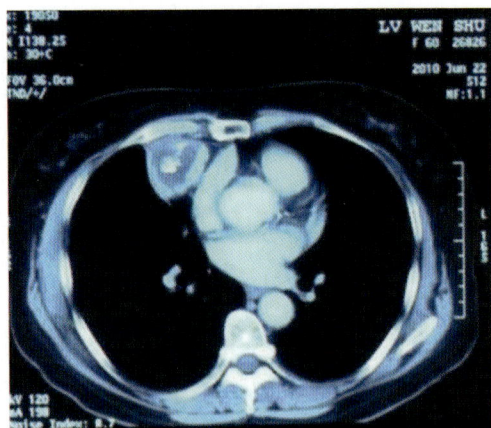

彩图 6

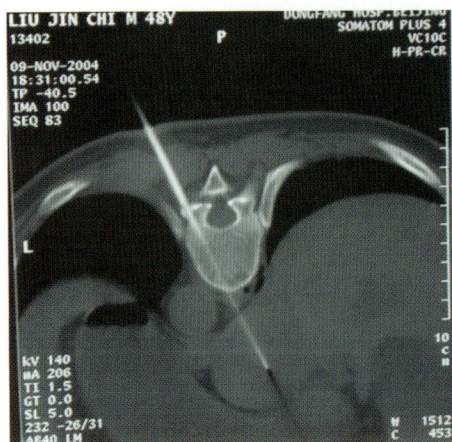

彩图 7

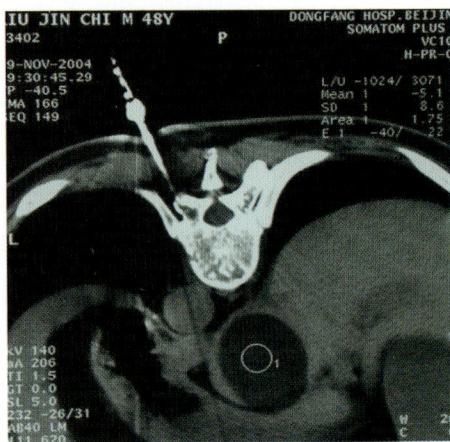

彩图 8